Kohlhammer

Die Autoren

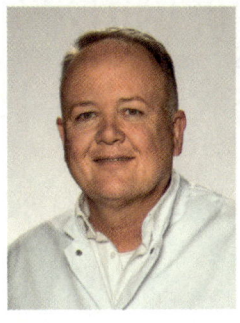

Dr. Jochen Keller studierte Sprachheilpädagogik und Patholinguistik an der Universität zu Köln und ist seit 1995 Leiter der logopädischen Abteilung im St. Martinus-Krankenhaus Düsseldorf. Dort spezialisierte er sich auf die Diagnostik und Therapie oropharyngealer Dysphagien mit neurogeriatrischem Schwerpunkt. Im Jahre 2003 war er maßgeblich am Aufbau der apparativen Schluckdiagnostik in seiner Klinik beteiligt und entwickelte hausinterne klinische Standards im Dysphagiemanagement. Während seiner freiberuflichen Tätigkeit für die Firma Rehder/Partner Medizintechnik, Hamburg hielt er deutschlandweit Vorträge und half bei der Implementierung der Schluckendoskopie in vielen neurologischen und geriatrischen Kliniken. Als Autor mehrerer Fachartikel veröffentlichte er die erste deutschsprachige Übersicht zum Thema »Dysphagie bei chronisch obstruktiver Lungenerkrankung (COPD)« und ist Co-Autor des ersten deutschen FEES-Ausbildungscurriculums für neurogene Dysphagien der DGN, DSG und DGG. Des Weiteren war er Initiator und Programmgestalter der »Düsseldorfer Dysphagie Tage«, die im zweijährigen Turnus von 2011–2019 stattfanden. Als FEES-Ausbilder ist er auch weiterhin aktiv an der Zertifizierung der endoskopischen Schluckdiagnostik beteiligt. Im Rahmen seiner Promotion, die er 2017 an der Universität Witten/Herdecke abschloss, entwickelte er eine endoskopische Graduierung retropharyngealer Raumforderungen zur Bestimmung ihres Einflusses auf die Schluckfunktion. Dr. Jochen Keller ist aktives Mitglied der Deutschen interdisziplinären Gesellschaft für Dysphagie e. V. (DGD) sowie der Arbeitsgruppe FEES für neurogene Dysphagien unter Leitung von Prof. Dr. Rainer Dziewas.

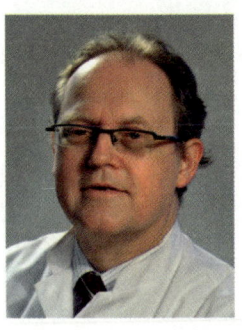

Priv.-Doz. Dr. Herbert F. Durwen studierte Humanmedizin an der Rheinischen Friedrich-Wilhelms-Universität in Bonn und verbrachte danach zwei Jahre als Research Fellow an der Harvard Medical School in Boston, USA. 1990 erwarb er seine Anerkennung als Facharzt für Neurologie und erhielt 1994 die Venia Legendi für dieses Fachgebiet. 1997 folgten schließlich die Anerkennungen für die Bezeichnungen »Psychotherapie« und »Klinische Geriatrie«.
Seit 2000 war er Chefarzt der Klinik für Akut-Geriatrie und Neuro-Geriatrie am St. Martinus-Krankenhaus Düsseldorf bis zum Eintritt in den Ruhestand Mitte 2021. Seitdem steht er seinem Institut für Medizinische Begutachtung und Beratung in Köln vor.
Er ist zudem Mitglied verschiedener Fachgesellschaften, Co-Autor diverser Buchprojekte und nicht zuletzt Gutachter für Gerichte und andere Auftraggeber.
Die Schwerpunkte seiner klinischen und wissenschaftlichen Arbeiten sind Fragestellungen zu Kognition und Demenz sowie zu Bewegungsstörungen, Schmerz und Schluckstörungen beim älteren Patienten.

Jochen Keller
Herbert F. Durwen

Schluckdiagnostik

Ein praxisorientiertes Fallbuch mit besonderer
Berücksichtigung der FEES

Verlag W. Kohlhammer

Dieses Werk einschließlich aller seiner Teile ist urheberrechtlich geschützt. Jede Verwendung außerhalb der engen Grenzen des Urheberrechts ist ohne Zustimmung des Verlags unzulässig und strafbar. Das gilt insbesondere für Vervielfältigungen, Übersetzungen, Mikroverfilmungen und für die Einspeicherung und Verarbeitung in elektronischen Systemen.

Pharmakologische Daten, d. h. u. a. Angaben von Medikamenten, ihren Dosierungen und Applikationen, verändern sich fortlaufend durch klinische Erfahrung, pharmakologische Forschung und Änderung von Produktionsverfahren. Verlag und Autoren haben große Sorgfalt darauf gelegt, dass alle in diesem Buch gemachten Angaben dem derzeitigen Wissensstand entsprechen. Da jedoch die Medizin als Wissenschaft ständig im Fluss ist, da menschliche Irrtümer und Druckfehler nie völlig auszuschließen sind, können Verlag und Autoren hierfür jedoch keine Gewähr und Haftung übernehmen. Jeder Benutzer ist daher dringend angehalten, die gemachten Angaben, insbesondere in Hinsicht auf Arzneimittelnamen, enthaltene Wirkstoffe, spezifische Anwendungsbereiche und Dosierungen anhand des Medikamentenbeipackzettels und der entsprechenden Fachinformationen zu überprüfen und in eigener Verantwortung im Bereich der Patientenversorgung zu handeln. Aufgrund der Auswahl häufig angewendeter Arzneimittel besteht kein Anspruch auf Vollständigkeit.

Die Wiedergabe von Warenbezeichnungen, Handelsnamen und sonstigen Kennzeichen in diesem Buch berechtigt nicht zu der Annahme, dass diese von jedermann frei benutzt werden dürfen. Vielmehr kann es sich auch dann um eingetragene Warenzeichen oder sonstige geschützte Kennzeichen handeln, wenn sie nicht eigens als solche gekennzeichnet sind.

Es konnten nicht alle Rechtsinhaber von Abbildungen ermittelt werden. Sollte dem Verlag gegenüber der Nachweis der Rechtsinhaberschaft geführt werden, wird das branchenübliche Honorar nachträglich gezahlt.

Dieses Werk enthält Hinweise/Links zu externen Websites Dritter, auf deren Inhalt der Verlag keinen Einfluss hat und die der Haftung der jeweiligen Seitenanbieter oder -betreiber unterliegen. Zum Zeitpunkt der Verlinkung wurden die externen Websites auf mögliche Rechtsverstöße überprüft und dabei keine Rechtsverletzung festgestellt. Ohne konkrete Hinweise auf eine solche Rechtsverletzung ist eine permanente inhaltliche Kontrolle der verlinkten Seiten nicht zumutbar. Sollten jedoch Rechtsverletzungen bekannt werden, werden die betroffenen externen Links soweit möglich unverzüglich entfernt.

1. Auflage 2022

Alle Rechte vorbehalten
© W. Kohlhammer GmbH, Stuttgart
Gesamtherstellung: W. Kohlhammer GmbH, Stuttgart

Print:
ISBN 978-3-17-039758-3

E-Book-Formate:
pdf: ISBN 978-3-17-039759-0
epub: ISBN 978-3-17-039760-6

Geleitwort

von Rainer Dziewas

Schluckstörungen gehören zu den häufigsten und gefährlichsten Symptomen diverser Krankheitsbilder, wie zum Beispiel dem akuten Schlaganfall, dem Morbus Parkinson und Tumorerkrankungen des Kehlkopfes und Rachens. Betroffene Patienten werden in unterschiedlichen Settings (ambulante Strukturen, Akutkrankenhaus, Rehabilitationseinrichtungen) und von verschiedenen medizinischen Fachdisziplinen (u. a. Neurologie, Geriatrie, Gastroenterologie, Hals-Nasen-Ohren-Heilkunde, Phoniatrie) sowie Professionen (u. a. Logopäden, Ärzten, Diätassistenten, spezialisierte Pflegekräften, Atemtherapeuten) betreut.

Auch wenn für spezifische klinische Szenarien, wie z. B. das Dysphagiemanagement des akuten Schlaganfalls, diagnostische und therapeutische Algorithmen fest etabliert sind, ist in vielen Situationen ein individualisiertes und im multiprofessionellen Team abgestimmtes Vorgehen erforderlich, um die bestmöglichen Behandlungsergebnisse zu erzielen. Zu den Schlüsselaufgaben, mit denen sich die Dysphagieexperten dabei in jedem Einzelfall aufs Neue und mit jeweils wechselnden Schwerpunkten konfrontiert sehen, gehört unter anderem die subjektiven Beschwerden des Patienten mit objektiven Befunden abzugleichen, die Schlucksicherheit und Schluckeffizienz zu evaluieren, das Störungsbild präzise zu beschreiben, den zugrunde liegenden Pathomechanismus abzuleiten und weitere diagnostische Schritte zu planen, um die Ätiologie der Schluckstörung aufzuklären. Zudem müssen die für den Patienten geeignete Kostform ermittelt und weiterführende therapeutische Schritte festgelegt werden, bevor diese häufig komplexen Zusammenhänge schließlich mit dem Patienten in verständlicher Weise und im Hinblick auf dessen individuelle Wünsche und Ziele zu erörtern sind.

Neben profundem Fachwissen wird eine erfolgreiche Bewältigung dieser diagnostischen, therapeutischen und kommunikativen Herausforderungen vor allem durch eine umfangreiche, praktische klinische Erfahrung ermöglicht. Jochen Keller und Herbert F. Durwen gehören zweifellos zu den Pionieren der deutschen Dysphagiologie. Die Autoren blicken auf über 20 Jahre klinischer Tätigkeit zurück und haben ihre herausragenden Fachkenntnisse und didaktischen Fähigkeiten in zahlreichen Seminaren, Workshops und Kongressen unter Beweis gestellt.

Mit diesem Buch gelingt den Autoren der didaktisch außerordentlich wichtige und wertvolle Brückenschlag von der abstrakten Ebene des Fachwissens zu der konkreten Anwendung im Einzelfall. Jeder der mehr als 20 Kasuistiken stellen die Autoren dabei eine prägnante, auf die wesentlichen Aspekte des anschließend beispielhaft besprochenen Krankheitsbildes fokussierte Einleitung voran. Die sich anschließenden Patientenbeispiele, die durch umfangreiches Videomaterial angereichert sind, enthalten jeweils eine detailreiche und lebendige Beschreibung des klinischen Verlaufs und eine präzise Darstellung der stets multimodalen Dysphagiediagnostik. In einem abschließenden Fazit werden dann die einzelfallbasierten Erkenntnisse wieder in den übergeordneten klinischen und wissenschaftlichen Kontext eingeordnet. Neben hochprävalenten Krankheitsbildern wie

Schlaganfall, Parkinson-Syndromen und Demenzen werden auch seltenere, häufig schwer zu diagnostizierende Erkrankungen wie die Myasthenia gravis und das Miller-Fisher-Syndrom behandelt.

Dieses Buch richtet sich an alle Therapeuten und Mediziner, die sich um die Versorgung von Patienten mit Schluckstörungen kümmern. Aufgrund seiner durchdachten Konzeption und seines lebensnahen, der langjährigen Praxis der Autoren entsprungenen Inhalts ist dieses Buch eine ideale Orientierungshilfe in diesem schwierigen klinischen Terrain und bietet zahlreiche konkrete Hinweise und wertvolle Denkanstöße für das praktische Dysphagiemanagement. Ich wünsche dem Buch von Jochen Keller und Herbert F. Durwen daher eine breite und interessierte Leserschaft aus allen involvierten Berufsgruppen und therapeutischen Settings, viele konstruktive Kommentare und eine baldige Neuauflage.

Osnabrück, im Januar 2022

Prof. Dr. med. Rainer Dziewas

»Our goal is never to make someone non-oral, – it is to define the treatment effect, that allows them to eat, at least something. – So we have to know: Why are they aspirating, why do they have that residue, what´s causing it?«

(Jerilyn »Jeri« A. Logemann, DRS-Meeting, Seattle, Washington 2013)

Vorwort der Herausgeber

Dieses Buch ist das Produkt einer mehr als 20-jährigen Erfahrung in der Diagnostik und Behandlung von Schluckstörungen. Dabei handelte es sich vorwiegend um Patienten der neurogeriatrischen Klinik des St. Martinus-Krankenhauses Düsseldorf, das als eine der ersten Kliniken in Deutschland über die Möglichkeit der endoskopischen Schluckdiagnostik (FEES) verfügte. Die Entwicklung der damaligen Fallzahlen von anfänglich 100 auf 345 stationäre endoskopische Schluckuntersuchungen im Jahr, zeigte, dass mit zunehmender klinischer Erfahrung die Notwendigkeit einer detaillierten Schluckdiagnostik bei deutlich mehr Patienten[1] gegeben war, als anfänglich vermutet. Hierbei war sicherlich die geriatriespezifische Multimorbidität bzw. auch ein gemeinsames Auftreten altersbedingter Veränderungen des Schluckens mit dysphagieassoziierten Erkrankungen, wie z. B. dem Schlaganfall von Bedeutung.

Eine wesentliche Erkenntnis, die wir in diesem Zusammenhang allerdings gewannen, war, dass einige Erkrankungen, die gemeinhin nicht oder nur sehr selten mit Dysphagien in Verbindung gebracht werden, tatsächlich mit teils schweren Schluckstörungen einhergehen können und das Outcome der Betroffenen dabei maßgeblich ungünstig beeinflussen. Hierzu zählen z. B. die *chronisch-obstruktive Lungenerkrankung (COPD)* und die *zervikale Spondylose*, die in Bezug auf Dysphagien in der Fachliteratur bisher noch keine hinreichende Beachtung finden und als Dysphagieursache im klinischen Alltag noch häufig übersehen werden.

Daher sollen in diesem, sehr praktisch orientierten Fallbuch, nicht nur typische Befunde von Dysphagien, beispielsweise als Folge eines Schlaganfalls oder eines Parkinson-Syndroms dargestellt werden, sondern auch seltenere Erscheinungsformen, wie bei der Myasthenia gravis oder dem Miller-Fisher-Syndrom, aber auch nicht-neurogen bedingte Dysphagien Erwähnung finden. Damit wollen wir die ätiologische Vielschichtigkeit von Schluckstörungen abbilden, um den klinischen Blick auf derartige Phänomene zu schärfen.

Da sich die fiberoptische endoskopische Evaluation des Schluckens (FEES) zu einem obligaten Bestandteil der Basisdiagnostik oropharyngealer Dysphagien entwickelt hat und inzwischen fast überall verfügbar ist, bildet sie auch bei allen hier dargestellten Kasuistiken einen wesentlichen Teil der Diagnostik, die in einigen Fällen auch durch videofluoroskopische oder gastroenterologische Befunde ergänzt wird. Gerade vor dem Hintergrund der in den letzten Jahren veröffentlichten FEES-Ausbildungscurricula verschiedener medizinischer Fachgesellschaften und der darauffolgenden Etablierung curricularer FEES-Kurse, möchten wir diese Veröffentlichung auch als ein unterstützendes Medium für derartige Fortbildungsinitiativen und Zertifikatskurse begreifen. So besteht ein wesentlicher Teil dieses Buches auch aus insgesamt 22 Kasuistiken und 37 Originalvideos, die auf der Verlagswebseite heruntergeladen werden können, die Dysphagien unterschiedlichster

---

1 Zugunsten einer lesefreundlichen Darstellung wird in der Regel die neutrale bzw. männliche Form verwendet. Diese gilt für alle Geschlechtsformen (weiblich, männlich, divers).

Genese abbilden und ihre Symptomatik praxisnah darstellen. Diese sind jeweils in den aktuellen dysphagiologischen Forschungsstand eingebunden, um einen optimalen Lernerfolg zu gewährleisten.

Dabei hat der Leser die Möglichkeit, den diagnostischen Prozess von der Anamnese, über die klinische Diagnostik bis hin zur apparativ gestützten Evaluation nachzuvollziehen. Die instrumentellen Verfahren liegen in Form von FEES- und teilweise auch videofluoroskopischer Aufnahmen vor, die zum Download bereitstehen. In einigen Fällen kommen auch die Betroffenen selbst zu Wort, die in Auszügen aus Erstgesprächen, ihre individuelle Symptomatik eindrücklich schildern.

So wenden wir uns mit diesem Fallbuch nicht nur an die bereits in der klinischen Versorgung von dysphagischen Patienten tätigen erfahrenen Ärzte und Sprachtherapeuten, sondern auch an Studierende aus den Bereichen der Medizin und Logopädie sowie an interessierte Kolleginnen und Kollegen anderer Fachgebiete, die sich zum Thema »Schluckstörungen« fortbilden möchten.

Wir hoffen, damit einen nützlichen Beitrag zur qualifizierten Weiterbildung in der klinischen Dysphagiologie zu leisten.

Jochen Keller und Herbert F. Durwen

Düsseldorf im Januar 2022

Danksagung

Unser besonderer Dank gilt zunächst den Mitarbeitern des Kohlhammer Verlags, im Speziellen Frau Dr. Carmen Rapp, Herrn Dr. Ruprecht Poensgen und Herrn Jannik Schwarz, die als ständige Ansprechpartner entscheidend zum Gelingen dieses Buchprojektes beigetragen haben.

Für das Erstellen und Überlassen von Abbildungen sowie für wertvolle Anregungen und Hinweise danken wir:

Frau Simone Brinkmann, Mitarbeiterin der EDV-Abteilung des St. Martinus-Krankenhauses Düsseldorf,
Frau Prof. Dr. phil. Stefanie Duchac, Professorin im Studiengang Logopädie (B. Sc.) an der SRH Hochschule für Gesundheit und Marco Durin Duchac von MDD Pictures,
Herrn PD Dr. med. Michael Jungheim, Oberarzt der Klinik für Phoniatrie und Pädaudiologie der medizinischen Hochschule Hannover,
Frau PD Dr. med. Jutta Keller, Leiterin der Funktionsdiagnostik und Sonografie des viszeral-medizinischen Zentrums, Israelitisches Krankenhaus Hamburg,
der Firma Rehder/Partner, Medizintechnik Hamburg,
Herrn Dr. med. Matthias Wenning, Chefarzt der Abteilung für Innere Medizin des St. Martinus-Krankenhauses Düsseldorf,
Frau Birgit Wiora, Referentin Unternehmenskommunikation und Marketing, Katharina Kasper Holding GmbH und Herrn Daniel Poensgen für das Erstellen verschiedener Abbildungen.

Inhalt

Geleitwort 5
von Rainer Dziewas

Vorwort der Herausgeber 9

Danksagung 11

Übersicht der Videos 16

Einleitung 19

1 Kasuistiken in der klinischen Dysphagiologie........................... 21

2 Physiologische Komponenten des Schluckaktes und ihre Bedeutung für das Verständnis der Schluckpathologie 24
    2.1 Orale Bolusmanipulation und -formung.......................... 25
    2.2 Boluspositionierung und -containment 25
    2.3 Oraler Bolustransport.. 27
    2.4 Timing der Schluckreflextriggerung 27
    2.5 Velopharyngealer Abschluss... 28
    2.6 Laryngealer Verschluss... 29
    2.7 Zungenbasisretraktion 30
    2.8 Pharyngeale Kontraktion 31
    2.9 Hyolaryngeale Exkursion 32
    2.10 Öffnung und Verschluss des oberen Ösophagussphinkters (oÖS)........ 33
    2.11 Ösophagealer Bolustransport... 34
    2.12 Öffnung und Verschluss des unteren Ösophagussphinkters............... 35

3 Ätiologie von Dysphagien 37

4 Pathophysiologie des Schluckaktes... 39
    4.1 Dysphagiesymptome und ihr pathophysiologischer Hintergrund 39
    4.2 Presbyphagie... 40

5 Diagnostik von Dysphagien 42
    5.1 Verfahren der Dysphagiediagnostik................................ 42
        5.1.1 Die Bedeutung apparativer Verfahren in der Dysphagiediagnostik 43

5.2	Anamnese	44
5.3	Diagnostik oropharyngealer Dysphagien	46
	5.3.1 Screeningverfahren	46
	5.3.2 Die klinische Schluckuntersuchung (KSU)	53
	5.3.3 Die fiberoptische endoskopische Evaluation des Schluckaktes (FEES)	57
	5.3.4 Die Videofluoroskopie des Schluckaktes (VFS)	74
	5.3.5 Die pharyngeale Hochauflösungsmanometrie (pHRM)	79
	5.3.6 Die Sonografie	80
	5.3.7 Weitere apparative Verfahren	82
5.4	Diagnostik ösophagealer Dysphagien	82
	5.4.1 Die flexible Ösophago-Gastro-Duodenoskopie (ÖGD)	84
	5.4.2 Der Ösophagusbreischluck	85
	5.4.3 Die hochauflösende Ösophagusmanometrie	86
	5.4.4 Die Langzeit-pH-Metrie und Impedanzmessung	88
	5.4.5 Die Ösophagus-Funktionsszintigrafie	89
5.5	Die Bedeutung einer einzelfallorientierten und therapiegeleiteten Dysphagiediagnostik	91

6 Kasuistiken — 92

6.1	Dysphagie nach Schlaganfall	92
	6.1.1 Theoretischer Hintergrund	92
	6.1.2 Kasuistik	93
	6.1.3 Kasuistik	94
6.2	Dysphagie bei idiopathischem Parkinson-Syndrom (IPS)	97
	6.2.1 Theoretischer Hintergrund	97
	6.2.2 Kasuistik	97
6.3	Dysphagie bei progressiver supranukleärer Blickparese (PSP)	99
	6.3.1 Theoretischer Hintergrund	99
	6.3.2 Kasuistik	100
6.4	Dysphagie bei Multipler Sklerose (MS)	102
	6.4.1 Theoretischer Hintergrund	102
	6.4.2 Kasuistik	102
6.5	Dysphagie bei Amyotropher Lateralsklerose (ALS)	104
	6.5.1 Theoretischer Hintergrund	104
	6.5.2 Kasuistik	105
	6.5.3 Kasuistik	106
6.6	Dysphagie bei Demenz	108
	6.6.1 Theoretischer Hintergrund	108
	6.6.2 Kasuistik	109
6.7	Dysphagie bei Myasthenia gravis (MG)	110
	6.7.1 Theoretischer Hintergrund	110
	6.7.2 Kasuistik	111
6.8	Dysphagie bei Miller-Fisher-Syndrom	113
	6.8.1 Theoretischer Hintergrund	113
	6.8.2 Kasuistik	114

6.9	Dysphagie bei Critical illness Polyneuropathie und -Myopathie (CIPMN)	115
	6.9.1 Theoretischer Hintergrund	115
	6.9.2 Kasuistik	116
6.10	Dysphagie bei Einschlusskörperchenmyositis (IBM)	118
	6.10.1 Theoretischer Hintergrund	118
	6.10.2 Kasuistik	118
6.11	Dysphagie bei ventralen zervikalen Spondylophten	121
	6.11.1 Theoretischer Hintergrund	121
	6.11.2 Kasuistik	124
	6.11.3 Kasuistik	125
6.12	Dysphagie bei chronisch-obstruktiver Lungenerkrankung (COPD)	128
	6.12.1 Theoretischer Hintergrund	128
	6.12.2 Kasuistik	129
6.13	Dysphagie bei Kopf-Hals-Tumoren	131
	6.13.1 Theoretischer Hintergrund	131
	6.13.2 Kasuistik	132
	6.13.3 Kasuistik	133
6.14	Dysphagie bei Zenker-Divertikel	136
	6.14.1 Theoretischer Hintergrund	136
	6.14.2 Kasuistik	137
	6.14.3 Kasuistik	139
6.15	Dysphagie bei Z. n. HWS-Operation	141
	6.15.1 Theoretischer Hintergrund	141
	6.15.2 Kasuistik	141
6.16	Medikamenteninduzierte Dysphagie	144
	6.16.1 Theoretischer Hintergrund	144
	6.16.2 Kasuistik	145
6.17	Dysphagie bei Fremdkörperimpaktion	147
	6.17.1 Theoretischer Hintergrund	147
	6.17.2 Kasuistik	147

Zusatzmaterial zum Download **150**

Literatur **151**

Stichwortverzeichnis **163**

Übersicht der Videos

> **Zusatzmaterial**
>
> Den Link, unter dem das Zusatzmaterial verfügbar ist, finden Sie unter ▶ Kap. Zusatzmaterial zum Download.

Video 6.1.2:	FEES prädeglutitive stille Aspiration
Video 6.1.3a:	FEES Ruhebeobachtung, Sekretstatus und Phonationsprüfung
Video 6.1.3b:	FEES eingeschränkter pharyngealer Bolustransfer
Video 6.1.3c:	VFS eingeschränkte Larynxelevation und ausbleibende Epiglottiskippung
Video 6.2.2a:	FEES off Phase Zungenpumpen und verzögerter Schluckreflex
Video 6.2.2b:	FEES on Phase deutlich promptere Schluckreflextriggerung und suffizienterer Bolustransfer nach L-Dopa-Gabe
Video 6.3.2:	FEES Speichelaspiration mit insuffizientem Husten
Video 6.4.2:	FEES Speichelresiduen und postdeglutitive Aspiration über Interarytenoidregion
Video 6.5.2:	FEES Residuen in den Valleculae mit eingeschränktem Clearing durch Nachschlucken
Video 6.5.3a:	FEES enthemmter Würgreflex mit Verengung des Pharynx
Video 6.5.3b:	FEES enthemmter Würgreflex auch bei Schluckversuch
Video 6.6.2a:	FEES Störung des pharyngealen Bolustransfers und pharyngeale Hypästhesie
Video 6.6.2b:	FEES verzögerte Schluckreflextriggerung und beginnende Penetration
Video 6.7.2:	FEES zunehmende pharyngeale Schwäche
Video 6.8.2:	FEES Aspiration mit schwachem reflektorischem Husten PA° 7
Video 6.9.2:	FEES Speichelresiduen in gesamtem Pharynx und stille Aspiration PA° 8
Video 6.10.2a:	FEES insuffizienter pharyngealer Bolustransfer mit Residuen in gesamtem Pharynx
Video 6.10.2b:	VFS schwache pharyngeale Kontraktion und Öffnungsstörung des oÖS
Video 6.11.2:	FEES retropharyngeale Raumforderung und Bolusresiduen
Video 6.11.3a:	FEES retropharyngeale Raumforderung mit Verdecken beider Aryknorpel
Video 6.11.3b:	FEES Störung des pharyngealen Bolustransfers und Penetration
Video 6.11.3c:	VFS Spondylophyt C3/C4 als mechanisches Passagehindernis
Video 6.12.2a:	FEES Stille Aspiration bei konsekutivem Schlucken PA° 8
Video 6.12.2b:	VFS Intradeglutitive stille Aspiration PA° 8
Video 6.13.2:	FEES schwere Störung der pharyngealen Phase mit ausbleibendem Whiteout
Video 6.13.3a:	FEES vollständiger velopharyngealer Abschluss durch kompensierende Elevation der Uvula

Video 6.13.3b:	FEES pharyngeale Residuen und suffizientes Clearing durch Nachtrinken
Video 6.14.2a:	FEES Regurgitation nach Schluckversuch mit Obstmus
Video 6.14.2b:	VFS Darstellung des Divertikels mit Bolusverhalt von anterior
Video 6.14.2c:	VFS Darstellung des Divertikels mit Bolusverhalt von lateral
Video 6.14.3a:	FEES massive Regurgitation mit Penetration
Video 6.14.3b:	VFS massive Regurgitation mit Aspiration
Video 6.15.2a:	FEES phayngeale Bolusresiduen mit Penetration über Interarytenoidregion
Video 6.15.2b:	VFS postdeglutitive Aspiration
Video 6.16.2a:	FEES schwere Störung des pharyngealen Bolustransfers
Video 6.16.2b:	FEES deutlich verbessertes Abschlucken
Video 6.17.2:	FEES diskrete Regurgitation

Einleitung

Obwohl Schlucken für uns alle selbstverständlich ist und meist unbewusst verläuft, ist es eine der komplexesten Funktionen des menschlichen Organismus. Essen und Trinken zu können ist nicht nur lebensnotwendig, sondern bildet auch einen wesentlichen Teil der Lebensqualität. Da der Schluckvorgang sowohl willkürliche als auch reflektorische Anteile enthält, die phasenhaft ablaufen, ist er mit einer einfachen Bewegung, wie beispielsweise das Heben einer Hand oder das Laufen nicht zu vergleichen. Er wird von einem komplexen Netzwerk neuronaler Zentren und Nervenbahnen gesteuert, die verschiedene Ebenen des zentralen und peripheren Nervensystems involvieren und miteinander verbinden (Hamdy et al. 1996; Warnecke und Dziewas 2018).

Die Fähigkeit zu schlucken beginnt bereits in einem frühen Stadium der pränatalen Entwicklung, etwa in der zwölften fötalen Lebenswoche (Dellow 1976) und modifiziert sich im frühen Kindesalter über das Saugen bis hin zur Nahrungsaufnahme im Erwachsenenalter, wobei sich die Ausformung des Kaumusters erstmalig mit dem Durchbruch der Milchzähne vollzieht (Graber 1963). Wie die Fähigkeit zu atmen, begleitet es uns während der gesamten Lebensspanne und ist dabei ähnlichen Alterungsprozessen unterworfen, wie auch viele andere Funktionen des menschlichen Organismus. Dementsprechend können Schluckstörungen in allen Altersgruppen auftreten, unterschiedliche Aspekte des komplexen Schluckvorgangs entweder isoliert oder gleichermaßen betreffen und eine Vielzahl ätiologischer Faktoren als Ursache aufweisen. So unterscheidet man Schluckstörungen, die bereits im frühen Kindesalter, beispielsweise aufgrund von Geburtstraumen oder Entwicklungsstörungen auftreten, von Dysphagien im Erwachsenenalter, denen neben neurologischen Ursachen, wie Schlaganfällen, Parkinson-Syndromen oder Demenzen, auch Tumor- oder Skeletterkrankungen zugrunde liegen. Insbesondere in der Geriatrie treffen derartige Erkrankungen auf eine bereits durch das Alter modifizierte Schluckfunktion (sog. »primäre Presbyphagie«), was für die Diagnostik und Behandlung dieser Patientenklientel eine besondere Herausforderung darstellt (Keller und Durwen 2012; Prosiegel 2005b; Rofes et al. 2011).

Hinzu kommt, dass mit zunehmendem Lebensalter auch die Dysphagieprävalenz exponentiell ansteigt. Diese liegt in der Gesamtbevölkerung bei etwa 13 % der > 65-Jährigen und betrifft mehr als 50 % der Altenheimbewohner (Clavé et al. 2012; Clavé und Shaker 2015). Außerdem konnten Rittig et al. (2009) zeigen, dass bei dysphagischen geriatrischen Patienten die mediane stationäre Verweildauer in Akutkliniken um drei und in rehabilitativen Einrichtungen um fünf Tage verlängert war, was einen nicht unerheblichen Kostenfaktor in Bezug auf das DRG-System darstellt.

Die somatischen Folgen von Schluckstörungen sind meist schwerwiegend und reichen von Dehydrierung, erschwerter Medikamenteneinnahme, Malnutrition bis hin zu Aspirationspneumonien (Ekberg et al. 2002; Marik und Kaplan 2003). Insbesondere bei älteren Patienten kann dies eine verzögerte Rekonvaleszenz oder in letzter Konsequenz sogar den Tod bedeuten (De Pippo et al. 1994; Gottlieb et al. 1996; Smithard et al. 1996).

Da die Nahrungsaufnahme ein elementares Grundbedürfnis des Menschen ist, haben Dysphagien auch teils erhebliche Auswirkungen auf die Lebensqualität der Betroffenen.

Dies macht deutlich, dass es sich bei Schluckstörungen, wie es der Terminus suggerieren mag, nicht ausschließlich um eine Funktionseinschränkung im engeren Sinne handelt, sondern vielmehr alle drei Ebenen der ICF (engl.: »International Classification of Functioning, Disability and Health«), wie Körperfunktionen und -strukturen, Aktivitäten sowie die gesellschaftliche Teilhabe, betroffen sein können (Prosiegel 2005a).

Vor diesem Hintergrund muss die Behandlung von Schluckstörungen multiprofessionell ausgerichtet sein und setzt eine akkurate und interdisziplinäre Diagnostik voraus, die eine detaillierte Evaluation der individuellen Symptomatik sowie deren Pathogenese zum Ziel hat. Dieser diagnostische Prozess, der sich je nach Ätiologie in unterschiedlichen Verfahren abbildet, involviert verschiedene Berufsgruppen, wie Gastroenterologen, Geriater, HNO-Ärzte, Neurologen, Radiologen und Sprachtherapeuten und soll Gegenstand der weiteren Ausführungen sein.

1 Kasuistiken in der klinischen Dysphagiologie

Die Betrachtung des Einzelfalls ist seit jeher ein wertvoller Bestandteil wissenschaftlichen Erkenntnisgewinns. Die systematische Darstellung von Kasuistiken hat vor allem in den Sozialwissenschaften, der Pädagogik und Psychologie eine lange Tradition. Im medizinischen Bereich ist sie infolge der Fokussierung auf eine statistisch dominierte, evidenzbasierte Forschung etwas in den Hintergrund getreten, bleibt jedoch ein unverzichtbarer Bestandteil der ärztlichen Ausbildung. Insbesondere bei der Beobachtung seltener oder noch unbekannter Phänomene und Zusammenhänge, steht die Betrachtung des konkreten Einzelfalls häufig am Anfang weiterer wissenschaftlicher Analysen, kann aber gleichzeitig auch eine lehrreiche Illustration bereits bestehender Erkenntnisse sein. Eine Kasuistik sollte sich daher nicht nur in einer detaillierten Beschreibung des Einzelfalls erschöpfen, sondern – soweit vorhanden – auch stets Bezug auf bereits bestehende Forschungsergebnisse nehmen. Dieser Anspruch wird in Bezug auf Schluckstörungen bereits im Titel einer sehr empfehlenswerten Veröffentlichung von Coyle et al. (2007) mit dem Titel »*Evidence-Based to Reality-Based Dysphagia Practice: Three Case Studies*« deutlich. Hier werden drei Kasuistiken dysphagischer Patienten aus der klinischen Praxis dargestellt und der diagnostische Prozess vor dem Hintergrund fortlaufender Hypothesenbildungen mit Bezug auf die jeweils bestehenden evidenzbasierten wissenschaftlichen Grundlagen aufgezeigt.

Kasuistiken erheben keinen Anspruch auf Allgemeingültigkeit und widersprechen nicht der durchaus berechtigten Forderung einer Orientierung an evidenzbasierten Daten in der Medizin. Sie sind vielmehr ein wichtiges Instrumentarium zum Verständnis klinischer Phänomene und nehmen in der Aus- und Weiterbildung von Ärzten, Therapeuten und Pflegekräften einen hohen Stellenwert ein.

Ihre didaktischen Vorzüge liegen vor allem in einer systematischen Darstellung der individuellen Krankengeschichte, des diagnostischen Prozedere, der beobachteten Symptomatik sowie ggf. auch darauf aufbauender therapeutischer Interventionen.

Blickt man beispielsweise in die Historie der Neurowissenschaften, so war die genaue Beschreibung der Symptomatik hirnverletzter Patienten nicht nur für das Verständnis von Störungen höherer kortikaler Funktionen von Bedeutung. Vielmehr führte sie letztlich auch zu einem tieferen Verständnis dieser Hirnfunktionen selbst und ebnete den Weg zur Entwicklung erster therapeutischer Verfahren (Leischner 1987). Zu erinnern sei z. B. an den im Jahre 1868 berichteten Fall des Arbeiters Phineas Gage, dem während einer Explosion eine Eisenstange durch den Frontallappen seines Gehirns getrieben wurde und dessen Sozialverhalten und Charakter sich daraufhin erheblich veränderten (Damasio 2010). Auch die erste systematische Beschreibung einer nicht-flüssigen Aphasie durch den französischen Chirurgen und Anthropologen Paul Broca sowie der von Carl Wernicke beschriebene Verlust der Fähigkeit, Sprache zu verstehen, bildeten später die Grundlage der heute noch gültigen Syndromeinteilung von Aphasien (Hartje und Poeck 2006). Andererseits reihten sich derartige Einzelfalldarstellungen in die damals aktuellen Diskussionen bezüglich der Art und Lokalisierbarkeit höherer kortikaler Funktionen ein, die in der sog. »Phrenologie« ihren Ursprung nahmen.

In Zeiten moderner Bildgebung weiß man heute, dass derartige komplexe Hirnfunktionen, wie beispielsweise die Sprachfähigkeit eines Menschen, von einem neuronalen Netzwerk hervorgebracht werden, prozesshaft ablaufen und durch entsprechende Konnektionsbahnen miteinander verbunden sind.

Auch in Bezug auf die nervale Steuerung des Schluckaktes sprechen wir heute von einem »Schlucknetzwerk«, das mehrere neuronale Zentren involviert (Hamdy et al. 1996; Jean 2001; Warnecke und Dziewas 2018). Insbesondere in der Betrachtung neurogener Dysphagien ist das Konzept eines netzwerkgesteuerten Schluckaktes sowohl für die Diagnostik als auch die Therapie von entscheidender Bedeutung. So beschrieb James Parkinson in seiner historischen Schrift »*An essay on the shaking palsy*« aus dem Jahre 1817, einen Patienten, der neben den typischen parkinsonassoziierten Bewegungsstörungen, offensichtlich auch die Fähigkeit zur selbständigen Nahrungsaufnahme verloren hatte und dem es schwerfiel, die Nahrung im Mund zu behalten und zu schlucken (Parkinson 1817). Die Beobachtung, dass Parkinsonpatienten nicht nur extrapyramidal-motorische, sondern auch sensible Störungen aufweisen, bestätigten die Forschungsergebnisse von Braak et al. (2004), die stadienabhängige degenerative Veränderungen auf mehreren Etagen des zentralen Nervensystems, vor allem auch des Hirnstamms, bei der Parkinson-Erkrankung nachweisen konnten (▶ Kap. 6.2.1).

Die Tatsache, dass einige der Betroffenen auch Dysphagien aufwiesen, führte allerdings schon sehr viel früher zur Entwicklung eines ersten Untersuchungsprotokolls der radiografischen Untersuchung oropharyngealer Dysphagien, damals noch »cookie swallow test« genannt (Logemann et al. 1983). Dieser wurde von der Sprachtherapeutin und Autorin, Jeri A. Logemann, erstmals beim Kongress der »American Speech and Hearing Association« (ASHA) im Jahre 1976 in Houston vorgestellt.

Abgesehen von dem außerordentlich komplexen Gebiet der *oropharyngealen Dysphagien*, lässt sich die Entwicklung von der Kasuistik, hin zur differenzierten Erkenntnis der beschriebenen Störungsphänomene, auch im Bereich *ösophagealer Dysphagien* nachvollziehen. So wurde beispielsweise schon im Jahre 1675 von Thomas Willis erstmalig ein Patient beschrieben, dessen Schluckstörung erfolgreich durch die Dehnung des Mageneingangs mittels eines Walfischknochens behandelt werden konnte. Die hier zugrunde liegende Erkrankung wurde genau 240 Jahre später durch Hertz (1914) mit einer fehlenden Öffnung des unteren Ösophagussphinkters in Verbindung gebracht und ist heute unter dem Begriff der »Achalasie« bekannt. Nachfolgend konnten degenerative Veränderungen des dorsalen Vaguskerns sowie intrazelluläre Einschlusskörperchen (sog. »Lewy bodies«) in den Ganglienzellen des Plexus myentericus als pathogenetisches Korrelat nachgewiesen werden (Cassella et al. 1964). Das Behandlungsprinzip der Überdehnung des hypertonen Sphinkters (»Bougierung«) wird heute in Form der sog. »Ballondehnung« bzw. »pneumatischen Dilatation« eingesetzt (Fellows et al. 1983).

Dies macht deutlich, dass allein schon die theoretische Aufbereitung von Kasuistiken zu einer ersten Strukturierung und Ordnung beobachteter klinischer Phänomene führt. Gerade die interdisziplinäre Diskussion, im Spannungsfeld unterschiedlicher wissenschaftlicher Disziplinen und Theoriebildungen, kann letztlich zu einem tieferen Verständnis und zu weiteren Forschungsansätzen führen. So bilden Kasuistiken auch in speziellen Fortbildungs- und Kursprogrammen zum Thema »Dysphagie«, wie z. B. den FEES-Basiskursen oder -Expertenworkshops, ein unverzichtbares Element (Dziewas et al. 2018). Letztlich ist der »besondere Einzelfall« sinnvollerweise immer auch Thema in Fachjournalen und auf medizinischen Kongressen (Babores und Finnerty

1998; Barikroo und Lam 2011; Keller und Durwen 2020 und 2017b).

Dieser kurze und längst nicht vollständige Exkurs zur Bedeutung von Kasuistiken in der allgemeinen klinischen Forschung und der Beschäftigung mit Störungen des Schluckaktes im Speziellen, zeigt, dass bei aller Forderung zu statistisch gesichertem, evidenzbasiertem Handeln, der klinische Einzelfall eine ebenso wichtige Rolle spielt. Dies führt, insbesondere auch im (schluck-)therapeutischen Bereich, zu der Forderung eines *Einzelfallorientierten Vorgehens*, was den konkreten Patienten mit seiner individuellen Symptomatik berücksichtigt und in den Vordergrund stellt (▶ Kap. 5.5).

2 Physiologische Komponenten des Schluckaktes und ihre Bedeutung für das Verständnis der Schluckpathologie

Der sichere und vollständige Bolustransfer ist ein Produkt aus neuronal vermittelter Muskelaktivität und Sphinktermechanismen, die durch das Erzeugen sich kontinuierlich verändernder intraluminaler Drücke den Bolus vorantreiben (McConnel et al. 1989) und die Trennung von Atem- und Schluckpassage koordinieren. Dieser hochkomplexe Mechanismus muss dabei fortwährend durch sensorische Rückkoppelungsschleifen kontrolliert und ggf. modifiziert werden. Hieraus folgt, dass Störungen einzelner oder mehrerer dieser funktionalen Ebenen entweder zu einer Fehlleitung des Bolus oder einem inkompletten Transport führen und nur mittels unterschiedlicher instrumenteller Verfahren differenziert untersucht werden können.

Um die Komplexität dieses Vorgangs besser abzubilden und die physiologischen Abläufe zu strukturieren, teilt man den Schluckakt in verschiedene Phasen ein, die zum einen willkürlich und bewusst, zum anderen reflektorisch ablaufen (Dodds und Stewart 1990; Logemann 1995). Unabhängig von der Nahrungsaufnahme wird allerdings auch regelmäßig und häufig unbewusst Speichel geschluckt, der tagsüber mit einer Frequenz von etwa einem Schluck pro Minute realisiert wird. Des Nachts sinkt die Schluckfrequenz und kann insbesondere bei neurogenen Grunderkrankungen, wie z. B. den Parkinson-Syndromen reduziert sein.

Willkürlich gesteuerte Schluckphasen

- Präorale/antizipatorische Phase
- Orale Vorbereitungsphase
- Orale Transportphase

Reflektorisch gesteuerte Schluckphasen

- Pharyngeale Phase
- Ösophageale Phase

Die präorale Phase bzw. antizipatorische Phase, die sich z. B. auf das visuelle und olfaktorische Erkennen der Nahrung, Hinführen der Nahrung zum Mund (sog. »Hand-Mund-Bezug«) und kognitives Erfassen der Essenssituation etc. bezieht, spielt in der instrumentellen Diagnostik oropharyngealer Dysphagien zwar nur eine untergeordnete bis gar keine Rolle, bildet jedoch einen wichtigen Aspekt in der klinischen Schluckuntersuchung (▶ Kap. 5.3.2).

Bei der nun folgenden Darstellung des physiologischen Schluckvorgangs und seiner Pathophysiologie erscheint uns ein Fokussieren auf die wesentlichen neuromuskulären und biomechanischen Aspekte der einzelnen Schluckphasen wichtig, deren Störung die typischen dysphagischen Symptome hervorrufen und die im Mittelpunkt der Diagnostik stehen. Dabei ist eine isolierte Betrachtung dieser einzelnen Faktoren nur aus didaktischen Gründen sinnvoll, da sie sich in verschiedenen Phasen des Schluckaktes und in einem fließenden Übergang vollziehen. Erst in ihrer koordinierten Orchestrierung führen sie zu einem vollständigen und sicheren Bolustransfer. Die Illustration dieser Ebenen erfolgt dabei anhand videofluoroskopischer und endoskopischer Aufnahmen, um den Leser bereits hier an die wichtigsten anatomischen Landmarken der an anderer Stelle dargestellten apparativen Verfahren der Schluckdiagnostik heranzuführen.

An der neuronalen Steuerung der einzelnen Schluckphasen sind die Hirnnerven V (3. Ast aus dem N. trigeminus), VII (N. facialis), IX (N. glossopharyngeus), X (N. vagus) und XII (hypoglossus), die Ansa cervicalis (C1–C3) sowie eine Vielzahl gepaarter Muskeln beteiligt. Einen ausführlichen Überblick zur neuronalen Kontrolle des Schluckens geben Leonard und Kendall (2008), Prosiegel und Weber (2010) sowie Warnecke und Dziewas (2018).

In Anlehnung an Engelke (2007) wird die Schluckpassage als ein »multifunktionelles Hohlorgansystem« verstanden, in dem Sphinktermechanismen verschiedene Räume miteinander verbinden und wieder trennen, um durch kontinuierliche Druckveränderungen sowohl den Bolustransport als auch den Schutz der Atemwege zu gewährleisten. Dieses hochkomplexe biofunktionelle Zusammenspiel soll im Folgenden beschrieben werden.

2.1 Orale Bolusmanipulation und -formung

Nachdem die Speise in den Mundraum gebracht wurde, muss sie derart verändert werden, dass sie sicher geschluckt werden kann. Feste Nahrung wird dabei gekaut, eingespeichelt und zu einem schluckfertigen Bolus geformt, der in Konsistenz und Größe für den weiteren Transport geeignet ist. Dies dauert bei gesunden Menschen etwa zehn Sekunden (Palmer et al. 1992). Die Zunge führt dabei rotatorische, laterale und vertikale Bewegungen aus. Bissstärke, Kauzyklus und Bewegungsauslenkung der faziooralen Muskeln werden dabei durch ein ständiges sensorisches Feedback moduliert (Matsuo und Palmer 2008). Durch die Kontraktion des M. buccinator wird verhindert, das Bolusteile in den Wangentaschen verbleiben. Während dieses Vorgangs sind die Lippen geschlossen, um zu verhindern, dass Bolusteile aus dem Mundraum entweichen. Die Formung eines kohärenten Bolus ist nicht nur für einen vollständigen Transport notwendig. Unvollständig gekaute oder eingespeichelte Nahrung, die in den pharyngealen Spalträumen verbleibt, kann, wenn sie aspiriert wird, zu einer Obstruktion der Atemwege führen (▶ Abb. 5.17).

2.2 Boluspositionierung und -containment

Im Anschluss an die Bolusmanipulation erfolgt die Positionierung des Speisebreis auf dem vorderen bis mittleren Zungendrittel. Insbesondere bei Konsistenzen, die nicht gekaut werden, vor allem also Flüssigkeiten, muss die Zunge den Bolus vollständig umschließen (engl.: »Containment«) und nimmt dabei eine Schüsselform ein. Die orale Boluskontrolle wird realisiert durch den Kontakt der Zungenspitze zum Alveolardamm von anterior und seitlich aus dem Kontakt der Zungenränder zu den lateralen Gaumenrändern. Nach posterior wird durch die Anhebung des Zungenrückens und Absenken des Velums der »glosso-velare Abschluss« gebildet, welcher ein vorzeitiges Abgleiten der Flüssigkeiten in den Pharynx verhindert. Dieser glossovelare Kontakt wird beim Kauen von fester Nahrung durch die Zungenbewegungen nicht immer konstant gehalten, sodass Nahrungspartikel durchaus schon während der oralen Vorbereitungsphase in den Pharynx abgleiten können, ohne dass dies stets als pathologisch gewertet werden kann.

In der folgenden Abbildung (▶ Abb. 2.1) sind sowohl das orale Boluscontainment als auch die wichtigsten anatomischen Landmarken der oropharyngealen Schluckpassage dargestellt.

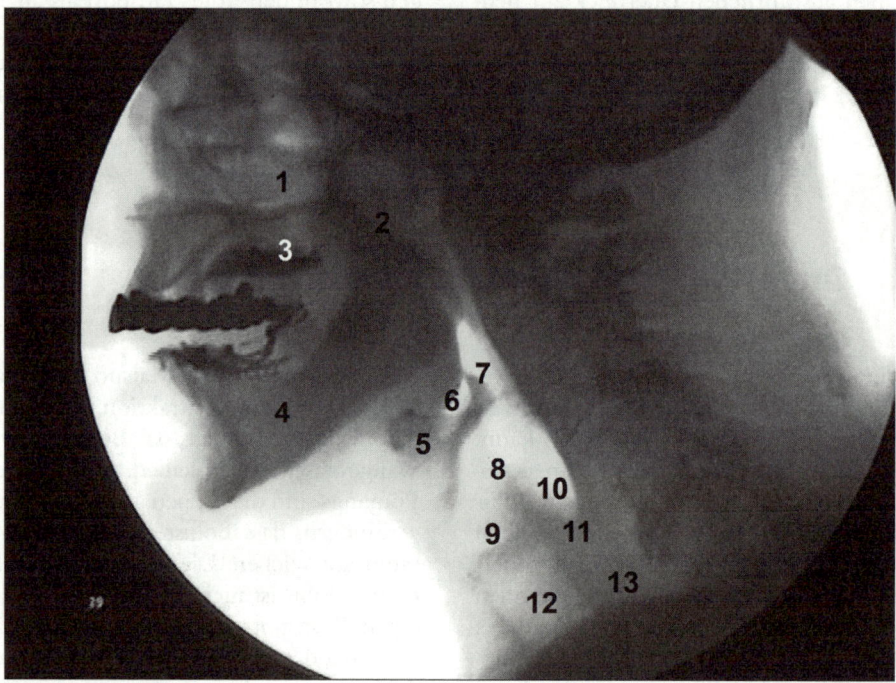

Abb. 2.1: Boluscontainment am Ende der oralen Vorbereitungsphase und die wesentlichen anatomischen Landmarken der Schluckpassage im lateralen Strahlengang der Videofluoroskopie (VFS): 1. Nasopharynx, 2. Velum, 3. Zungenschüssel mit KM-Bolus, 4. Mandibula, 5. Os hyoideum (Hyoid), 6. Valleculae, 7. Epiglottis, 8. Aryknorpel, 9 Glottisebene, 10. Sinus piriformes, 11. Oberer Ösophagussphinkter, 12. Trachea, 13. Ösophagus.

Ist der glosso-velare Abschluss, beispielsweise als Folge einer oral apraktischen Störung, lingualer Dyskinesien oder einer Hypoglossusparese beeinträchtigt, kann dies ein sog. »posteriores Leaking« zur Folge haben, dem vorzeitigen Abgleiten des Bolus in den Pharynx, was je nach Ausprägung mit einer erhöhten (prädeglutitiven) Aspirationsgefahr verbunden ist. Ist der Lippenschluss insuffizient, so können Speichel, Speisebrei oder auch Flüssigkeit aus dem Mundraum nach vorne entweichen (sog. »anteriores Leaking«) (▶ Kap. 4.1).

2.3 Oraler Bolustransport

Nach der sicheren Positionierung presst die Zunge den Bolus in den hinteren Mundraum, indem sie einen fortschreitenden Kontakt mit dem Gaumen von anterior nach posterior sowie von lateral nach medial aufbaut. Die Lippen bleiben ohne Tonisierung geschlossen, wohingegen sich der Wangentonus kurzfristig erhöht. Hierdurch wird ein dynamischer positiver Druck auf den Bolus erzeugt, der ihn am Gaumendach entlang vorantreibt und im weiteren Verlauf zur Auslösung des Schluckreflexes führt. Dieser Vorgang dauert weniger als eine Sekunde.

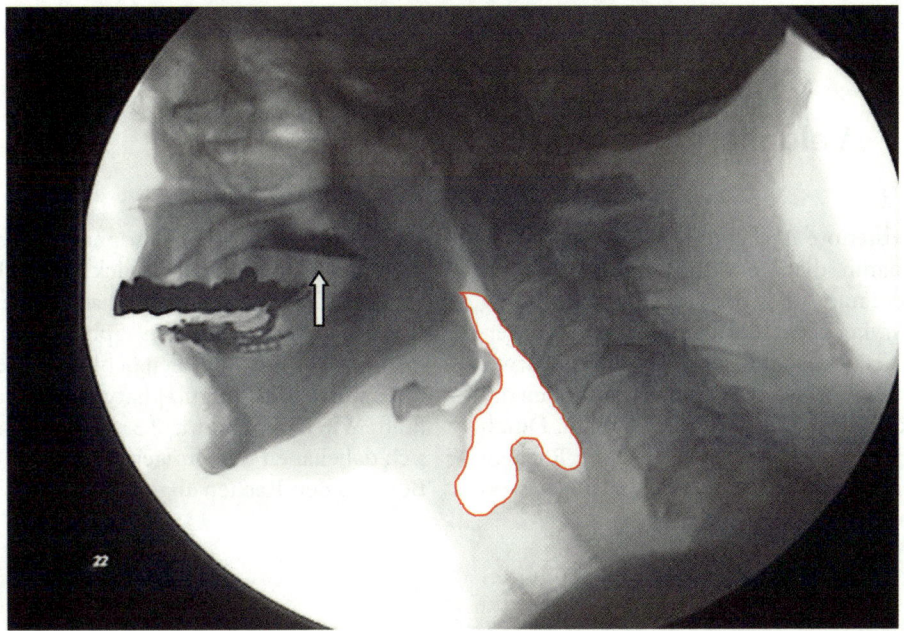

Abb. 2.2: Hebung der Zungenspitze zu Beginn des oralen Bolustransports. Der noch geöffnete Pharynx und Larynx sind an der Luftsäule zu erkennen (rot umrandetes Feld).

2.4 Timing der Schluckreflextriggerung

Die zeitgerechte Auslösung des Schluckreflexes und damit die koordinierte Trennung von Atem- und Speiseweg erfolgt an sog. »*Triggerzonen*«, die in direkter Verbindung mit den Schluckzentren des Hirnstamms stehen und sich u. a. an den vorderen Gaumenbögen und dem Zungengrund befinden. Eine ungestörte oropharyngeale Sensibilität ist hierfür zwingende Voraussetzung. Äste des N. trigeminus (V), N. glossopharyngeus (IX) und des N. vagus (X) sorgen für ein sensibles Feedback. Die sensiblen Rezeptoren der Schleimhäute werden über den Plexus pharyngis des N. glossopharyngeus (IX) sowie des N. laryngeus superior über den N. Vagus (X) innerviert und stehen mit dem sog. Tractus solitarius, dem sensiblen Schluckzentrum des Hirnstamms, in Verbindung. Am Timing der Schluckreflextriggerung sind jedoch auch supramedulläre Zentren und kortikobulbäre Bahnen beteiligt, die für einen koordinierten Ablauf der reflexgesteuerten Bewegungen sorgen (Warnecke und Dziewas 2018). Ein Ausdruck von altersbedingten Veränderungen des Schluckvorgangs (»primäre Presbyphagie«) ist die allmähliche Verlagerung dieser Triggerzonen nach caudal in Richtung Hypopharynx. In der radiologischen Diagnostik markiert die erste Bewegung des Os hyoideums nach superior den Zeitpunkt der Schluckreflextriggerung. Dabei sollte das Kontrastmittel die Ebene der Valleculae noch nicht überschritten haben (Stanschus 2002).

2.5 Velopharyngealer Abschluss

Die posteriore Abdichtung des Nasopharynx und damit die Trennung von Nasen- und Rachenraum ist, neben der Medialisierung der Aryknorpel zu Beginn des Larynxverschlusses und dem Beginn der Superiorbewegung des Hyoids, eine der ersten Aktionen der reflektorischen »pharyngealen Phase«. Durch die Hebung des Velums gegen die Rachenhinterwand wird dabei ein Eindringen von Bolusmaterial in den Nasopharynx verhindert, und gleichzeitig der Druck auf den Bolus erhöht. Dieser sog. »velopharyngeale Abschluss« ist eines der ersten »Sphinktermechanismen« der pharyngealen Schluckphase und unterstützt die linguo-pharyngeale Schubkraft. Wie in Abbildung 2.3 dargestellt, senkt sich dabei auch der Zungengrund, damit der Bolus in den Rachen abgleiten kann.

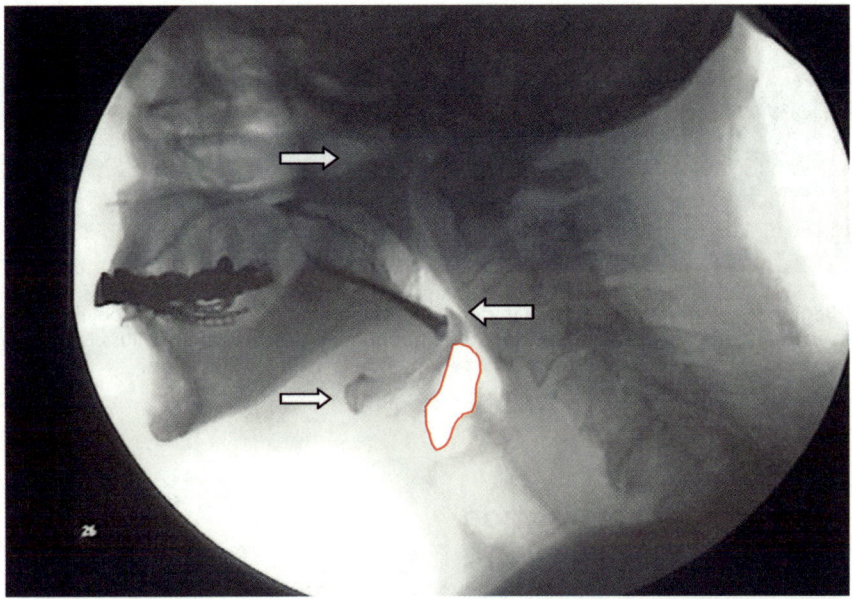

Abb. 2.3: Beginn der pharyngealen Phase. Erste Hebung des Os hyoideum (Pfeil unten), velopharyngealer Abschluss (Pfeil oben), Ventralbewegung der Aryknorpel, Absenken des Zungengrundes und Verengung des Luftraumes zwischen Aryknorpel und laryngealem Teil der Epiglottis. Dorsalneigung der Epiglottis (Pfeil Mitte).

2.6 Laryngealer Verschluss

Der Verschluss des Larynx und damit des Atemwegs ist ein essenzielles Element der pharyngealen Schluckdynamik und geschieht auf drei Ebenen. Zunächst erfolgt eine Approximation der Aryknorpel nach medial und ventral, wobei sich auch die Stimmlippen und Taschenfalten einander annähern. (▶ Abb. 2.4). Es kommt zu einem reflektorisch vermittelten Atemstopp, der sog. »Schluckapnoe«. In verschiedenen Studien konnte mittels synchronisierter Auswertung elektromyografischer, manometrischer und endoskopischer Daten gezeigt werden, dass die Approximation der Aryknorpel nach medial und ventral eine der frühesten strukturellen Bewegungen zu Beginn der pharyngealen Phase darstellt (Perlman et al. 1999; Shaker et al. 1990).

Der supraglottische Raum des Aditus laryngis verengt sich dabei zunehmend. Während des Abkippens der Epiglottis nehmen die Aryknorpel weiteren Kontakt zum laryngealen Teil der Epiglottis auf, die nachfolgend über den Aditus kippt und ihn vollständig verschließt. Die Epiglottiskippung ist vor allem ein Produkt der Bewegungsmechanik von Zungenbasisretraktion, hyolaryngealer Exkursion und pharyngealer Konstriktion.

2 Physiologische Komponenten des Schluckaktes

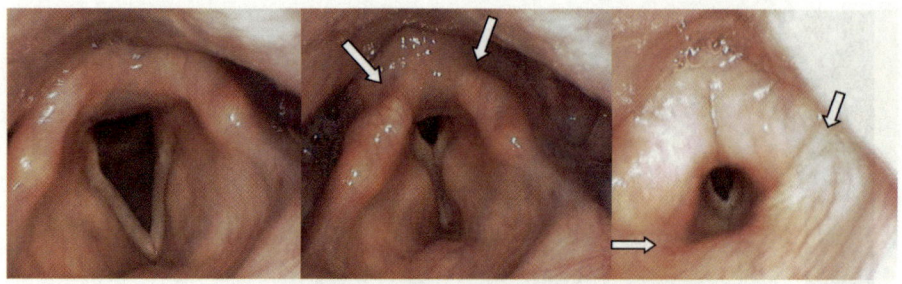

Abb. 2.4: Beginn der pharyngealen Phase in der FEES: Approximation der Aryknorpel nach medial und ventral (Pfeile mitte), beginnender Stimmlippen- und Taschenfaltenschluss, Verengung der aryepiglottischen Falten (Pfeile) und beginnende laryngeale Elevation.

2.7 Zungenbasisretraktion

Die kolbenartige Bewegung des Zungengrundes nach dorsal und kaudal ist ebenfalls Teil der pharyngealen Phase und bewirkt in Verbindung mit der Pharynxkontraktion sowohl einen kräftigen Schub auf den Bolus als auch eine mechanische Unterstützung der Epiglottiskippung (▶ Abb. 2.5 und ▶ Abb. 2.6). Der hierdurch ausgeübte Druck, der durch den velopharyngealen Abschluss nicht nach kranial entweichen kann, treibt den Bolus weiter in den Rachen. Typische Symptome einer abgeschwächten Zungenbasisretraktion sind Bolusresiduen am Zungengrund und in den Valleculae (▶ Kasuistik 6.5.2 und ▶ Kasuistik 6.13.2).

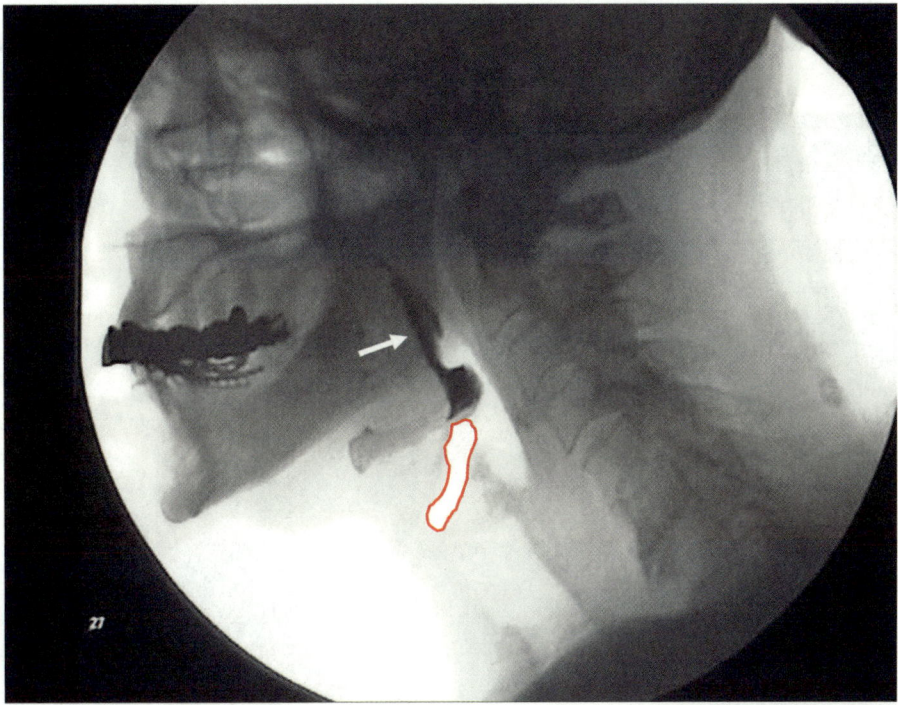

Abb. 2.5: Beginn der Dorsalbewegung des Zungengrundes, weitere ventro-kraniale Verlagerung des hyolaryngealen Komplexes und Annäherung der Aryknorpel zum laryngealen Teil der Epiglottis. Hierdurch weiteres Verengen des Luftraumes (rot umrandetes Feld).

2.8 Pharyngeale Kontraktion

Der Pharynxschlauch besteht aus drei Pharynxkonstriktoren, dem M. constrictor pharyngeus superior, dem M. constrictor pharyngeus medius sowie dem M. constrictor pharyngeus inferior. Der obere Pharynxkonstriktor, auch als »Passavant'scher Wulst« bezeichnet (▶ Abb. 6.25), bildet gemeinsam mit dem Gaumensegel den velopharyngealen Abschluss. Der untere Konstriktor bildet gemeinsam mit dem M. cricopharyngeus den oberen Ösophagussphinkter, der daher auch »pharyngo-ösophageales Segment« genannt wird und hebt dabei auf die anatomisch-funktionelle Einheit dieser Muskeln ab[2]. Die kontinuierliche Kontraktion dieser Muskeln, die am Bolusende beginnt, übt einen weiteren Schub auf den Bolus aus. Ist diese Kontraktion, beispielsweise aufgrund einer neurogen bedingten pharyngealen Schwäche, beeinträchtigt, kommt es zu einer

---

[2] Zum besseren Verständnis wird der in der Literatur am häufigsten benutzte Begriff »oberer Ösophagussphinkter« auch in dieser Veröffentlichung beibehalten.

unvollständigen Bolusaustreibung und damit ebenfalls zu Residuen, die meist an den Pharynxwänden und in den Sinus piriformes lokalisiert sind (▶ Abb. 6.15 und ▶ Abb. 6.16).

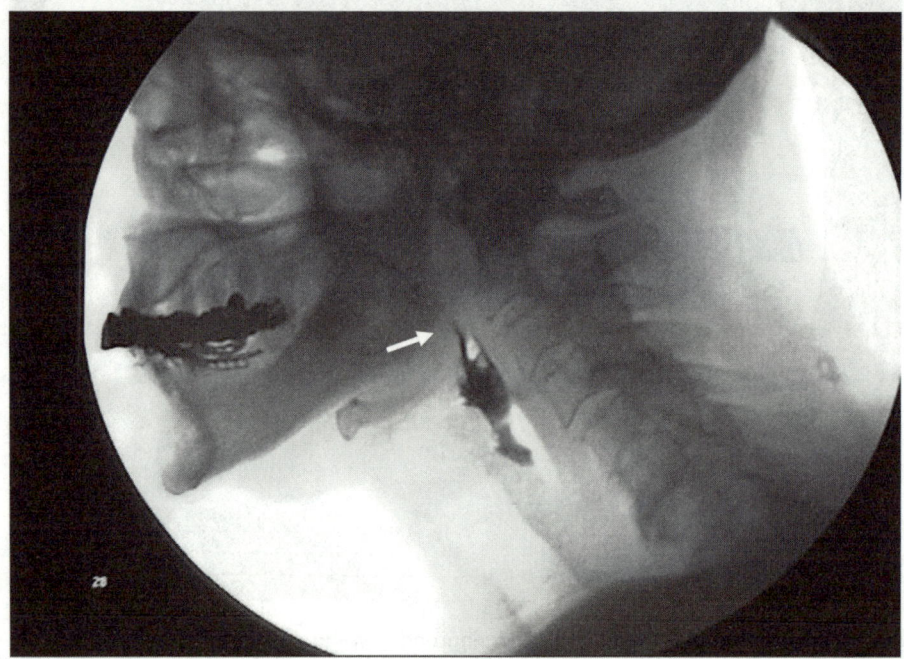

Abb. 2.6: Pharyngeale Kontraktion und Austreibung des Bolus in Richtung des oberen Ösophagussphinkters. Die Luftwege sind jetzt vollständig verschlossen. Es ist kein Luftraum zwischen Arynknorpel und Epiglottis mehr erkennbar. Deutliches Verengen des Pharynx von kranial (Pfeil).

2.9 Hyolaryngeale Exkursion

Die Larynxelevation ist eine der evidentesten Aspekte des Schluckaktes, da sie den Verschluss des Atemwegs mit hervorruft und die Öffnung des oberen Ösophagussphinkters in der pharyngealen Phase unterstützt. Bei Schluckversuchen wird sie in der klinischen Diagnostik mittels Palpation regelhaft kontrolliert (▶ Abb. 5.2). Allerdings greift der Terminus »Elevation« in Bezug auf die Bewegungsrichtung des Larynx zu kurz, da es sich hierbei nicht nur um eine Hebung nach superior, sondern um eine nach oben *und* vorne gerichtete Bewegung handelt. Das Os hyoideum spielt hierbei eine ganz wesentliche Rolle, da es den Larynx mit der oberen Zungenbeinmuskulatur (sog. »suprahyoidale Muskulatur«) verbindet. Durch ihre Kontraktion hebt sich das Os hyoideum und der Larynx nach oben *und* vorne. Daher wird diese Bewegung auch als »ventro-kraniale Verlagerung des hyolaryngealen Komplexes« bezeichnet und unterstützt dabei biomechanisch die Öffnung des oberen

Ösophagussphinkters. Folglich resultiert aus einer gestörten hyolaryngealen Exkursion sekundär auch eine insuffiziente Öffnung des Sphinkters, die pharyngeale Residuen meist in den Valleculae, den Sinus piriformes und auf der Postcricoidregion zur Folge hat. Die meisten Öffnungsstörungen des oberen Ösophagussphinkters sind auf eine reduzierte hyolaryngeale Exkursion zurückzuführen, wohingegen primäre Relaxationsstörungen nach Logemann (1988) eher selten sind und nur in etwa 6 % der Fälle beobachtet werden.

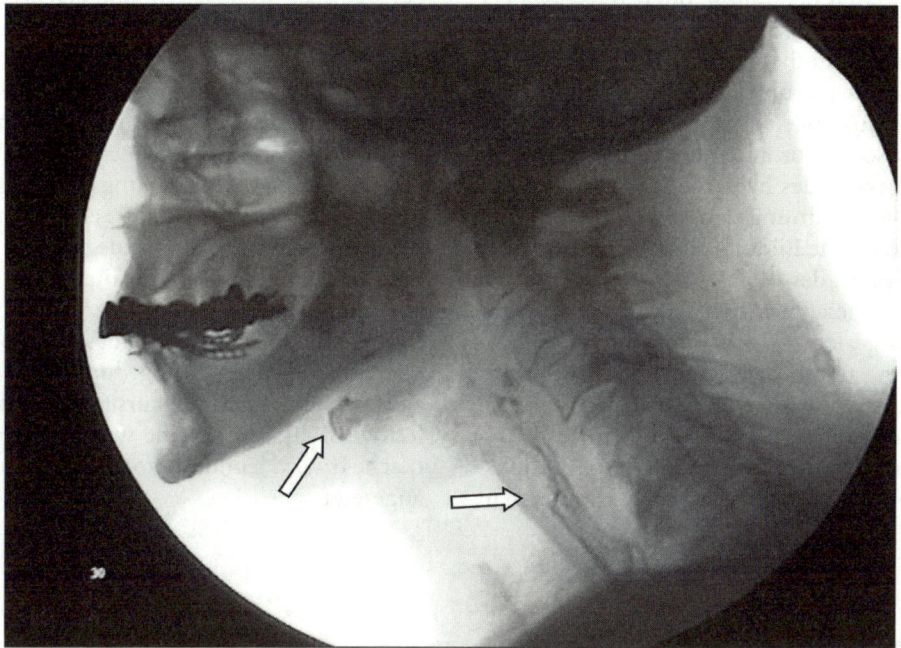

Abb. 2.7: Endpunkt der hyolaryngealen Exkursion (Pfeil oben) und Beginn des ösophagealen Bolustransports (Pfeil unten).

2.10 Öffnung und Verschluss des oberen Ösophagussphinkters (oÖS)

Der obere Ösophagussphinkter ist eine C-förmige Muskelschlinge, deren Hauptanteil vor allem aus tonischen Muskelfasern besteht und aus dem kaudalen Anteil des M. constrictor pharyngis inferior, einem Teil der kranialen Ösophagusmuskulatur sowie dem M. cricopharyngeus gebildet wird (Kahrilas 1988). Letzterer inseriert am Ringknorpel des Larynx und steht mit diesem in Bezug auf das Schlucken in einer funktionalen Verbindung.

Der obere Ösophagussphinkter ist bei einem asymmetrisch verteilten Ruhetonus kontrahiert und verhindert den Lufteintritt in die Speiseröhre beim Atmen und Sprechen sowie das

Entweichen von gastrointestinalen Sekreten in den Pharynx und Larynx. Die Messung dieses Ruhedruckes ist Gegenstand der Manometrie (▶ Kap. 5.3.5 und ▶ Kap. 5.4.3). Die Öffnung des oberen Ösophagussphinkters wird hervorgerufen durch den Vorschub des Bolus und beginnt mit einer nerval vermittelten muskulären Relaxation, die bereits etwa 0,1 sec. vor Beginn der hyolaryngealen Exkursion einsetzt und etwa für 0,5–1,5 sec. anhält. Öffnungsweite und -dauer hängen dabei von der Bolusgröße, -konsistenz, dem Bolusdruck sowie vor allem der ventro-kranialen Verlagerung des hyolaryngealen Komplexes ab. Diese Öffnungsdynamik sorgt darüber hinaus für die Bildung eines Unterdrucks an der Spitze des Bolus, der hierdurch von unten angesaugt wird. Die Kombination aus pharyngealem Druckaufbau und der Sogwirkung durch den geöffneten Ösophaguseingang wird auch als »pharyngo-ösophagealer Saugpumpenstoß« bezeichnet.

Nachdem der Bolus den oberen Ösophagussphinkter passiert hat, das Os hyoideum in die Ruheposition zurückgekehrt und der Larynx sich wieder geöffnet hat, ist auch der Sphinkter wieder vollständig geschlossen und zu seinem Dauertonus zurückgekehrt (sog. »Restitutionsphase«). Der entstehende initiale Verschlussdruck ist dabei kurzfristig höher als der Ruhedruck. Dies ruft eine primäre peristaltische Welle hervor, die sich als *Postrelaxationskontraktion* auf den tubulären Ösophagus fortsetzt und den Bolus vorantreibt. (Lang 2013). Eine Öffnungsstörung des oberen Ösophagussphinkters führt somit zu einer Verminderung des Abschluckvolumens mit entsprechender Bildung pharyngealer Residuen, die nachfolgend auch aspiriert werden können (sog. »postdeglutitive Aspiration«). Differenzialdiagnostisch sollte dabei allerdings geklärt werden, ob es sich um eine primäre Relaxationsstörung des oÖS handelt oder die Öffnungsstörung durch eine reduzierte hyolaryngeale Exkursion hervorgerufen wird. Hierfür ist eine weitere manometrische bzw. videofluoroskopische Evaluation angezeigt.

2.11 Ösophagealer Bolustransport

Der menschliche Ösophagus ist ein mit Schleimhaut ausgekleideter Muskelschlauch und verbindet mit dem oberen Ösophagussphinkter in Höhe des 5.–6. Halswirbels und dem unteren Ösophagussphinkter, in Höhe des 11. Brustwirbels den Pharynx mit dem Magen. Sein maximaler Durchmesser hängt dabei vom jeweiligen Kontrakturzustand ab und beträgt ca. 1,5–3,5 cm (Lierse 1990). Er wird entsprechend seiner Lage in drei unterschiedlich lange Abschnitte unterteilt:

- Die pars cervicalis (ca. 8 cm),
- die Pars thoracica (ca. 16 cm)
- die Pars abdominalis (ca. 1–3 cm).

Der tubuläre Ösophagus beginnt an der unteren Grenze des oberen Ösophagussphinkters am 6. Halswirbel (Mashimo und Goyal 2006). Der proximale Anteil des Ösophagus besteht aus quergestreifter Skelettmuskulatur, auf Höhe des Aortenbogens folgt die ca. 4–6 cm lange sog. »Transitionszone«, die den Übergang von quergestreifter zu glatter Muskulatur bezeichnet, bis hin zum distalen Bereich, der ausschließlich aus glatter Muskulatur besteht. Innerhalb der Transitionszone wird die schwächste Kraft der peristaltischen Kontraktion gemessen.

Im Hinblick auf den ösophagealen Bolustransfer ist zu beachten, dass die Dehnbarkeit des Ösophagus an drei physiologischen Engstellen eingeschränkt ist. Die obere Enge wird durch den Ringknorpel hervorgerufen und daher als Angustia cricoidea bezeichnet, die mittlere Enge entsteht durch die Kreuzung des Aortenbogens und wird daher auch »Aortenenge bzw. Angustia aortica« genannt, die untere Engstelle, die sog. Angustia diaphragmatica, ist am Durchtritt des tubulären Ösophagus durch das Zwerchfell (Hiatus oesophageus) lokalisiert. Vor allem an diesen Stellen können größere Nahrungsboli oder auch Fremdkörper bevorzugt impaktieren.

Der ösophageale Bolustransfer vollzieht sich, abhängig von Bolusvolumen, -konsistenz und dem passierten Segment, mit einer Propulsionsgeschwindigkeit von 2–8 cm/Sekunde (Mittal und Bhalla 2004). Er wird hervorgerufen durch koordinierte Muskelkontraktionen, die den Ösophagus mit einer Kontraktionsamplitude von 40–80 mmHg als peristaltische Welle durchlaufen (Katschinski et al. 2002; Netscher et al. 1986). Eine erste treibt den Bolus zur Pars cardiaca voran, eine zweite fungiert als Reinigungswelle. Diese wird durch intrinsische, bolusbedingte Dehnungsreize des tubulären Ösophagus ausgelöst. Dabei wird der Bolustransport in aufrecht sitzender Position durch die Schwerkraft unterstützt. Die propulsive Peristaltik wird durch intramurale und vagale Reflexbögen gesteuert, wobei die axiale Beweglichkeit durch die Kontraktion der longitudinalen Muskulatur hervorgerufen wird.

Störungen der ösophagealen Boluspassage können – je nach Lokalisation – charakteristische Beschwerdebilder hervorrufen, wie einen Bolusverhalt oder auch eine sog. »*Regurgitation*«, ein Wiederaufsteigen des geschluckten Bolus.

Die von den Patienten subjektiv angegebenen Symptome können dabei aber auch recht unspezifisch sein und von (pharyngealen) Missempfindungen, wie einem Globusgefühl bis hin zu Krämpfen und retrosternalen Schmerzen (sog. »nicht-kardialer Brustschmerz«) reichen. Im Anamnesegespräch sollte daher berücksichtigt werden, dass die vom Patienten subjektiv lokalisierte Höhe der Beschwerden nicht immer dem tatsächlichen Ort der Schädigung entspricht und somit vermeintlich pharyngeale Störungen ihren eigentlichen Ursprung im ösophagogastralen Bereich haben können.

2.12 Öffnung und Verschluss des unteren Ösophagussphinkters

Auch der untere Ösophagussphinkter (uÖS), die sog. »Pars cardiaca ventriculi« oder kurz »Cardia« genannt, ist in Ruhe tonisch kontrahiert und stellt hierdurch eine *physiologische Refluxbarriere* dar. Seine Relaxation beginnt kurz nach dem Durchtritt des Bolus in den Ösophagus, etwa 2–3 sec. nach der Schluckinitiierung und setzt sich mit Eintreffen der ersten peristaltischen Welle am ösophagogastralen Übergang fort. Dabei sinkt der Druck des unteren Ösophagussphinkters bis auf das Niveau des Mageninnendrucks (Pehl 2018).

Die Öffnung des unteren Ösophagussphinkters wird durch eine Aktivierung der postganglionären inhibitorischen Fasern im *Plexus myentericus*, auch »Auerbachplexus« genannt, vermittelt und durch den Bolusdruck getriggert (Allescher und Weingart 2012). Seine Retonisierung nach Aufnahme des Bolus verhindert ein Zurückfließen der Nahrung. Somit können Störungen der Öffnungs- und Verschlussfunktion des unteren Ösophagussphinkters zu einem ösophagealen Bolusverhalt bzw. einem Reflux von gastralem und/oder gastroduodenalem Inhalt führen. Typisch für einen gastro-ösophagealen Reflux ist eine mit dem Schluckakt *nicht* assoziierte transiente Relaxation des unteren Ösophagussphinkters. Auch ein permanent reduzierter Sphinktertonus kann bereits bei geringer gastraler Druckerhöhung einen Reflux verursachen (Kahrilas 1996).

Der Ruhe- bzw. Grundtonus des unteren Ösophagussphinkters, der etwa bei 20 mmHg liegt und damit höher als der intragastrale Druck ist, kann auch durch Pharmaka, wie beispielsweise Anticholinergika, Kalziumantagonisten oder auch exogene Noxen, wie Nikotin oder Alkohol beeinflusst werden (Schumpelick et al. 2000). Zu den *tonussenkenden* Substanzen gehören Dopamin und Beta-Rezeptor-Agonisten, *tonussteigernde* Substanzen sind beispielsweise die Neurotransmitter Substanz P und Acetylcholin (Klinke et al. 2005). Die Kontraktion des unteren Ösophagussphinkters wird vor allem durch das Acetylcholin der Ganglienzellen des Plexus myentericus hervorgerufen. Eine reduzierte oder aufgehobene Relaxation des unteren Ösophagussphinkters, die meist mit einer insuffizienten oder gänzlich ausbleibenden peristaltischen Aktivität (▸ Abb. 5.26), in seltenen Fällen jedoch auch mit einer Hypermotilität des tubulären Ösophagus einhergehen kann (Cassella et al. 1964), wird als »Achalasie« bezeichnet.

3 Ätiologie von Dysphagien

Der physiologische Schluckakt ist sowohl an die Intaktheit neuronaler Steuerungsmechanismen als auch an die Unversehrtheit anatomisch-funktioneller Strukturen der Schluckpassage geknüpft. So können die Ursachen von Dysphagien außerordentlich vielfältig sein und alle Schluckphasen betreffen, wobei neurogene Erkrankungen ätiologisch am häufigsten sind (Warnecke und Dziewas 2018). Neurogen bedingte Dysphagien werden u. a. durch Erkrankungen des zentralen oder peripheren Nervensystems, der neuromuskulären Übergangsregion oder der Schluckmuskulatur selbst hervorgerufen (Prosiegel 2018). Andere nicht neurogene Ursachen sind beispielsweise angeborene Fehlbildungen, Kopf-Halstumore, Z. n. therapeutischer Radiatio, Erkrankungen der HWS bzw. des retropharyngealen Raumes oder des Ösophagus und Magens. Aber auch psychiatrische und dentale Erkrankungen können Auslöser von Schluckstörungen sein (Nienstedt und Pflug 2017). Eine ausführliche Übersicht zur Ätiologie von Dysphagien findet sich in Bartolome und Schröter-Morasch (2018) sowie bei Arens et al. (2015).

Obwohl bei manchen Grunderkrankungen alle Phasen des Schluckvorgangs gleichermaßen betroffen sein können, ist es dennoch sinnvoll, zwischen oropharyngealen und ösophagealen Dysphagien zu unterscheiden.

Als *oropharyngeale Dysphagien* bezeichnet man Störungen der Boluspassage vom Mund- und Rachenraum bis zum pharyngo-ösophagealen Übergang, wohingegen *ösophageale Dysphagien* Störungen der Boluspassage vom tubulären Ösophagus, dem gastro-ösophagealen Übergang bis zum Magen bezeichnen.

Beide Formen unterscheiden sich im Hinblick auf die diagnostische Herangehensweise und die Behandlung. Ätiologie und Symptomatik ösophagealer Dysphagien werden in Kapitel 5.4 eingehender dargestellt.

Die Biomechanik und sensorischen Funktionen der oralen und pharyngealen Schluckphase können durch folgende Erkrankungen beeinträchtigt werden.

Neurogene Erkrankungen

- Schlaganfälle (Ischämische Infarkte, intrazerebrale Hirnblutungen, Subarachnoidal- und Subduralblutungen)
- Neurodegenerative Erkrankungen (ALS, Parkinson-Syndrome, Demenzen etc.)
- Hirntumore
- Entzündliche Erkrankungen des ZNS (Multiple Sklerose, Meningitis)
- Erkrankungen der neuromuskulären Übergangsregion (Myasthenia gravis, Lambert-Eaton-Rooke-Syndrom)
- Myositiden (Dermatomyositis, Einschlusskörperchemyositis, Polymyositis)
- Botulismus
- Neuro- und Myopathien (z. B. Z. n. Langzeitbeatmung, Critical-Illness-Polyneuropathie und -Myopathie, akutes Guillain-Barré-Syndrom, Miller-Fischer-Syndrom)
- Muskeldystrophien (Cystrophia myotonica Curshmann-Steinert-Batten, okulopharyngeale Muskeldystrophie vom Typ Duchenne)
- Kindliche Zerebralparesen
- Schädel-Hirn-Traumen
- Hohe Querschnittslähmungen

Mechanisch-anatomische Ursachen

- Oro- und Hypopharynxkarzinome, Larynxkarzinome, Z. n. partieller Glossektomie und Larynektomie, Z. n. Neck-Dissektion
- Erkrankungen des retropharyngealen Raumes (z. B. Abszesse, Hämatome)
- Ventrale zervikale Spondylophyten
- Zervikale Hyperlordose
- Z. n. Fremdkörper-Ingestion

Andere Ursachen

- Postradiogene Störungen
- Z. n. HWS-OP (vor allem nach ventralem Zugang)
- Carotisendarteriektomie
- Xerostomie, Exsikkose
- Medikamentöse Nebenwirkungen
- Mykosen (Mundsoor)
- Struma (selten!)

Psychogene Ursachen

- Phagophobie
- Globus pharyngis (Ein Globus pharyngis kann auch organisch bedingt sein (Reflux)

4 Pathophysiologie des Schluckaktes

Dysphagien können alle Etagen des oropharyngo-ösophagealen Traktes betreffen und sich somit auch auf alle Phasen des Schluckaktes auswirken. In vielen Fällen ist es dabei möglich, den verschiedenen Grunderkrankungen Leitsymptome zuzuordnen (Prosiegel und Weber 2010; Warnecke und Dziewas 2018). Im Folgenden werden die wesentlichen dysphagischen Symptome dargestellt und ihr pathophysiologischer Hintergrund erläutert (▶ Tab. 4.1):

4.1 Dysphagiesymptome und ihr pathophysiologischer Hintergrund

In aller Regel sind dysphagische Symptome phasenspezifisch. Ihnen können spezifische Dysfunktionen zugeordnet werden. Ein unkontrolliertes Entweichen von Bolusmaterial entweder nach vorne aus dem Mundraum (sog. »anteriores Leaking«) oder nach hinten in den Pharynx (sog. »posteriores Leaking« oder »Pooling«) wird als »Leaking« bezeichnet. Beide Formen resultieren aus einer Störung der oralen Phase im Rahmen eines reduzierten Lippen- bzw. glossovelaren Abschlusses. Zu unterscheiden ist das Leaking von einer verzögerten Schluckreflextriggerung, welche durch eine reduzierte pharyngeale Sensibilität entsteht. Davon abzugrenzen ist das sog. »Drooling«, was sich auf einen Speichelverlust aus dem Mundraum bezieht und weniger mit einer Hypersalivation in Verbindung steht, sondern häufig eine reduzierte Schluckfrequenz als Ursache aufweist. Ein endolaryngeales Eindringen von Bolusmaterial wird, wenn es die Region oberhalb der Stimmbänder oder diese selbst betrifft, als »Penetration« bezeichnet. Erreicht der Bolus die Region unterhalb des Stimmbandniveaus und damit die Trachea, so wird dies »Aspiration« genannt. Als eine der schwerwiegendsten Folgen von Dysphagien, kann sie zu einer sog. »Aspirationspneumonie« führen, insbesondere dann, wenn sie ohne reflektorischen Husten einhergeht (sog. »stille Aspiration«) (Leder et al. 1998; Ramsey et al. 2005). Penetrations- und Aspirationsereignisse werden in Bezug auf ihre zeitliche Relation zum Schluckreflex in prä-, intra- und postdeglutitive Penetrationen bzw. Aspirationen unterteilt.

Orale, pharyngeale oder ösophageale Residuen bezeichnen in der Schluckpassage verbliebenes Bolusmaterial und sind Ausdruck eines insuffizienten bzw. inkompletten Bolustransfers. Sie können, in Abhängigkeit von der zugrunde liegenden Dysfunktion, in unterschiedlichen Spalträumen der Schluckpassage verbleiben. So ist z. B. der pathophysiologische Hintergrund von Residuen in den Valleculae häufig eine reduzierte Zungenbasisretraktion, wohingegen Bolusreste an der Postkrikoidregion auf eine Öffnungsstörung des oberen Ösophagussphinkters hindeuten (Pluschinski und Blonder 2009). Als »Odynophagie« wird ein schmerzhaftes Schlucken bezeichnet, was häufig im Zusammenhang mit pharyngealen Raumforderungen und entzündlichen Prozessen im Pharynx oder Larynx beschrieben wird (Walther 1991). Bei der klassischen Passagestörung des pharyngoösophagealen Übergangs, dem Zenker-Divertikel, können unverdaute Nahrungsbestandteile in der Schleimhauttasche verbleiben und regurgitiert werden (▶ Kasuistik 6.14.2 und ▶ Kasuistik 6.14.3). Letztlich kann auch ein gastroösophagealer Reflux zu pharyngo-laryngealen und ösophagealen Schleimhautalterationen sowie Aspirationen führen.

In der nachfolgenden Tabelle sind die wesentlichen Symptome oropharyngealer Dysphagien sowie ihre Definition dargestellt:

Tab. 4.1: Symptome oropharyngealer Dysphagien und ihre Definition

Symptom	Definition
Anteriores Leaking	Entweichen von Bolusmaterial nach vorne aus dem Mundraum
(posteriores) Leaking/prädeglutitives Pooling	Vorzeitiges Abgleiten von Bolusmaterial nach hinten in den Pharynx
Drooling	Entweichen von Speichel aus dem Mundraum
Verzögerte Schluckreflexlatenz	Zeit bis zur Schluckreflexauslösung abhängig von Konsistenz, Größe und Eindringtiefe des Bolus
Penetration	Bolusmaterial dringt in den Larynx oberhalb oder auf Stimmbandniveau; Bolusmaterial dringt in den Nasenraum ein
Aspiration	Bolusanteile unterhalb der Stimmlippen in der subglottischen Region bzw. Trachea
Stille Penetration/Aspiration	Penetration/Aspiration ohne Auslösung eines Hustenstoßes
Residuen/(Syn.: »Retentionen«)	Verbleiben von Bolusmaterial oder Speichel in der oralen, pharyngealen oder ösophagealen Schluckpassage
Odynophagie	Schmerzhaftes Schlucken
Globus- oder Fremdkörpergefühl*	Missempfinden auch unabhängig von der Nahrungsaufnahme

* Globus- und Fremdkörpergefühl können auch als unspezifische Symptome im Rahmen ösophagealer Dysphagien auftreten.

Einen Überblick über spezifische Dysphagiesymptome neurogener Dysphagien sowie deren pathophysiologischen Hintergrund geben Warnecke und Dziewas (2018).

4.2 Presbyphagie

Im Rahmen des normalen Alterns kommt es u. a. durch den Abbau von Muskelmasse (»Sarkopenie«), die insbesondere schnelle (Typ-II-)Muskelfasern betrifft, der Abnahme der Bindegewebselastizität sowie synaptischer Vernetzungen im zentralen Nervensystem, auch zu Veränderungen der Schluckphysiologie (Achem und Devault 2005). Diese sog. »*primäre Presbyphagie*«, kann dabei alle Phasen der Schlucksequenz betreffen (Logemann 1990). Entsprechend wurden eine verlängerte orale und pharyngeale Transitzeit sowie eine verzögerte Schluckreflexlatenz beobachtet (Ekberg und Feinberg 1991; Nilsson et al. 1996; Robbins et al. 1992). Auch eine reduzierte mukosale Sensibilität und Abnahme von Geschmack- und Geruchssinn können sich negativ auf die Schluckfunktion auswirken. Doch gerade, weil diesen physiologischen Veränderungen kein Krankheitswert beigemessen werden kann, ist die Abgrenzung von pathologischen Befunden in der Praxis häufig schwierig. Ein Pathologisieren derartiger normaler Alterungsprozesse kann zudem eine ungerechtfertige Restriktion der oralen Nahrungsaufnahme oder andere, die Lebensqualität älterer Patienten unnötig einschränkende, Maßnahmen nach sich ziehen.

Darüber hinaus haben verschiedene Studien der letzten Jahre gezeigt, dass es offensichtlich – als Reaktion auf die altersbedingten Veränderungen der Schluckfunktion – zu adaptierenden zerebralen Veränderungen und kompensatorischen Mechanismen des alternden Gehirns in Form einer zunehmend bilateralen kortikalen Steuerung kommt (Teismann et al. 2010). Dies zeugt von einer nicht unerheblichen neuronalen Plastizität des alternden Gehirns. Solche Erkenntnisse sind auch für die Behandlung schluckgestörter älterer Patienten von Bedeutung. Zeigen sie doch, dass das Altern nicht ausschließlich als ein stetiger Abbauprozess zu verstehen ist, sondern sich in einem flexiblen und anpassungsfähigen System mit entsprechender Reservekapazität vollzieht.

In diesem Zusammenhang werden jedoch zwei Aspekte bedeutsam: Zum einen ist damit zu rechnen, dass im höheren Lebensalter die Häufigkeit von mit dysphagienassoziierten Erkrankungen zunimmt (sog. »sekundäre Presbyphagie«), zum anderen ist mit dem Altern auch eine sukzessive Reduktion der funktionellen Reservekapazität des Organismus verbunden (Schröter-Morasch 2018b). Dieser Abbau von Kompensationsmöglichkeiten geht mit einem zunehmenden Morbiditätsrisiko einher (Mager 1999).

So sind in Bezug auf Dysphagien bei älteren Menschen unterschiedliche pathophysiologische Konstellationen möglich, die sowohl neurogen bedingte Störungen des zentralen Schlucknetzwerks als auch Alterationen der am Schluckvorgang beteiligten anatomischen Strukturen involvieren. (Kolb und Vogel 2000; Prosiegel 2005b). Allerdings sollten Beeinträchtigungen des Schluckens bei älteren Patienten auch nicht vorschnell mit einem physiologischen Alterungsprozess gleichgesetzt werden, da dies zu einem Verzicht auf eine akkurate Diagnostik und auf eine entsprechende Behandlung führen könnte (Turley und Cohen 2009). Einen systematischen Überblick zu Dysphagien im Alter findet sich bei Keller und Durwen (2012).

5 Diagnostik von Dysphagien

Der Begriff »Diagnostik« leitet sich aus dem griechischen Verb »diagignoskein« ab, was »gründlich erkennen/kennenlernen«, »entscheiden« oder »beschließen« heißt. Damit ist kein statischer Zustand gemeint, sondern vielmehr ein Prozess, der mit der genauen Beobachtung eines zu untersuchenden Aspektes bzw. Objektes beginnt, sich über erste Hypothesenbildungen zu möglichen kausalen Zusammenhängen fortführt und – im günstigsten Falle – bis hin zur entsprechenden Erkenntnis vollzieht.

Aus medizinisch-therapeutischer Perspektive impliziert die Diagnostik allerdings immer auch das Projizieren auf mögliche Behandlungsstrategien. Für die Zielsetzung der Dysphagiediagnostik im Speziellen bedeutet dies, dass bereits aus dem Erkennen der Symptomatik Rückschlüsse auf Störungen der Biomechanik des Schluckaktes sowie deren mögliche ätiologische Faktoren gezogen werden sollten, um hieraus entsprechende Behandlungsoptionen abzuleiten. So wird man einem dysphagischen Patienten sicherlich nicht gerecht, wenn sich beispielsweise die bildgebende Diagnostik »nur« in der Dokumentation einer vermuteten Aspiration oder eines ösophagealen Bolusverhalts erschöpft. Daher enthält sowohl der Untersuchungsstandard der FEES als auch der der VFS bezogen auf oropharyngeale Dysphagien Hinweise zur Evaluation möglicher therapeutischer Manöver bereits *während* der Untersuchung (Duchac et al. 2020; Keller und Durwen 2010; Langmore 2001).

5.1 Verfahren der Dysphagiediagnostik

Die Diagnostik von Dysphagien bezieht, neben einer sorgfältigen Anamnese und allgemeinen körperlichen Untersuchung, auch ein orientierendes Labor (Blutbild, Entzündungsparameter etc.), eine klinische Schluckdiagnostik sowie ggf. auch instrumentelle Verfahren mit ein, deren Reihenfolge sich in der Regel nach den klinischen Erfordernissen richtet. Dieses umfassende Vorgehen bildet die Voraussetzung für eine adäquate Therapie.

Hierbei kann man grob zwischen invasiven und nicht-invasiven Verfahren unterscheiden.

Invasive Verfahren

- Fiberoptisch endoskopische Evaluation des Schluckaktes (FEES)
- Pharyngeale und ösophageale Hochauflösungsmanometrie
- Ösophago-Gastro-Duodenoskopie (ÖGD)
- Langzeit-pH-Metrie (24Std.-pH-Metrie)
- Schluckprovokationstest (SPT)

Nicht-invasive Verfahren

- Videofluoroskopie (VFS)
- Ösophagusbreischluck

- Ösophagus-Funktionsszintigrafie
- Sonografie
- Klinische Schluckuntersuchung (KSU)
- Dysphagiescreeningtests, Aspirationsschnelltests (außer SPT)

Die Auswahl der entsprechenden Methode ist von verschiedenen Faktoren abhängig, wie beispielsweise der Mobilisierbarkeit des Patienten oder der Ätiologie der Dysphagie. So sind Parameter, die in Screeningtests für eine bestimmte Patientenpopulation gute Sensitivitäts- und Spezifitätswerte erreichen, nicht ohne Weiteres auf eine andere Patientenpopulation übertragbar. Denn während beispielsweise das Vorliegen einer Dysarthrophonie bei akuten Schlaganfallpatienten einen Aspirationsprädikator darstellt (Daniels 2000), gilt dies nicht für Parkinson-Syndrome (Warnecke und Dziewas 2018).

Doch auch die Therapie selbst kann ein wichtiger bzw. entscheidender Bestandteil der Diagnostik sein. So legt das Ansprechen eines beobachteten Symptoms auf einen bestimmten Wirkstoff das Vorliegen einer vermuteten Erkrankung nahe. Dieses, auch in vielen anderen Bereichen der Medizin genutzte Prinzip der sog. »*therapeutischen Diagnostik*«, kommt in der Evaluation von Schluckstörungen, beispielsweise in Form des FEES-Tensilon-Tests®, zur Anwendung (▶ Abb. 6.11). Aber auch die probatorische Einnahme eines Protonenpumpenhemmers kann bei einer unauffälligen Gastrokopie die Verdachtsdiagnose eines vom Patienten unbemerkten Refluxes (sog. »stiller Reflux«) bei Sistieren der Beschwerden nahelegen.

So handelt es sich im Wesentlichen um fünf immanente Aspekte der Schluckdiagnostik:

1. Bei Dysphagien unklarer Genese sollte versucht werden, einen Hinweis über den möglichen ätiologischen Hintergrund zu erhalten.
2. Ein möglichst genaues Beschreiben der vorliegenden Symptomatik (z. B. ein vorzeitiges Abgleiten des Bolus in den Pharynx, eine verzögerte Schluckflextriggerung oder eine Regurgitation).
3. Das Ableiten neuromuskulärer Dysfunktionen (Pathomechanismen), die die beobachteten Dysphagiesymptome hervorrufen.
4. Empfehlungen zur weiteren Differenzialdiagnostik
5. Die Evaluation möglicher therapeutischer Ansätze.

Bezüglich ätiologischer Zuordnungen und differenzialdiagnostischer Aspekte, sollte eine entsprechende Abklärung interdisziplinär ausgerichtet sein und umfasst – je nach klinischem Erscheinungsbild – unterschiedliche Professionen, wie z. B. Neurologie, HNO-Heilkunde, Gastroenterologie, Geriatrie, Kieferorthopädie, Logopädie und Radiologie.

5.1.1 Die Bedeutung apparativer Verfahren in der Dysphagiediagnostik

Apparative Verfahren sind ein evidenter Bestandteil der allgemeinen medizinischen Diagnostik und liefern zwei- bzw. dreidimensionale Abbildungen körperlicher Strukturen und Organe. Die dabei verwendete Untersuchungsmethode ist abhängig von der jeweiligen Fragestellung. So werden bei einem vermuteten zerebral-morphologischen Ereignis vor allem computer- oder magnetresonanztomografische Aufnahmen genutzt, während beispielsweise bei der Gefäßdopplersonografie, der arterielle Blutfluss zur Darstellung kommt und somit auch der dynamisch-funktionelle Aspekt eine Rolle spielt. Diese Unterscheidung zwischen anatomischer und funktioneller Bildgebung ist für die Schluckdiagnostik von besonderer Bedeutung, denn – wie in kaum einem anderen Bereich – geht es hier vor allem um die Darstellung fein aufeinander abgestimmter und orchestrierter biomechanischer Abläufe. Je hochauflösender dabei die Bildfolge, desto genauer die Möglichkeit des Erkennens von Störungen dieses Prozesses.

Während sich in den frühen 1960er und 1970er Jahren die apparative Schluckdiagnostik entweder »nur« auf den klassischen Ösophagusbreischluck zur Darstellung der ösophagealen Phase beschränkte und oropharyngeale Störungen – wenn überhaupt – nur mittels sehr geringer Bildfolgen untersucht wurden, haben sich in den letzten Jahrzehnten, nicht zuletzt aufgrund des technischen Fortschritts, die Möglichkeiten instrumenteller Schluckdiagnostik erheblich weiterentwickelt. Während die Videofluoroskopie zunächst als Goldstandard der Diagnostik oropharyngealer Dysphagien galt, hat sich in den letzten Jahren – vor allem durch die Möglichkeit der bettseitigen Diagnostik – die fiberendoskopische Schluckdiagnostik flächendeckend etabliert und ist inzwischen fast überall verfügbar.

Auch in der pharyngealen und ösophagealen Hochauflösungsmanometrie, sind für das Erfassen intraluminaler Druckereignisse inzwischen sehr dünne Sonden mit deutlich mehr Sensoren verfügbar und die Darstellung der Druckverläufe kann anhand von farbigen Druckkonturplots erfolgen (▶ Kap. 5.3.5 und ▶ Kap. 5.4.3).

Die einzelnen Verfahren der Schluckdiagnostik ergänzen sich somit im Hinblick auf die zu untersuchenden Aspekte des Schluckaktes und erlauben eine akkurate Differenzialdiagnostik.

Vor diesem Hintergrund sollten sie folgende Voraussetzungen erfüllen:

- Die Möglichkeit der Videoaufzeichnung sollte gegeben sein, um die dynamischen und komplexen Abläufe in einzelnen Sequenzen der Bild-zu-Bild Analyse nachfolgend genauer beurteilen zu können und beispielsweise auch zeitliche Relationen zu erfassen (z. B. prä-, intra- oder postdeglutitive Aspiration).
- Die Extraktion aussagekräftiger Bilder sollte für die Befunddokumentation möglich sein.

Das diagnostische Vorgehen richtet sich nach der individuellen Fragestellung und den in der Anamnese und klinischen Diagnostik erhobenen Befunden. Bei V. a. das Vorliegen einer oropharyngealen Dysphagie ist die FEES das apparative Verfahren, was inzwischen meist als erstes zum Einsatz kommt, da es im klinischen Setting in Bezug auf die Durchführung besondere Vorteile bietet und inzwischen nahezu überall verfügbar ist. Allerdings ist damit auch ein ethischer Aspekt verbunden. So bedürfen Fragestellungen, die primär mittels einer endoskopischen Schluckdiagnostik beantwortet werden können, keiner Videofluoroskopie.

5.2 Anamnese

Die Anamnese dient dem systematischen und möglichst vollständigen Erfassen der Krankengeschichte des Patienten. Die Informationen werden dabei mittels Durchsicht der Patientenakte und dem strukturierten Anamnesegespräch gewonnen, wobei vor allem Angaben von Interesse sind, die möglicherweise direkt oder indirekt mit einer Dysphagie assoziiert sind. Relevante Aspekte sind daher u. a.:

- Aktuelles Vorliegen oder Z. n. einer mit dysphagieassoziierten Erkrankung
- Zeitpunkt des Auftretens der Erkrankung und Dauer der Symptomatik

- Art der ggf. bereits im Vorfeld erfolgten Diagnostik
- Z. n. (rezidivierenden) Pneumonie(en), (vor allem rechter Unterlappen!)
- ungewollte Gewichtsabnahme
- erhöhte Entzündungsparameter (CRP, Leukozyten)
- Aktuelle Pharmaka, die die Schluckfähigkeit beeinflussen könnten

Im Anamnesegespräch wird zwischen der direkten (Eigenanamnese) und der indirekten (Fremdanamnese) Anamnese unterschieden. Letztere kann sowohl als Ergänzung der Eigenanamnese, als auch bei eingeschränkter Kontaktierbarkeit oder Kommunikationsfähigkeit des Patienten, beispielsweise im Rahmen einer fortgeschrittenen Demenz oder schweren Aphasie, herangezogen werden (▶ Kasuistik 6.17.2). Unabhängig davon, ist ein früher Kontakt zu den Angehörigen auch vor dem Hintergrund der Therapieplanung und Beratung sehr wichtig.

Bereits aus der ersten Kontaktaufnahme zum Patienten kann der Untersucher wichtige Rückschlüsse auf mögliche Störungen der mit der schluckfähigkeitsassoziierten Parameter ziehen. Hierbei spielen, neben der Beurteilung der Sprach- und Sprechfähigkeit sowie des Stimmklangs, der Wachheitsgrad, die Körperhaltung, wie auch Zeichen einer Malnutrition, Kachexie oder Exsikkose eine Rolle.

Im Weiteren sind in der Eigen- und/oder Fremdanamnese die nachfolgenden Fragen möglichst genau zu klären:

- Wie lange bestehen die Beschwerden schon und haben sie sich im Laufe der Zeit verändert?
- Trat die Schluckstörung plötzlich auf oder eher schleichend?
- Gibt es auch symptomfreie Intervalle?
- Wie ist die aktuelle Ernährungssituation (orale Ernährung ohne Kostformeinschränkung, oral mit Kostformeinschränkung, PEG-/PEJ-Anlage, nasogastrale Sonde, mit oder ohne orale Beikost)?
- Welche Symptomatik lässt sich beschreiben (z. B. Husten/Räuspern während oder nach den Mahlzeiten, erschwertes Kauen, Gefühl von Residuen)?
- Sind die Beschwerden konsistenzabhängig? – Werden bereits bestimmte Konsistenzen gemieden?
- Sind die Beschwerden tageszeitabhängig oder wird eine zunehmende Verschlechterung während einer Mahlzeit bemerkt?
- Können die Störungen genauer lokalisiert werden (oropharyngeal, ösophageal, gastral)?
- Ist die Speichelkontrolle eingeschränkt? – Kommt es zu einem Drooling?
- Besteht dabei das Gefühl, zu viel oder zu wenig Speichel im Mund zu haben?
- Gibt es Faktoren, die als hilfreich erlebt werden? (z. B. Änderung der Kopfhaltung, Nachtrinken, Temperatur der Speise etc.)
- Ist das Schlucken schmerzhaft?
- Haben sich Sprechen oder die Stimme verändert?

Hierbei sollte sowohl auf direkte als auch indirekte Hinweise für das Vorliegen einer Dysphagie geachtet werden:

Direkte Hinweise auf Dysphagie

- Husten/Räuspern, Atemnot während und nach den Mahlzeiten
- Speichelverlust aus dem Mundraum (Drooling)
- Bolus- oder Speichelverhalt im Oro- und Hypopharynx bzw. Ösophagus
- Austreten von Flüssigkeit oder Bolusbestandteilen aus der Nase
- Verlangsamtes Kauen
- Regurgitation

Indirekte Hinweise auf Dysphagie

- Rezidivierende Pneumonien/Bronchitiden
- Rezidivierend erhöhte Entzündungsparameter
- Veränderungen der Kopfhaltung während der Nahrungsaufnahme

- Meiden bestimmter Konsistenzen
- Verlängerte orale Nahrungsaufnahme
- Gewichtsabnahme/Kachexie
- Exsikkose

Allerdings sollte beachtet werden, dass bei manchen Betroffenen und deren Angehörigen ein fehlendes Problembewusstsein vorliegen kann. So kommt es im klinischen Alltag durchaus häufiger vor, dass selbst offensichtliche Aspirationshinweise vonseiten des Patienten oder der Angehörigen nicht mit einer Schluckstörung in Verbindung gebracht werden bzw. dieser Auffälligkeit eine nur geringe oder gar keine Bedeutung beigemessen wird (»Jeder verschluckt sich doch mal«).

Zur Unterstützung einer detaillierten Anamnese liegen inzwischen standardisierte Fragebögen vor, die für verschiedene Patientenpopulationen validiert wurden und zum einen spezifische Dysphagiesymptome erfassen, zum anderen auch Aspekte der Lebensqualität berücksichtigen.

- Anamnesebogen zur klinischen Errfassung von Schluckstörungen nach Hirnverletzung (Schröter-Morasch 1994)
- M.D. Anderson-Dysphagia-Inventory (MDADI) (Chen et al. 2001); (dtsch. Übers.: Schluckbezogene Lebensqualität bei Mundhöhlen-Karzinomen: Anderson-Dysphagia-Inventory deutsche Version) (Bauer 2010)
- Eating Assessment Tool (EAT-10) (Belafsky et al. 2008); (dtsch. Übers.: Schluckfragebogen EAT-10) (Zaretsky et al. 2018)
- Sydney Swallow Questionnaire (SSQ) (Wallace et al. 2000) (dtsch. Übers.: (SSQ-G) Hotzenköcherle 2011; Bohlender et al. 2021)
- Swallowing Quality of Life (Swal-QOL) (McHorney et al. 2002); (dtsch. Übers.: Fragebogen zur Lebensqualität von Personen mit Schluckbeschwerden) (Gabriel 2004).
- Swallowing Disturbance Questionnaire (SDQ) (Manor et al. 2007; Cohen und Manor 2011; dtsch. Übers.: Fragebogen zur Beurteilung von Dysphagien bei (Parkinson-) Patienten mit Schluckbeschwerden (Simons 2012)
- Münchner Dysphagie Test – Parkinson's disease (MDT-PD) (Simons et al. 2014)

Der MDT-PD wurde zum Erfassen beginnender und leichtgradiger, parkinsonassoziierter Schluckstörungen von Simons et al. (2014) entwickelt und validiert.

Buhmann et al. (2018) konnten in einer kontrollierten Cross-sectional Beobachtungsstudie zeigen, dass der MDT-PD eine erhöhte Aspirationsneigung allerdings nicht hinreichend sicher detektiert.

5.3 Diagnostik oropharyngealer Dysphagien

Die Diagnostik oropharyngealer Dysphagien beinhaltet mehrere Ebenen und ist aufgrund der vielfältigen Ätiologie interdisziplinär ausgerichtet. Anders als in der Diagnostik ösophagealer Dysphagien, bei der vor allem instrumentelle Verfahren eine Rolle spielen, sind hier auch nicht-apparative Methoden von Bedeutung. So erlauben Screeningtests eine erste Einschätzung des Aspirationsrisikos und die klinische Evaluation des Hirnnervenstatus die Beurteilung der Funktionalität faziooraler Strukturen.

5.3.1 Screeningverfahren

Insbesondere in der Akutneurologie und -geriatrie ist eine schnelle und möglichst sichere

Detektion einer Dysphagie bzw. erhöhten Aspirationsgefahr von wesentlicher Bedeutung. Hiermit werden zwei verschiedene sog. »Referenzkriterien« angesprochen, die sich stark voneinander unterscheiden. Die meisten Screeningtests haben zum Ziel, eine erhöhte Aspirationsgefahr zu detektieren, wohingegen das Vorliegen einer Dysphagie noch weitere Symptome inkludiert, die auch unabhängig von einer Aspiration auftreten können.

Dabei geht es nicht nur um die Klärung der Frage, ob der Patient oral ernährt werden kann, sondern auch darum, ob beispielsweise eine orale Medikamentengabe risikolos möglich ist. Gleichzeitig wird dabei entschieden, welche Patienten einer weiteren detaillierten Schluckdiagnostik zugeführt werden sollten. Das Ziel von Screeningverfahren ist daher, mit nur wenig zeitlichem Aufwand das Vorliegen einer Dysphagie bzw. erhöhten Aspirationsgefahr so sicher wie möglich zu bestätigen (sog. »Sensitivität«), oder auch auszuschließen (sog. »Spezifität«). Als Sensitivität eines Tests bezeichnet man *die Wahrscheinlichkeit, dass bei Auftreten eines bestimmten Symptoms oder klinischen Zeichens (z. B.: Husten nach dem Schlucken), auch die Erkrankung (Dysphagie/Aspiration) tatsächlich vorliegt*. Ein hoher Sensitivitätswert bedeutet dementsprechend eine hohe Treffsicherheit in der Identifikation aspirationsgefährdeter bzw. dysphagischer Patienten und damit die Möglichkeit, protektive Maßnahmen zeitnah einzuleiten. Als Konsequenz einer niedrigen Sensitivität (falsch negatives Testergebnis) ergibt sich die Gefahr, kritische Konstellationen nicht adäquat zu erkennen, wie z. B.:

- die Gefahr der prandialen Aspiration
- die Gefahr von Aspirationspneumonien
- ein verspätetes Einleiten entsprechender therapeutischer Maßnahmen

Das Ziel eines Tests sollte aber auch sein, *eine Dysphagie oder Aspirationsgefahr sicher auszuschließen*. Diese sog. »Spezifität« bezeichnet die Wahrscheinlichkeit, dass bei Fehlen eines klinischen Zeichens (z. B.: kein Husten nach dem Schlucken) auch naheliegt, dass eine bestimmte Erkrankung (Dysphagie/Aspiration) nicht vorliegt. Umgekehrt werden bei einer schlechten Spezifität eines Schlucktests, Patienten ohne Dysphagie fälschlicherweise als aspirationsgefährdet bzw. dysphagisch eingestuft (falsch positives Testergebnis), was wiederum die folgenden negativen Konsequenzen nach sich ziehen kann:

- Unnötiges Vorenthalten der oralen Nahrungaufnahme oder Medikamentengabe
- Ungerechtfertigte Restriktion bestimmter Nahrungskonsistenzen
- Unnötige Anlage einer nasogastralen Sonde

Dabei reichen die Sensitivitätswerte der bekannten Screeningverfahren von 42–100 % und die Spezifitätswerte von 22–91 % (Jäger et al. 2020).

Man kann grob zwischen Screeningverfahren mit und ohne Bolusgaben unterscheiden.

Dabei variieren sie in Vorgehen und Aufbau z. T. recht deutlich und liegen entweder in Form von Wasserschlucktests mit unterschiedlicher Volumenapplikation (sog. »Wasserexpositionstests«), Mehrkonsistenzentests, eines Speichelschluck- und Hustentests oder auch kombinierter Testformen vor.

Die folgenden Screeningtests wurden an unterschiedlichen Patientenpopulationen validiert:

- Wasserexpositionstests [z. B. 50 ml Wassertest (Gottlieb et al. 1996); 3-Oz Water Swallow Test [90 ml Wassertest (De Pippo et al. 1994; Suiter und Leder 2008)]
- Kombinierte Wassertests [z. B. Wassertests + Testung der pharyngealen Sensibilität, Toronto Bedside Swallowing Screening Test (TOR-BSST) (Martino et al. 2009), Wasserschluck-Test mit Pulsoxymetrie (Lim et al. 2001)]
- Mehrkonsistenzen-Tests [Gugging Swallowing Screen (GUSS)] (Trapl et al. 2007);

Semisolid Bolus Swallow Test (Schultheiss et al. 2011)]
- Repetitiver Speichelschlucktest (engl.: »Repetitive Saliva Swallowing Test« (RSST) (Oguchi et al. 2000a, b)
- Schluckprovokationstests (Teramato et al. 1999)
- Cough Reflex Test (CRT) (Miles et al. 2013; Wakasugi et al. 2008)
- Aspirationstest für Trachealkanülenträger (Modifizierter Evan's Blue Dye Test, MODS) (Brady et al. 1999)

Unabhängig davon sollte ein Schluckscreening immer auch in ein klinisches Dysphagiemanagement eingebettet sein, welches das Prozedere der Diagnostik und Behandlung der betroffenen Patienten regelt und in Form systematischer Algorithmen darstellbar ist (Warnecke und Dziewas 2018).

Wie in Abbildung 5.1 verdeutlicht, ist dabei die Auswahl und Aussagekraft der einzelnen Screeningverfahren von verschiedenen Faktoren abhängig.

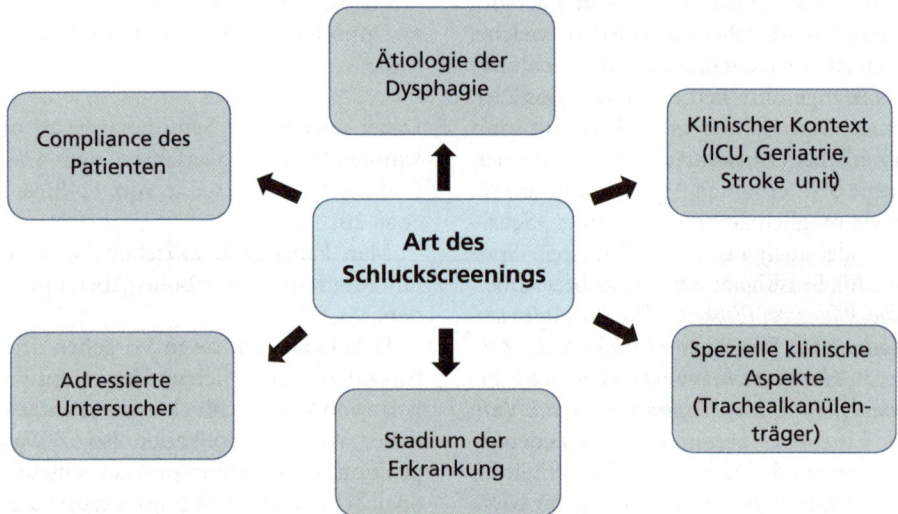

Abb. 5.1: Faktoren, die die Methode eines Schluckscreenings beeinflussen.

Am Beispiel der Versorgung akuter Schlaganfallpatienten konnte in diesem Zusammenhang nachgewiesen werden, dass Einrichtungen, die ein formales Dysphagiescreening vorhielten, im Vergleich zu solchen, ohne ein derart formalisiertes Management, eine signifikant reduzierte Pneumonie- und Mortalitätsrate aufwiesen (Hinchey et al. 2005).

Bei den meisten Wasserschlucktests wird in der Regel mit zunächst kleinen Mengen begonnen (meist 3 oder 5 ml) und bei fehlenden klinischen Aspirationshinweisen (postdeglutitives Husten, Räuspern, Erstickungsanfälle oder feuchte Phonation) das Schluckvolumen bis zum konsekutiven Trinken von 20–100 ml allmählich gesteigert, um das Aspirationsrisiko für den Patienten so gering wie möglich zu halten (Daniels et al. 2000; Martino et al. 2009; Trapl et al. 2007). Auch das »Standardized Swallowing Assessment« (SSA) von Perry (2001a, b), ein Verfahren, welches speziell für Pflegekräfte entwickelt wurde und gute Sensitivitäts- und Spezifitätswerte aufweist (97 %/90 %) folgt diesem Grundsatz. Speziell für Patienten mit Kopf-Hals-Tumoren liegt ein validiertes Wasserschluck-Screening, das »Frankfurt Marburger Dysphagie Screening (FraMaDySc)« von Hey et al. (2013) vor.

Der Repetitive Saliva Swallow Test (RSST) (Oguchi et al. 2000a, b) ist der wohl am schnellsten und einfachsten durchzuführende Screeningtest, bei dem keine Bolusgaben vorgesehen sind und der Patient aufgefordert wird, innerhalb von 30 sec. so oft wie möglich einen willkürlichen Speichelschluck zu vollziehen. Die Anzahl der Schlucke wird durch Palpation der Larynxbewegung oder visueller Beobachtung gezählt. Zur Testung der Validität wurden insgesamt 131 Patienten mit unterschiedlichen Grunderkrankungen (Schlaganfall, Hirntumor, SHT und andere) mittels des RSST gescreent und erhielten eine Videofluoroskopie als Referenzverfahren. Hierbei ergab sich zwar eine hohe Sensitivität von 98 %, allerdings eine eher niedrige Spezifität (66 %) in Bezug auf das Vorliegen einer Aspiration.

Yoshimatsu Y et al. (2019) konnten in diesem Zusammenhang zeigen, dass COPD-Patienten mit einem niedrigen RSST-Wert (< 5 Schlucke/30 sec.) signifikant häufiger eine Exazerbation innerhalb eines Jahres entwickelten. Kein COPD-Patient, der fünf oder mehr Speichelschlucke in der vorgegebenen Zeit bewältigte, entwickelte eine Exazerbation im folgenden Jahr. Ein Erklärungsansatz hierfür könnte sein, dass repetitives Schlucken eine höhere Anforderung an die Atem-Schluckkoordination stellt (Inspiration/Expirationsmuster), die insbesondere bei COPD-Patienten beeinträchtigt ist (Keller et al. 2012; Nagami et al. 2017). Dies gilt nach klinischer Erfahrung der Autoren auch für das konsekutive Schlucken von Flüssigkeit.

Der Hustenreflex-Test (Cough Reflex Test, CRT) wurde von Wakasugi et al. (2008) zum Einschätzen des Auftretens einer stillen Aspiration an einer heterogenen Patientenpopulation entwickelt. Auch bei diesem Test sind keine Bolusgaben vorgesehen. Über eine Reizung der Atemwege soll die Auslösbarkeit des Hustenreflexes getestet und damit indirekt auf die Sensibilität bzw. die Gefahr einer stillen Aspiration bei ausbleibender Hustenreaktion geschlossen werden. Hierfür inhaliert der Patient über einen kurzen Zeitraum oral ein Aerosol aus phyiologischer Kochsalzlösung und verdünnter 1 %ger Zitronensäure. Es wird gemessen, wie oft innerhalb einer Minute gehustet wird. Dabei konnten mittels der Referenzstandards VFS und FEES eine Sensitivität in der Detektion einer stillen Aspiration von 87 % und eine Spezifität von 89 % festgestellt werden.

Eine Übersicht zu den gängigen und häufig in der Literatur aufgeführten Screeningverfahren geben Warnecke und Dziewas (2018), Jäger et al. (2020) sowie Yoshimatsu (2020).

Schluckscreening in der akuten Schlaganfallphase

In der Akutphase des Schlaganfalls sind bis zu 80 % der Patienten dysphagisch. Insbesondere vor dem Hintergrund der Häufigkeit stiller Aspirationen und der Tatsache, dass die Dysphagie einen *unabhängigen* Prädikator für ein schlechtes Langzeit-Outcome nach Schlaganfall darstellt (Dziewas et al. 2014; Smithard et al. 1996), ist auch hier eine frühe Identifikation schluckgestörter Patienten notwendig. Vor diesem Hintergrund mag es nicht verwundern, dass die ersten Screeningtests an akuten Schlaganfallpatienten validiert wurden (Daniels et al. 1997; Smithard 1998). Die meisten Screeningverfahren beinhalten die Beurteilung verschiedener Parameter oder klinischer Zeichen, wie z. B.: postdeglutitives Husten, Räuspern und Austreten von Flüssigkeit aus dem Mundraum (De Pippo et al. 1994; Trapl et al. 2007; Daniels et al. 2012). Insbesondere bei Schlaganfallpatienten kann es jedoch bei der klinischen Beurteilung zu Fehleinschätzungen kommen, da sich manche Dysphagiesymptome oft untypisch darstellen oder aufgrund einer pharyngolaryngealen Hypästhesie ganz ausbleiben (»stille Aspiration«). Da Störungen des Schluckens offensichtlich in einem engen Zusammenhang mit Affektionen weiterer Funktionen des Aerodigestivtrakts, wie der Artikulation,

Phonation, Atmung und linguo-fazialen Innervation stehen (Hamdy et al. 1996), lassen sich in der Literatur inzwischen eine Vielzahl von Screeningtests für die akute Schlaganfallphase finden, die die Beurteilung direkter mit indirekten Parametern bezogen auf eine erhöhte Aspirationsneigung kombinieren.

So beschreiben Daniels et al. (1997) insgesamt sechs klinische Symptome, die in Verbindung mit einem Wasserschlucktest (70 ml in aufsteigender Menge von jeweils 2 x 5, 2 x 10 und 2 x 20 ml trinken) zwischen keiner bzw. leichtgradiger und schwergradiger Dysphagie unterscheiden. Die Symptome werden daher als sog. »Aspirationsprädikatoren« bezeichnet, wobei das gleichzeitige Vorhandensein von zwei der sechs Kriterien bei einem akuten Schlaganfallpatienten auf ein erhöhtes Aspirationsrisiko schließen lässt. Daher werden diese Parameter auch »Two out of six« genannt.

Die sechs Kriterien stellen sich wie folgt dar:

- Dysarthrie
- Dysphonie
- abgeschwächter willkürlicher Husten
- reduzierter oder übersteigerter Würgreflex
- feuchte Stimme nach Schluckversuch (»wet voice«, binnen einer Minute nach Wasserschluck)
- postdeglutitives Husten (nach Wasserschluck)

Obwohl speziell für die akute Schlaganfallphase konzipiert und an den entsprechenden Patienten validiert, zeigte sich im klinischen Alltag, dass die Beurteilung dieser Parameter durch Aphasie-induzierte Symptome bei manchen Patienten limitiert bis unmöglich ist. So konnten Somasundaram et al. (2014) in einer Studie an akuten Schlaganfallpatienten mit Infarkten der Arteria cerebri media nachweisen, dass sich für Patienten mit linkshemisphärischen Infarkten auch die (schwere nicht-flüssige) Aphasie und buccofaziale Apraxie als Prädiktoren für das Vorliegen einer erhöhten Aspirationsneigung erwiesen. Nach Ansicht der Autoren lässt sich dies am ehesten auf die neuroanatomische Überlappung kortikaler Areale, die an der Generierung von Sprache, Sprechen sowie der Steuerung und Ausführung mimischer Bewegungen und dem Schlucken beteiligt sind, zurückführen (Hickok und Poeppel 2007; Somasundaram et al. 2014). Auch war die Dysarthrie von allen in dieser Studie evaluierten Parametern der einzige unabhängige Prädikator für das Vorliegen einer Dysphagie (Somasundaram et al. 2014). Somit sind auch diese Symptome in der klinischen Evaluation von Schlaganfallpatienten zu berücksichtigen. Nach dem von Warnecke und Dziewas (2018) empfohlenen diagnostischen Algorithmus für die akute schlaganfallbedingte Dysphagie sollte u. a. bei Vorliegen einer schweren Aphasie, einer schweren fazialen Parese sowie einer schweren Dysarthrie auch bei einem unauffälligen Aspirationsscreening eine differenzierte Dysphagiediagnostik erfolgen.

Sowohl in Screeningtests als auch in der differenzierteren klinischen Schluckuntersuchung (KSU) wird bei Schluckversuchen die laryngeale Bewegung nach cranial nahezu regelhaft palpiert.

Obwohl dies nur eine subjektive Einschätzung erlaubt und objektive, valide Messungen bisher noch fehlen, ist sie dennoch ein wesentlicher Bestandteil der Diagnostik. Hier kann das Vorhandensein oder auch Ausbleiben einer Kehlkopfhebung zumindest grob eingeschätzt werden. Dabei wird vom Untersucher taktil erspürt, wann und ob der Patient geschluckt hat, da die rein visuelle Kontrolle häufig nicht ausreicht. Über die Suffizienz des wahrgenommenen Schluckes bzw. der Larynxhebung können dabei jedoch keine hinreichenden Aussagen gemacht werden.

Eine hohe Sensitivität (97 %) weist auch der 3-Oz water swallow test von Suiter und Leder (2008) auf. Oz (aus dem engl.: Ounce = Unze) ist eine nicht metrische Maßeinheit der Masse und wird umgerechnet auf Flüssigkeit (fluid ounce, fl oz) mit 29,57 ml (also ca. 30 ml) angegeben. Der Patient wird somit

5.3 Diagnostik oropharyngealer Dysphagien

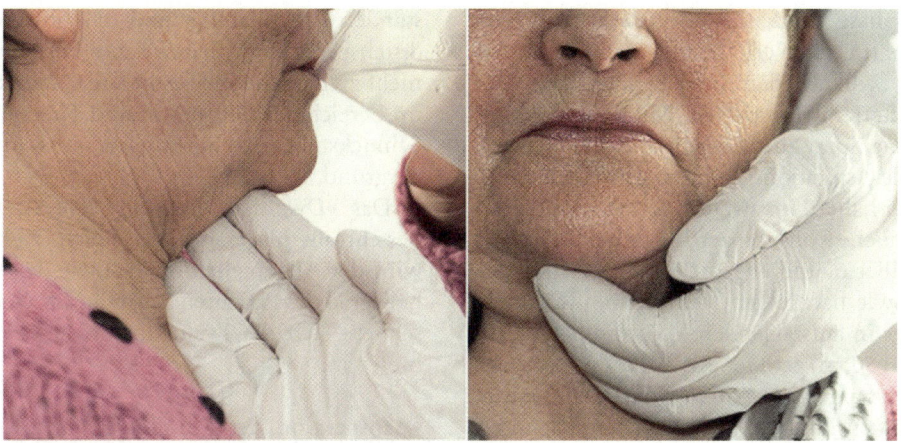

Abb. 5.2: Palpation der Larynxhebung von lateral und posterior.

aufgefordert, ein Wasservolumen von etwa 90 ml hinereinander, ohne abzusetzen zu trinken. Der Test wird dann als positiv gewertet, wenn es sofort oder innerhalb einer Minute zu Husten, Luftnot oder einer feuchten Stimmqualität kommt oder der Patient das Wasser nicht in einem Zug austrinken kann. Ein Nachteil dieser Screeningmethode ist allerdings, dass man die Patienten, allein schon durch das zu schluckende Volumen, einer hohen Aspirationsgefahr aussetzt.

Um die Aussagekraft eines Schluckscreenings zu erhöhen, wurde in der Vergangenheit auch versucht, verschiedene Screeningtests miteinander zu kombinieren. So empfahlen die früheren Leitlinien der Deutschen Gesellschaft für Neurologie (DGN, www.dgn.org), noch vor einiger Zeit, den Wasserschlucktest mit der Beurteilung der pharyngealen Sensibilität (Berühren der hinteren Gaumenbögen mit einem Wattestäbchen) (Kidd et al. 1993; Martino et al. 2009) oder der Pulsoxsymetrie zu kombinieren. Letztere misst während des Wasserschlucktests den Sauerstoffgehalt im Blut, der normalerweise bei 95–100 % liegt. Kommt es bis zwei Minuten nach dem Schluckversuch zu einem O^2-Abfall von über 2 % wird dies als Hinweis auf eine Aspiration gewertet. Dabei konnten Lim et al. (2001) eine Sensitivität von 100 % und eine Spezifität von 71 % nachweisen. In den aktuell überarbeiteten S1-Leitlinie der Deutschen Gesellschaft für Neurologie (DGN) (Dziewas und Pflug 2020) kann die Pulsoxymetrie in Kombination mit einem Wasserschlucktest aufgrund der Ergebnisse von Reevaluationsstudien (Zanders et al. 2012; Marian et al. 2017) jedoch nicht mehr für ein Aspirationsscreening empfohlen werden.

Bei nur eingeschränkt kooperartionsfähigen Patienten kann mittels des Schluckprovokationstests (SPT) die Auslösbarkeit des Schluckreflexes unter Aussparung der oralen Phasen geprüft werden (Teramato und Fukuchi 2000; Warnecke et al. 2008b). Dabei wird ein dünner Katheter transnasal eingeführt und im Oropharynx platziert. Anschließend wird etwas Wasser (0,4–2,0ml) über den Katheter an die Rachenhinterwand appliziert und die Reflexantwort beurteilt. Der SPT gilt als unauffällig, wenn innerhalb von drei Sekunden nach Stimulation der Schluckreflex ausgelöst wird. Warnecke et al. (2008b) untersuchten 100 akute Schlaganfallpatienten mittels SPT und FEES innterhalb der ersten 72 Stunden. Dabei ergab sich eine Sensitivität von 74,1 % und eine Spezifität von 100 %.

Der Gugging Swallowing Screen (GUSS) als ein sog. »Mehrkonsistenzentest« wurde von Trapl et al. (2007) für die akute Schlaganfallphase validiert und besteht aus zwei Teilen. Im ersten erfolgt zunächst die Testung eines willkürlichen Speichelschluckes (bei Patienten mit trockener Mundschleimhaut wird ein Spray zum Speichelersatz appliziert), um die Aspirationsgefahr so gering wie möglich zu halten. Im zweiten Teil werden unterschiedliche Konsistenzen, beginnend mit Brei (destilliertes und angedicktes Wasser; 1/3–1/2 TL sowie nachfolgend fünf halbe TL) sowie Wasser in aufsteigenden Volumina (3, 5, 10, 20 und 50 ml) getestet. Anschließend wird der Patient aufgefordert 50 ml Wasser konsekutiv zu trinken. Als Letztes werden dem Patienten fünf kleine Stücke Brot hintereinander verabreicht. Als Abbruchkriterien gelten ein fehlender bzw. verzögerter Schluckakt, Drooling, Husten und Simmveränderung nach dem Schluck. Die Auswertung des Tests erfolgt mittels eines Punktesystems (0–20 Punkte), wobei auch eine Schweregradeinteilung und Kostformempfehlung möglich ist. Im Gegensatz hierzu können bei den reinen Wasserschlucktests keine sicheren Empfehlungen zur Kostform gegeben werden, da bei einem positiven Screening zunächst eine orale Nahrungskarenz bis zur Durchführung bildgebender Verfahren empfohlen wird.

Allerdings sollte bei all den verschiedenen Screeningverfahren nicht außer Acht gelassen werden, dass offensichtlich auch die Wartezeit bis zur Durchführung des Screeningverfahren ein signifikanter Faktor im Hinblick auf eine erhöhte Pneumonierate darstellt (Han et al. 2018).

Schluckscreening in der Geriatrie

Da die meisten Schluckscreening-Verfahren nur für spezifische Grunderkrankungen validiert wurden und das geriatrische Patientenklientel keine explizite Berücksichtigung fand, entwickelte die »Arbeitsgruppe Dysphagie« der Deutschen Gesellschaft für Geriatrie (DGG) im Jahre 2019 ein Dysphagiescreening-Tool speziell für die Geriatrie. Dabei standen Praktikabiltät und die Anwendung durch geschultes medizinsches Personal, das nicht zwingend eine besondere Qualifikation im Bereich der Diagnostik und Therapie von Schluckstörungen mitbringen muss, im Vordergrund.

Das »*Dysphagie Screening Tool Geriatrie*« besteht aus insgesamt drei Teilen. Zunächst wird der Allgemeinzustand sowie der Wachheitsgrad des Patienten beurteilt. Im Weiteren schließt sich die Evaluation folgender Parameter an:

- Inspektion der Mundhöhle mit Testung aktiver Zungenbewegungen
- Beurteilung des willkürlichen Hustens
- Beurteilung eines willkürlichen Speichelschluckes

Treten hierbei keine Auffälligkeiten auf, wird die Schluckfunktion mittels eines Wassertests, der die Gabe von zwei verschiedenen Volumina vorsieht (2 x 5 ml, 2 x 30 ml), geprüft. Dokumentiert werden dabei Räuspern und Husten sowie eine feuchte Stimmqualität direkt oder bis eine Minute nach dem Schlucken. Treten Auffälligkeiten auf einer der drei Ebenen des Testes auf, so wird eine orale Nahrungskarenz bis zur apparativen Diagnostik empfohlen.

So sinnvoll ein spezifisches und einfach durchzuführendes Schluckscreening für die Geriatrie auch sein mag, ist dabei jedoch folgendes zu beachten:

1. insbesondere in der Geriatrie sollte ein negatives Testergebnis immer auch im Kontext weiterer klinischer Variablen (z. B. Z. n. rezidivierenden Pneumonien etc.) betrachtet werden.
2. in der Geriatrie handelt es sich um eine meist sehr heterogene Patientenklientel. Daher sollte dieses Screeningverfahren bei Vorliegen von mit dysphagienassoziierten Erkrankungen, wie dem Schlaganfall oder einem Parkinson-Syndrom, durch spezifischere Tests ergänzt werden.

5.3.2 Die klinische Schluckuntersuchung (KSU)

Ein ganz wesentlicher Teil des Schluckassessments bildet die im Vergleich zu den Screeningverfahren sehr viel ausführlichere klinische Evaluation des Schluckens, die neben Schluckversuchen auf die detaillierte Untersuchung der am Schluckvorgang beteiligten faziooralen und laryngealen Strukturen und Funktionen abzielt.

Nach abgeschlossener Anamnese (▶ Kap. 5.2) erfolgt zunächst die äußere Beurteilung faziooraler Strukturen sowie des Halses. Dabei können bereits in der Ruhebeoachtung Rückschlüsse auf Tonusveränderungen möglich sein, die einen Einfluss auf das Schlucken haben (z. B. hängender Mundwinkel bei Fazialisparese). Bei manchen Patienten lassen sich auch unwillkürliche Bewegungen, sog. orofaziale Dyskinesien z. B. im Rahmen einer neurologischen Erkrankung oder auch unerwünschter medikamentöser Nebenwirkungen bzw. Langzeitfolgen beobachten. Im Halsbereich ist z. B. auf Schwellungen bzw. Asymmetrien zu achten (Lippert und Maurer 2017).

Daran schließt sich eine detaillierte Untersuchung der motorischen und sensiblen Funktionen des faziooralen Traktes und damit der für diesen Bereich relevanten Hirnnerven an. Diese sind:

- N. trigeminus (V)
- N. fazialis (VII)
- N. glossopharyngeus (IX)
- N. vagus (X)
- N. hypoglossus (XII)

Inspektion der Mundhöhle

Durch die Inspektion der Mundhöhle lassen sich mithilfe einer Stablampe sowie eines Holzspatels oder Watteträger bereits wichtige Informationen erheben. Ganz wesentlich dabei ist zunächst die Beurteilung der Schleimhautbeschaffenheit. So lässt beispielsweise ein trockener Mundraum auf eine Exsikkose oder medikamentenassoziierte Xerostomie schließen. Aus klinischer Erfahrung der Autoren kann bei einer deutlichen Mundtrockenheit mit Borkenbildung durchaus auch auf die Schleimhautbeschaffenheit im Pharynx geschlossen werden (Keller et al. 2017b).

Bei der Inspektion der Mundhöhle werden jedoch auch Schleimhautverletzungen, -rötungen oder Beläge sowie ggf. auch Nahrungs- bzw. Speichelresiduen sichtbar. Letztere deuten auf das Vorliegen einer Störung der oralen Schluckphase hin. Eine Sulcusbildung der Zunge in Ruhelage wird durch eine Schädigung des N. hypoglossus verursacht (▶ Abb. 5.4).

Im Weiteren kann mithilfe eines Holzspatels versucht werden, den vorderen bis mittleren Teil der Zunge leicht nach unten zu drücken, um einen Blick auf die hintere Pharynxwand und das Velum in Ruhe zu erhalten (▶ Abb. 5.3).

Bei Patienten mit krankheitsbedingter Hyperreflexie kann dabei bereits eine Berührung der Lippen bzw. des vorderen Bereichs der Zunge zu einem heftigen Würgereiz führen (▶ Kasuistik 6.5.3). Doch auch bei Gesunden lässt sich ein leicht auszulösender Würgereflex ohne pathologischen Hintergrund beobachten.

Des Weiteren ist eine orientierende Beurteilung des Zahnstatus sinnvoll. So können aus einer Tumorbehandlung nach Resektion ggf. auch noch in Verbindung mit einer Strahlentherapie ausgedehnte Struktur- und Zahndefekte resultieren. Doch auch die Passform einer möglichen Zahnprothese ist vor allem bei geriatrischen Patienten zu berücksichtigen.

Mögliche Auffälligkeiten bei Inspektion der Mundhöhle

- Schleimhauttrockenheit/Verborkungen
- Zungenbeläge
- Schleimhautverletzungen (Aufbissspuren) und -rötungen
- Aphten

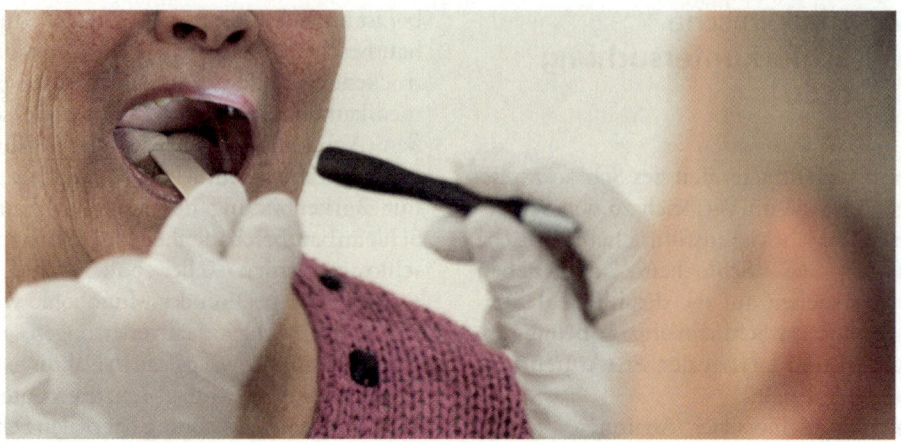

Abb. 5.3: Inspektion der Mundhöhle mit Überprüfung der Velumelevation bei Phonation auf [a:] sowie bei Auslösung des Würgreflexes.

- Asymmetrien (Paresen, Atrophien)
- Faszikulationen der Zunge, Zungentremor
- Nahrungs- und/oder Speichelresiduen
- Raumforderungen, Vernarbungen, Substanzdefekte
- Zahnstatus/Sitz der Zahnprothese

Überprüfung des willkürlichen Hustens (N. vagus (X))

Die Beurteilung des willkürlichen Hustenstoßes ist sowohl Bestandteil in einigen Screeningtests als auch in der klinischen Schluckuntersuchung, da das Husten einen wichtigen Schutzmechanismus bei Aspiration darstellt und dazu dient, in die Luftwege eingedrungenes Fremdmaterial wieder zu entfernen. Ähnlich wie beim Ertasten der laryngealen Hebung während des Schluckens, kann allerdings auch die Kraft des Hustenstoßes vom Untersucher nur subjektiv beurteilt werden. Auch bedeutet ein kraftvolles willkürliches Husten nicht zwangsläufig, dass der reflektorische Hustenstoß nach einer Aspiration auch ausreichend suffizient ist.

Überprüfung der Velumelevation (N. glossopharyngeus (IX))

Dabei werden Ausmaß und Symmetrie der Velumelevation bei anhaltender Phonation von [a:] getestet. Eine zentrale Schädigung liegt dann vor, wenn keine oder eine nur sehr schwache Anhebung zu erkennen ist, sich im Unterschied dazu jedoch eine deutliche und symmetrische Anhebung bei Auslösung des Würgreflexes zeigt. Allerdings kann über die klinische Einschätzung der Velumelevation hinaus nicht immer sicher auf eine Einschränkung während des Schluckens geschlossen werden (▶ Kasuistik 6.13.3).

Beurteilung der faziooralen Sensibilität (N. trigeminus (V), N. glossopharyngeus (IX))

Zu den häufigen Symptomen von Dysphagien, insbesondere im Rahmen neurogener Grunderkrankungen, gehören auch fazioorale und pharyngolaryngeale Hypästhesien. Orientierend testen lassen sich Sensibilitätsstörungen im Mund- und Rachenraum durch Berühren (mit einem Wattestäbchen oder Holzmundspatel) anatomischer Strukturen im Mundraum (Zungenränder, Wangeninnenseite) sowie der hinteren Pharynxwand.

Dabei ist jedoch zu beachten, dass man bei der Evaluation auf eine entsprechende Rückmeldung des Patienten angewiesen ist, die beispielsweise bei reduzierter Vigilanz oder einer schweren Aphasie häufig nicht gegeben ist.

Beurteilung der faziooralen Motilität (N. fazialis (VII), N. hypoglossus (XII))

Aus den Auffälligkeiten im faziooralen Bereich lassen sich mitunter Rückschlüsse auf Störungen des oropharyngealen Bolustransfers und der Aspirationsneigung ableiten. Beispielsweise ist bei einer Hypoglossus- oder Fazialisparese zu erwarten, dass vor allem der orale Bolustransfer und/oder die orale Boluskontrolle beeinträchtigt sind. Leder et al. (2013) konnten zeigen, dass eine reduzierte Zungenbeweglichkeit auch mit einer erhöhten Aspirationneigung assoziiert ist, unabhängig von der Grunderkrankung des Patienten. Erklären lässt sich dies mit der funktionellen Bedeutung der Zungenmotilität für den Schluckakt und zwar sowohl im Bereich der Bolusformung und -kontrolle als auch des Bolustransfers in der pharyngealen Phase (Bartolome 2018). So spielen in der oralen Vorbereitungs- und Transportphase vor allem seitliche und horizontale Zungenbewegungen, in der pharyngealen Phase eher die Schubkraft des Zungengrunds nach dorsal eine Rolle. Bei der Überprüfung der faziooralen Motilität werden Ausmaß, Geschwindigkeit, Kraft sowie die Diadochokinese beurteilt:

- Zungenprotraktion (▶ Abb. 5.4), -retraktion und -lateralbewegungen,
- die Zungenspitze abwechselnd in die linke und rechte Wangentasche drücken und gegen einen Widerstand von außen halten,
- Diadochokinese (Artikulation von Lauten der vorderen und hinteren Artikulationszone im Wechsel, wie z. B. [t]/[k] oder [n]/[g],
- Horizontal-, Seitwärts- und Rotationsbewegungen des Kiefers.
- Suffizienz des Lippenschlusses (die Wangen aufblasen und die Luft halten, dabei leichten Widerstand von außen gegen die Wangen setzen)
- Lippen spitzen und breitziehen (Zähne zeigen)

Einen Überblick zur klinischen Schluckuntersuchung gibt Schröter-Morasch (2018a), ein systematisches Befundsystem findet sich bei Birkmann (2007).

Die Begleitung der oralen Nahrungsaufnahme

Die Begleitung der oralen Nahrungsaufnahme als althergebrachte Form der Dysphagiediagnostik ist im Rahmen der Etablierung von Screeningverfahren und klinischen Untersuchungsstandards etwas in Vergessenheit geraten, da ihr kein standardisiertes Vorgehen zugrunde liegt und weder definierte Volumina, noch bestimmte Konsistenzen eine Rolle spielen.

Dennoch kommt ihr im Rahmen des Dysphagiemanagements ein wichtiger Stellenwert zu. So wird in den bekannten Algorithmen zur Dysphagiediagnostik nach einer apparativen Evaluation des Schluckens bei oralisierten und noch instabilen Patienten eine erste Begleitung der Nahrungsaufnahme empfohlen. Auch für die Planung therapeutischer Interventionen ist sie in vielen Fällen sinnvoll, da hier das Essen und Trinken in der konkreten Alltagssituation beobachtet werden kann. Denn in der Regel wird Nahrung und Flüssigkeit nicht in genau abgemessener Dosierung geschluckt und folgt einem individuell variierenden zeitlichen Ablauf, der in der KSU oder apparativen Diagnostik in der Regel keine Berücksichtigung findet. In diesem Zusammenhang sind folgende Fragen von Bedeutung:

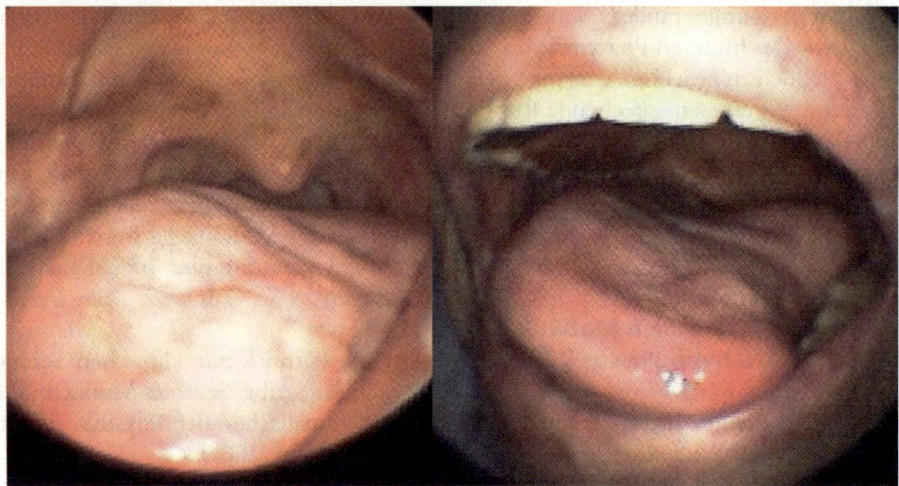

Abb. 5.4: Periphere Hypoglossusparese links. Zunge in Ruhelage: Bereits hier erkennt man deutliche Atrophiezeichen mit Faltenbildung links, eingeschränkte Zungenprotraktion mit Deviation nach links.

- Ist ein selbständiger Hand-Mund-Bezug möglich oder bekommt der Patient das Essen angereicht?
- Wie interagieren Patient und anreichende Person miteinander?
- Wie vergewissert sich die anreichende Person, ob der Patient geschluckt hat?
- Wie lange dauert die Nahrungsaufnahme?
- Neigt der Patient dazu, sich weitere Nahrung zuzuführen, noch bevor der Mundraum leer ist?

Aus diesen Informationen lassen sich (beratend-)therapeutische Interventionen ableiten und bei eingeschränkter Selbständigkeit des Patienten die pflegenden Personen direkt mit einbeziehen.

Da sich der Schluckvorgang in einem geschlossenen System vollzieht und komplexe sowie z. T. sehr schnelle Bewegungsabläufe beinhaltet, sind vor allem Verfahren notwendig, die dieses dynamische Geschehen für das menschliche Auge sichtbar machen. Außerdem entziehen sich viele dysphagische Symptome der direkten Beobachtung durch die klinische Schluckuntersuchung, die darüber hinaus nur unzureichende Informationen im Hinblick auf therapeutische Implikationen liefert (Daniels et al. 1997; McCullough et al. 2000; Splaingard et al. 1988). Daher ist in vielen Fällen der Einsatz spezieller apparativer Verfahren notwendig, die je nach Fragestellung, spezifische Aspekte und Voraussetzungen eines suffizienten und sicheren Bolustransfers abbilden. Hierzu gehören:

- der Bolusfluss
- die zeitlichen Komponenten der einzelnen Schluckphasen
- das Bewegungsausmaß schluckrelevanter Strukturen
- die Druckveränderungen in den Sphinkteren
- die Schleimhautbeschaffenheit
- die Intaktheit anatomischer Strukturen

Die Auswahl der folgenden Verfahren richtet sich u. a. nach der Fragestellung und der betroffenen Schluckphasen.

5.3.3 Die fiberoptische endoskopische Evaluation des Schluckaktes (FEES)

Die fiberoptische endoskopische Evaluation des Schluckaktes (FEES) ist ein von Susan Langmore et al. (1988) erstmalig beschriebenes, apparatives Verfahren zur Diagnostik oropharyngealer Dysphagien. Im Jahre 1997 wurde es als eingetragenes Markenzeichen unter dem Akronym »FEES« urheberrechtlich geschützt. Da das Urheberrecht jedoch nicht verlängert wurde, muss das Kürzel »FEES« nun nicht mehr mit einer Trademark versehen werden (Warnecke und Dziewas 2018).

Eine ausführliche Beschreibung des Untersuchungsprotokolls und der einzelnen Evaluationsebenen erfolgte in dem 2001 veröffentlichen Standardwerk »Endoscopic Evaluation and Treatment of Swallowing Disorders« (Langmore 2001). Nachdem die FEES auch in Deutschland zunehmende Verbreitung fand, wurde ihr im Jahre 2010 ein eigener OPS-Code (1-613) zugeordnet, wobei sich zeigte, dass ihr Einsatz nicht nur in neurologischen Kliniken, sondern auch in der Geriatrie von großem Vorteil war (Keller et al. 2010).

Im weiteren Verlauf gelang es der Münsteraner Forschergruppe um Rainer Dziewas und Tobias Warnecke typische endoskopische Störungsmuster neurogener Dysphagien auch an größeren Patientenpopulationen systematisch zu beschreiben, um daraus Untersuchungsprotokolle und Algorithmen zur Steuerung der weiteren Diagnostik und Behandlung zu etablieren (Warnecke et al. 2021). Dabei wurden diagnostisch-therapeutische Pfade beschrieben, die es erlauben, vor allem in der akuten Schlaganfallphase das Ernährungsmanagement und aspirationsprophylaktische Maßnahmen gezielt zu steuern und so aus endoskopischen Befunden konkrete frühe Handlungsempfehlungen abzuleiten (Dziewas et al. 2008). Auch die Entwicklung des FEES-L-Dopa Protokolls, zur Evaluation des Ansprechens parkinsonassoziierter Dysphagien auf Levodopa, war eine wichtige Weiterentwicklung in der differenzierten endoskopischen Dysphagiediagnostik (Warnecke et al. 2010 und 2016). In Bezug auf seltenere neurologische Erkrankungen sei an dieser Stelle beispielhaft das Krankheitsbild der Myasthenia gravis genannt. Auch hier konnten Dziewas et al. (2006) einen mittels FEES kontrollierten Ermüdungstest (»FEES-Fatigue-Test; ▶ Kasuistik 6.7.2) zur genaueren Evaluation myasthener Schluckstörungen sowie das medikamentöse Ansprechen der Symptomatik mittels des FEES-Tensilon-Tests entwickeln.

Um Ausbildungs- und Qualifikationsstandards in der endoskopischen Schluckdiagnostik neurologischer Patienten zu definieren und die Ausbildung entsprechend zu regeln, wurde im Jahre 2014 das erste »*FEES-Ausbildungscurriculum für neurogene Dysphagien*« der Deutschen Gesellschaft für Neurologie (DGN) und der Deutschen Schlaganfallgesellschaft (DSG) veröffentlicht, dem sich kurze Zeit später auch die Deutsche Gesellschaft für Geriatrie (DGG) anschloss. Im Jahre 2015 starteten dann die ersten von der DGN akkreditierten FEES-Basisseminare. Nachfolgend hat auch die European Society for Swallowing Disorders (ESSD) ein an das Deutsche Konzept angelehntes Ausbildungscurriculum vorgestellt (Dziewas et al. 2017). Darüber hinaus wurde die FEES zwischenzeitlich in den Katalog der Strukturkriterien für die DSG-Stroke-Unit-Zertifizierung aufgenommen und in der S3-Leitlinie »Idiopathisches Parkinson-Syndrom« der DGN von 2016 erstmalig als wichtiges instrumentelles Verfahren für das Management von Parkinson-bedingten Dysphagien aufgeführt (Deuschl et al. 2016).

Vor dem Hintergrund des nachhaltigen Erfolgs des FEES-Ausbildungscurriculums wurden von Dziewas et al. (2018) Richtlinien zur Durchführung von FEES-Expertenworkshops entwickelt, die von der DGN ebenfalls entsprechend akkreditiert wurden. Im gleichen Jahr veröffentlichten auch die Deutsche Gesellschaft für Phoniatrie und Pädaudiologie sowie die Gesellschaft für Hals-Nasen-

Ohren-Heilkunde, Kopf- und Hals-Chirurgie das Ausbildungscurriculum zur »*Diagnostik und Therapie oropharyngealer Dysphagien, inklusive FEES*« (Graf et al. 2019). Dies zeigt, dass die FEES inzwischen ein anerkanntes und gut etabliertes Verfahren in verschiedenen medizinischen Bereichen darstellt.

Für den klinischen Alltag bietet die FEES folgende Vorteile (Keller und Durwen 2010; Murray 2001; Pluschinski und Blonder 2009; Warnecke et al. 2006):

- Sie ist als Bedside-Diagnostik direkt am Krankenbett durchführbar und eignet sich daher auch zur Untersuchung von immobilen und nur wenig belastbaren Patienten.
- Der pharyngeale Speichel- und Sekretstatus sowie die Schleimhautbeschaffenheit sind direkt visualisierbar.
- Aspirationen, die ohne Hustenreflex einhergehen (sog. »stille Aspirationen«), können direkt identifiziert werden.
- Die Prüfung der Wirksamkeit kompensatorischer Schluckmanöver (z. B. Kopfanteflexion bei prädeglutitiver Aspiration oder eine Seitwärtsdrehung des Kopfes bei unilateralen pharyngealen Residuen) sowie Hinweise zum weiteren Ernährungsmanagement, durch das Festlegen für den Patienten geeigneter Konsistenzen, sind möglich.
- Sie eignet sich als Biofeedback-Verfahren und kann somit zum Erlernen therapeutischer Manöver, angewandt werden.
- Es tritt im Gegensatz zur radiologischen Schluckdiagnostik, keine Strahlenbelastung auf.
- Eine engmaschige Verlaufskontrolle, insbesondere bei sich schnell verändernden dysphagischen Symptomen z. B. in der akuten Schlaganfallphase sind möglich (sFEES, engl.: »Serial Fiberoptic Endoscopic Evaluation of Swallowing«).

Vor dem Hintergrund der Fortschritte in der klinischen Versorgung von dysphagischen Patienten und dem steigenden Bedarf an qualifizierter Schluckdiagnostik, haben sich in vielen Regionen sog. »Schluckambulanzen« etabliert.

Im klinischen Setting ist die FEES inzwischen häufig das erste apparative Verfahren, was zur genaueren Evaluation einer Schluckstörung zum Einsatz kommt. Dabei bietet sie im Hinblick auf eine differenzierte Diagnostik verschiedene Möglichkeiten, die als Übersicht in Abbildung 5.5 darstellt sind.

Die Nachteile der FEES bestehen in der fehlenden Darstellbarkeit intradeglutitiver Schluckereignisse (Epiglottiskippung, Öffnung des oÖS etc.), da durch Velumelevation, pharyngeale Kontraktion und hyolaryngeale Exkursion die endoskopische Sicht auf die Schluckpassage verlegt wird (sog. »Whiteout«, ▶ Abb. 5.18).

Des Weiteren sind Komplikationen vegetativer Art, wie z. B. Laryngospasmen oder vasovagale Reaktionen möglich (Aviv et al. 2000). Die Inzidenz von selbstlimitierendem Nasenbluten wird mit nur 1 % (Aviv et al. 2001; Cohen et al. 2003) bzw. in einer Studie an akuten Schlaganfallpatienten mit nur 6 % angegeben (Warnecke et al. 2009a). In letzterer auch unabhängig von stattgehabter Thrombolyse bzw. aktueller Koagulation. Insgesamt handelt es sich bei der FEES somit um eine *komplikationsarme* und allgemein *sehr verträgliche* Untersuchungsmethode (Dziewas et al. 2014; Warnecke et al. 2009a).

Technische Voraussetzungen der FEES

Anders als in der Ösophago-Gastro-Duodenoskopie (ÖGD) werden in der FEES sehr viel dünnere sog. »nasopharyngolaryngeale Endoskope« eingesetzt. An der Spitze des Endoskops, die über einen Regler mit dem Finger bewegt werden kann, befindet sich eine Objektivlinse, durch die das Bild mittels optischer Glasfasern, deren Durchmesser jeweils ca. 10 μm beträgt, zur proximalen Endoskoplinse weitergeleitet wird. Parallel zu den optischen Fasern verlaufende Lichtfaserbündel leiten die Lichtsignale wiederum zum distalen Ende des

5.3 Diagnostik oropharyngealer Dysphagien

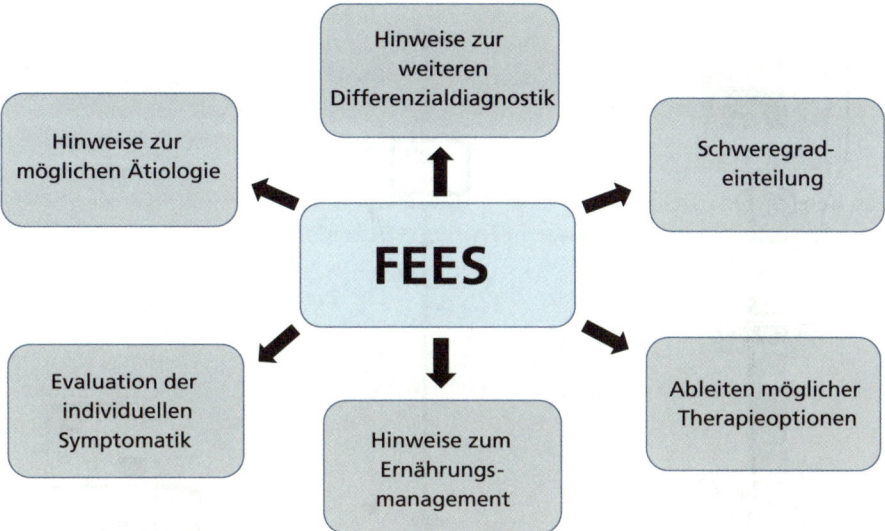

Abb. 5.5: Ziele der fiberendoskopischen Schluckdiagnostik

Endoskops und leuchten damit das zu untersuchende Gebiet aus (Murray 2001). Eine wesentliche Voraussetzung zur detaillierten Analyse der Schluckfunktion ist, wie bei anderen bildgebenden Verfahren auch, ein Aufzeichnen und Speichern der Untersuchung. Hierfür stehen mobile FEES-Diagnostiksysteme zur Verfügung. In aller Regel bestehen sie aus einem Untersuchungsturm (Rollwagen) mit Lichtquelle, Kamera und einem Computer. Allerdings sind seit einiger Zeit auch leichter transportable Systeme erhältlich (▶ Abb. 5.6).

Untersuchungsvorbereitung

Bevor mit der Untersuchung begonnen wird, muss der Patient selbst und/oder der Betreuer des Patienten über den Zweck, die Durchführung sowie über mögliche Risiken der FEES informiert werden. Nach Erfahrung der Autoren ist vielen Patienten häufig nicht klar, wie tief das Endoskop in die Nase eingeführt wird. Zum besseren Verständnis des Untersuchungsgangs hat sich auch die Nutzung schematischer Abbildungen im Rahmen des Aufklärungsgesprächs bewährt. Auch die eingefärbten Testboli sollten dem Patienten vor der Untersuchung gezeigt und erklärt werden, um den zunächst ungewöhnlichen und in manchen Fällen auch irritierenden visuellen Eindruck (blaue Flüssigkeit, grünes Apfelmus etc.) verstehbar zu machen.

Im Anschluss wird der Patient in eine möglichst aufrechte Sitzposition mobilisiert, wobei die Untersuchungsposition die individuelle Essenssituation des Patienten abbilden sollte. Insbesondere bei exsikkierten Patienten ist ein Reinigen und Anfeuchten des Mundraums vor Beginn der Untersuchung zu empfehlen.

Zur Verringerung von Missempfindungen während der transnasalen Passage kann das Applizieren eines Lokalanästhetikums (2%iges Lidocain-Gel) in das entsprechende Nasenloch erfolgen. Der Nutzen einer solchen Maßnahme wird in der Literatur noch kontrovers diskutiert (Warnecke und Dziewas 2018). In der eigenen klinischen Praxis wird der Patient gebeten, das Gel nicht in die Nase hochzuziehen, um zu verhindern, dass mit dem Lokalanästhetikum benetztes Sekret in den Rachen transferiert wird und hier zu einer

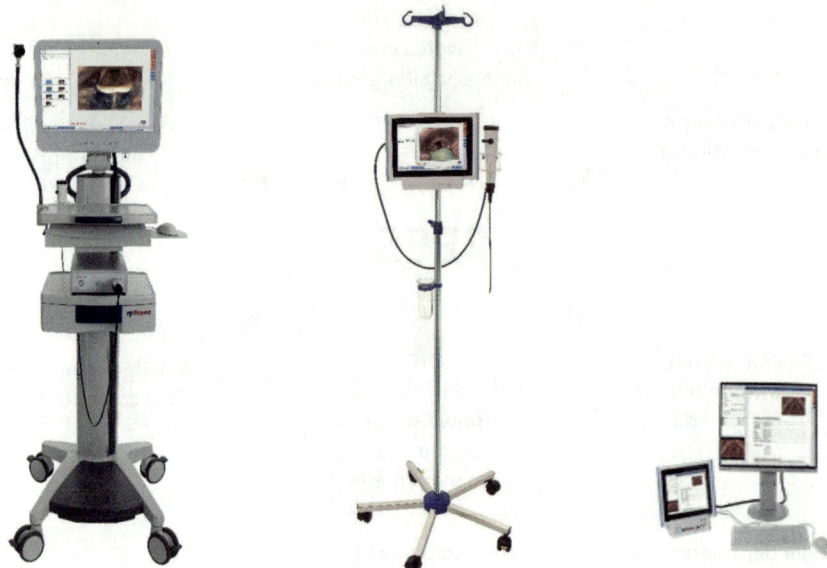

Abb. 5.6: Untersuchungseinheiten der FEES (Rollwagen und mobile Workstation), mit freundlicher Genehmigung der Fa. Rehder/Partner, Medizintechnik Hamburg.

unerwünschten Anästhesie der pharyngealen Mukosa führt. In der Klinik der Autoren wird auch auf ein direktes Applizieren des Gels auf die Endoskopspitze verzichtet, da dessen Wirkung nicht unmittelbar mit dem ersten Schleimhautkontakt des Endoskops einsetzt und ein eventuell stechendes Druckgefühl erfahrungsgemäß meist nur zu Beginn des Einführens auftritt und allmählich nachlässt, wenn die Endoskopspitze den Pharynx erreicht hat.

Bei einer sehr engen Nasenpassage kann die Verwendung eines Xylometazolin haltigen Nasensprays zum Abschwellen der Schleimhäute hilfreich sein. Eine standardmäßige Nutzung erfolgt in der eigenen klinischen Praxis jedoch nicht.

Durchführung und Untersuchungsebenen der FEES

In der FEES ist darauf zu achten, einen möglichst standardisierten Untersuchungsablauf einzuhalten (sog. »FEES-Standardprotokoll« nach Langmore 2001), um alle wesentlichen Aspekte evaluieren zu können und keine relevanten Auffälligkeiten zu übersehen. Allerdings kann bzw. muss in einigen Fällen, z. B. bei eingeschränkter Compliance und Belastbarkeit des Patienten, auch vom Untersuchungsprotokoll abgewichen und das Vorgehen angepasst werden.

Die FEES wird üblicherweise von einem Arzt und Sprachtherapeuten, in einer sog. »Tandem-Einheit« durchgeführt, damit das Handling des Endoskops und das Anreichen der Konsistenzen nicht von ein und derselben Person erfolgen muss. Bei Patienten mit ausreichender Compliance und sicherem Hand-Mund-Bezug ist auch ein selbständiges Zuführen der Testboli und damit eine Annäherung an die alltägliche Nahrungsaufnahme möglich (▶ Abb. 5.7).

5.3 Diagnostik oropharyngealer Dysphagien

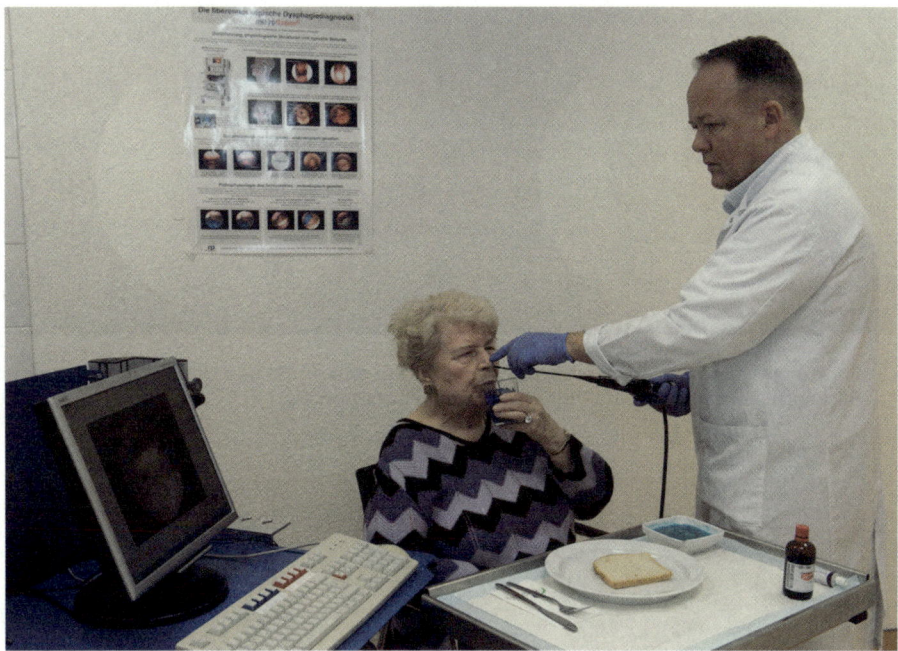

Abb. 5.7: Untersuchungssetting der FEES: Die Untersuchung erfolgt normalerweise am aufrecht sitzenden Patienten.

1. Die transnasale Passage und Testung der Velummotilität

Das Endoskop wird transnasal, vorzugsweise im unteren Nasengang, zunächst bis kurz vor den Übergang von hartem zu weichem Gaumen eingeführt. Im Rahmen der direkten Darstellung der anatomischen Strukturen am Monitor können bereits hier die nasale Schleimhautbeschaffenheit und Anatomie beurteilt und Auffälligkeiten, wie beispielsweise das Vorliegen von Nasenpolypen oder einer Septumperforation dokumentiert werden, um ggf. eine ausführliche HNO-ärztliche Abklärung oder Intervention zu veranlassen.

Am Übergang vom harten zum weichen Gaumen erfolgt die erste Funktionsprüfung der Velummotilität bei Phonation, willkürlichem Speichelschluck sowie diadochokinetischer Bewegungen des Velums. Hierzu wird der Patient aufgefordert, ein [a:] bzw. »Coca-Cola« oder »Dana, dana, dana« zu artikulieren und anschließend seinen Speichel zu schlucken (▶ Abb. 5.8).

Nach Vorschieben des Endoskops über den weichen Gaumen erhält man einen Blick auf die pharyngeale Schluckpassage und den Larynx.

Dabei ist zwischen der sog. »*Übersichtseinstellung*« (engl.: »homeposition«), in welcher der Zungengrund im unteren Bildausschnitt zu sehen ist und aus welcher die Bolustestung erfolgt, von der *Naheinstellung* (engl.: »deep view«) zu unterscheiden. Letztere wird durch ein weiteres Vorschieben des Endoskops bis über den cranialen Rand der Epiglottis erreicht, was eine genauere Inspektion des Aditus und des vorderen Bereichs der Trachea ermöglicht (▶ Abb. 5.9).

Die Öffnung des oberen Ösophagussphinkters ist endoskopisch nicht direkt beobachtbar, da sie sich in der pharyngealen Phase und somit während des »Whiteouts« vollzieht.

5 Diagnostik von Dysphagien

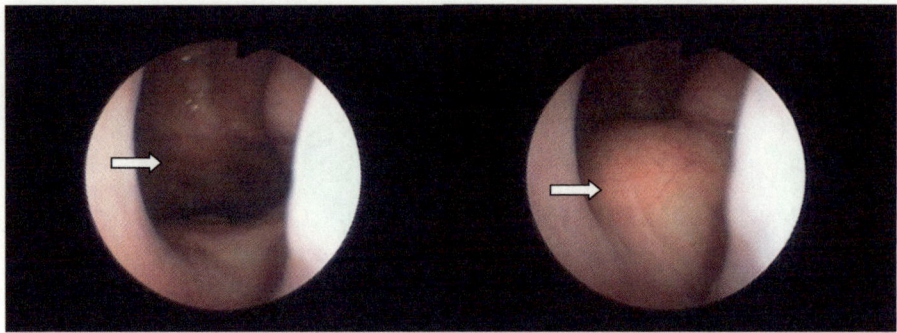

Abb. 5.8: Endoskopischer Blick auf die Nasopharynxhinterwand (Pfeil) und das Velum in Ruhe (unterer Bildrand); symmetrische Velumelevation bei Phonation auf [aː].

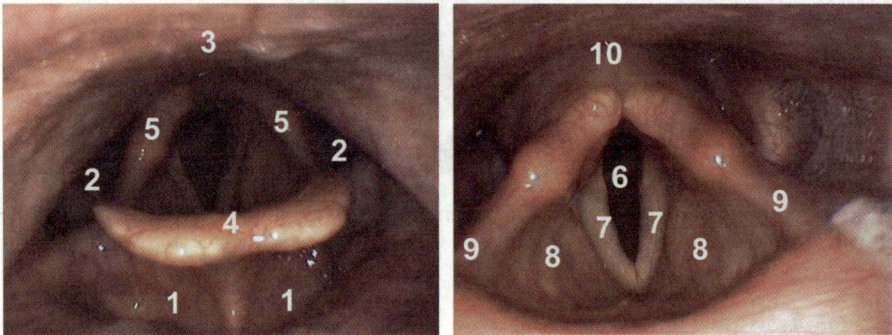

Abb. 5.9: Übersichts- und Naheinstellung (»homeposition« und »deep view«) in der FEES; [a]: 1: Valleculae; 2: Sinus piriformes; 3: dorsale Pharynxwand; 4: Epiglottis; 5: Aryknorpel; 6: Trachea, 7 Stimmlippen; 8: Taschenfalten; 9: aryepiglottische Falten; 10: Postcricoidregion.

Zur Verdeutlichung der anatomischen Grundlagen sei hier aber die kurzzeitige Öffnung des oberen Ösophagussphinkters während eines Luftaufstoßens wiedergegeben (▶ Abb. 5.10).

2. Ruhebeobachtung

Die Ruhebeobachtung bildet neben der Funktionstestung ohne Bolusgaben und der Überprüfung der Schluckfunktion mit Bolusgaben einen wichtigen und evidenten Teil der FEES. Hier werden Schleimhautbeschaffenheit, die anatomischen Strukturen sowie der Sekretstatus beurteilt. Dabei sind in der Regel ein Vorschieben und Zurückziehen des Endoskops notwendig, um spezifische Auffälligkeiten genauer darzustellen. Des Weiteren kann der Untersucher bereits hier neuromuskuläre Auffälligkeiten, wie z. B. Myoklonien, oder einen Ruhetremor beobachten, die Rückschlüsse auf eine eventuell vorliegende neurologische Erkrankung zulassen. Einen ausführlichen Überblick über mögliche neuromuskuläre Auffälligkeiten während der Ruhebeobachtung und dem entsprechenden Läsionsort geben Warnecke und Dziewas (2018).

Eine der ersten Informationen, die man mit Blick in den Pharynx erhält, ist die Anzahl spontaner Schlucke, die durch den kurzzeitigen Reiz durch das Endoskop ausgelöst werden (sog. »spontane Schluckrate«). Nach

5.3 Diagnostik oropharyngealer Dysphagien

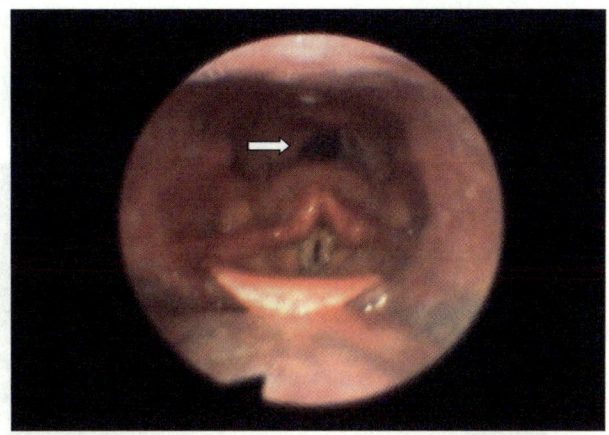

Abb. 5.10:
Blick auf den durch eine Eruktation (Aufstoßen) kurzzeitig geöffneten oberen Ösophagussphinkter während der FEES.

Murray et al. (1996) sind es normalweise etwa drei Schlucke pro Minute, wobei eine Schluckrate von weniger als einem Schluck pro Minute als pathologisch gewertet werden kann (Langmore 2001).

Strukturelle Auffälligkeiten und Alterationen der pharyngolaryngealen Mukosa bedürfen aufgrund ihrer uneinheitlichen Ätiologie einer differenzialdiagnostischen Abklärung, insbesondere dann, wenn sich die Patienten mit unspezifischen Symptomen in der Schlucksprechstunde vorstellen. Neben einer initialen HNO-ärztlichen Diagnostik ist, je nach Verdachtsbefund, auch ein konventionelles Röntgen, Kopf-Hals-CT oder -MRT angezeigt (Schmäl und Stoll 2002).

In Bezug auf Dysphagien und mögliche Behandlungsoptionen ist jedoch auch zu klären, ob diese Auffälligkeiten überhaupt einen Bezug zu den angegebenen Beschwerden haben oder gar als alleinige Ursache infrage kommen (▶ Abb. 5.11). Diese Differenzierung ist dann besonders schwierig, wenn noch weitere mit dysphagienassoziierte Erkrankungen vorliegen.

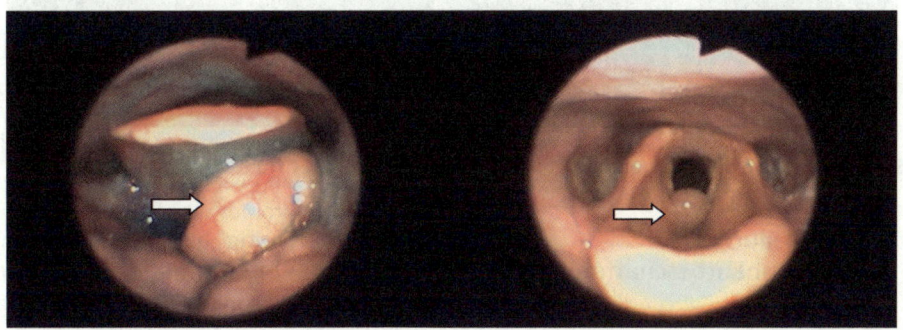

Abb. 5.11: Große Valleculazyste links mit Verdrängen der Epiglottis nach dorsal und Speichelretentionen (Pfeil) bei einem Patienten mit persistierendem pharyngealem Fremdkörpergefühl, Larynxzyste an rechter Taschenfalte bei Patientin mit durchgängig belegter Phonation. Beide Patienten wurden zeitnah einer HNO-ärztlichen Abklärung und Behandlung zugeführt.

Pharyngolaryngeale Zysten sind häufig ein Zufallsbefund in der FEES. Ob diese gutartigen Raumforderungen Beschwerden versursachen, ist dabei vor allem von ihrer Ausdehnung und Lokalisation abhängig (Reichel und Berghaus 2008). Aufgrund des unterschiedlichen Erscheinungsbildes pharyngealer Raumforderungen ist deren pathogenetischer Hintergrund entsprechend vielfältig (Keller et al. 2017a) (▶ Abb. 5.12 und ▶ Abb. 6.16).

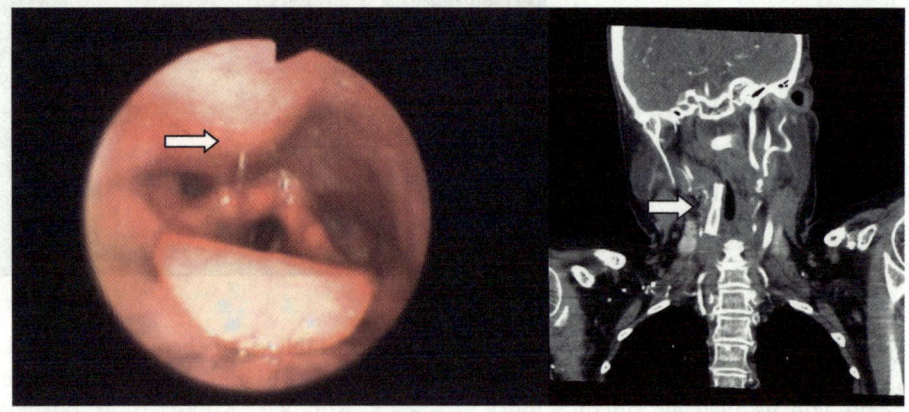

Abb. 5.12: Konform pulsierende Raumforderung der rechten Pharynxwand als Zufallsbefund in der FEES, Angio-MRT zeigt okkludierten Stent.

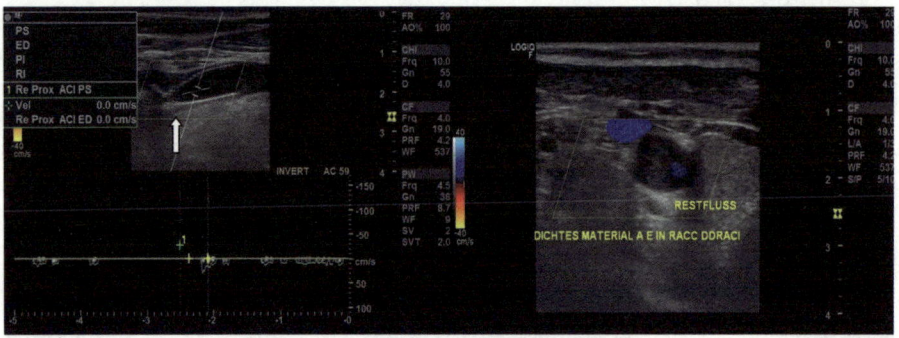

Abb. 5.13: Sonografie der Halsgefäße mit verengtem Stent und Restfluss.

3. **Beurteilung der Schleimhautbeschaffenheit**

Ein ganz wesentlicher Vorteil der FEES gegenüber der Videofluoroskopie besteht in der direkten Beurteilbarkeit der laryngealen und pharyngealen Mukosa. Hierbei werden Trockenheit, Beläge, Rötungen, Alterationen und Ödembildungen dokumentiert. So sind in einigen Fällen Rückschlüsse auf das Schlucken möglich, denn bei sehr trockenen oder gar schon borkig belegten Schleimhäuten (▶ Abb. 5.15) ist nicht nur der Bolustransport beeinträchtigt, sondern es kann auch zu einem Verlegen der pharyngealen Triggerzonen mit entsprechend verzögertem oder ausbleibendem Schluckreflex kommen. Auch unterschiedliche Schleimhautbläge können mittels der FEES dokumentiert werden (▶ Abb. 5.14).

Bei Patienten, die mit einer nasogastralen Sonde versorgt sind, ist ein Durchführen der FEES in der Regel ebenfalls komplikationslos

5.3 Diagnostik oropharyngealer Dysphagien

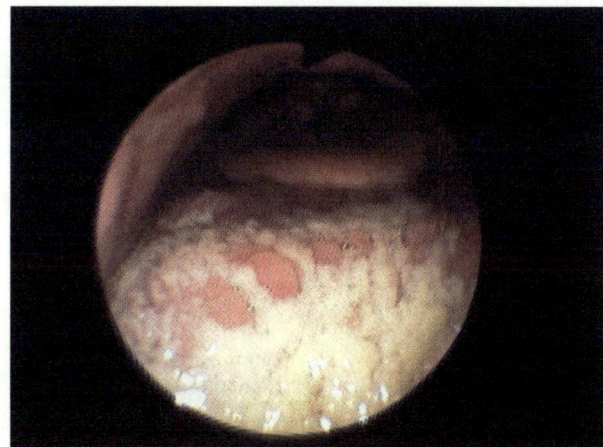

Abb. 5.14: Punktförmiger und teils großflächiger, gelblich-weißer Belag am Zungengrund (Soor) bei einem Patienten, der über Schmerzen beim Schlucken berichtete (Odynophagie).

möglich, da bei richtiger Lage der Sonde eine Beeinträchtigung des Schluckens nicht zu erwarten ist (Warnecke und Dziewas 2018). Dabei kann die transnasale endoskopische Passage entweder über das noch freie Nasenloch oder über das, in der die Sonde platziert wurde, erfolgen. Diese dient dann als eine Art »Orientierungsschiene«. Allerdings haben die Autoren dieses Buches selbst bei korrekt liegender Nasensonde, in manchen Fällen eine am ehesten druckbedingte Schleimhautreizung mit Ödembildung beobachten können, die meist die Aryknorpelregion ein- oder auch beidseitig betraf (▶ Abb. 5.15).

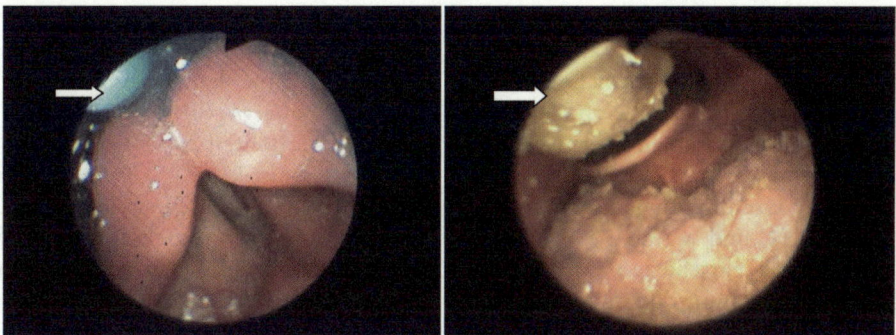

Abb. 5.15: Massives Aryknorpelödem bds. bei nasogastraler Sonde (Pfeil). Das Ödem bildete sich nach Entfernen der Sonde innerhalb kurzer Zeit wieder vollständig zurück. Trockene Schleimhäute am Zungengrund und Verborkung an dorsaler Pharynxwand (Pfeil) bei einem Patienten mit länger bestehender oraler Nahrungskarenz.

Zur Übersicht sind in Tabelle 5.1 mögliche Schleimhautbefunde, deren Ursachen sowie die möglichen klinischen Implikationen aufgeführt.

5 Diagnostik von Dysphagien

Tab. 5.1: Schleimhautbefunde in der FEES, Ursachen und klinische Implikationen.

Beispiele von Schleimhautbefunden	Ursachen	Klinische Implikationen
Trockenheit, borkige Beläge	Exsikkose, Mundatmung, Medik. Nebenwirkung, Orale Nahrungskarenz (Vernachlässigung der Mundpflege)	Störungen des Bolustransfers, Verlegen der Reflextriggerzonen
Rötungen, Schleimhautalterationen (z. B. Aphten etc.)	Entzündungen, Virale/bakteriell Infekte, Reflux, Neoplasien	Odynophagie, Missempfindungen beim Schlucken
Ödeme	Druckbedingte Reizung, exogene Noxen, Reflux	Missempfindungen beim Schlucken, Odynophagie, Störung des Bolustransfers
Beläge	Mykose (Soor), Retentionen von Medikamenten	Missempfindungen beim Schlucken, Odynophagie
Zysten	Gutartige Schleimhautaleration	Störungen des Bolustransfers (erst bei größeren Zysten)

4. Beurteilung anatomischer Strukturen

Auch der Beurteilung der anatomischen Strukturen kommt eine wesentliche Bedeutung in der Ruhebeobachtung zu. Hierbei werden die Stellungssymmetrie der Aryknorpel und Stimmlippen sowie auch mögliche pharyngeale Raumforderungen dokumentiert (▶ Abb. 5.11 und ▶ Abb. 5.12). Dabei kann nicht direkt entschieden werden, ob eine pharyngeale Raumforderung auch tatsächlich für die dysphagische Symptomatik verantwortlich ist bzw. ob sie überhaupt einen Einfluss auf die Schluckfunktion hat. Zur Beantwortung dieser Frage ist neben einer akkuraten ätiologischen Differenzialdiagnostik auch eine Videofluoroskopie zu empfehlen. (▶ Kasuistik 6.11.3). Insbesondere dann, wenn die laryngealen Strukturen endoskopisch nicht mehr vollständig einsehbar sind und damit auch die Schluckfunktion nicht hinreichend beurteilt werden kann.

5. Beurteilung des Sekretstatus

Murray et al. (1996) und Warnecke und Dziewas (2018) konnten zeigen, dass ein enger Zusammenhang zwischen dem Vorkommen pharyngealer Sekretretentionen und einer erhöhten Aspirationsneigung besteht (▶ Kasuistik 6.9.2). Daher lassen sich mit einer endoskopischen Graduierung des Sekretstatus auch Rückschlüsse auf die Schluckfähigkeit und damit auf die Schwere der Dysphagie ziehen. Murray et al. (1996) entwickelten eine für die klinische Praxis leicht anzuwendende Ratingskala, die den Ort der Sekret- bzw. Speichelansammlungen sowie eine eventuelle Clearence (Reinigung) im Laufe der Untersuchung berücksichtigen (▶ Tab. 5.2). Die endoskopische Beurteilung des Sekretstatus und -managements spielt auch eine entscheidende Rolle bei Entscheidungspfaden in der akuten Schlaganfallphase sowie im Weaningprozess (▶ Abb. 5.20).

5.3 Diagnostik oropharyngealer Dysphagien

Tab. 5.2: Skala zur Beurteilung des Sekretstatus (Rating of Secretion, ROS) (nach Murray 2001), (Übersetzung Keller et al. 2007, nicht validiert). Das Original findet sich in Langmore (2001).

Grad	Symptomatik
0	Normal
1	Sekret außerhalb des Larynx (Valleculae und/oder Sinus piriformes)
2	Sekret vorübergehend auch im Aditus laryngis mit suffizientem Clearing im Laufe der Untersuchung
3	Sekret konstant im Aditus laryngis ohne effektives Clearing

6. Funktionstestung ohne Bolusgaben

Bei der Funktionstestung ohne Bolusgaben werden die Symmetrie und Diadochokinese der Stimmlippenbewegungen, die Suffizienz des Glottisschlusses, die Motilität der lateralen Pharynxwände, sowie die Zungenbasisretraktion getestet. Dabei kann eine Reduktion der Bewegung der Pharynxwände nach medial Ausdruck einer pharyngealen Schwäche sein. Die Testung des willkürlichen forcierten Luftanhaltens und die Beurteilung der supraglottischen Verschlussfunktion hat allerdings auch einen therapeutischen Wert. So ist dies die Voraussetzung für die supra- bzw. (super-) supraglottischen Schlucktechnik, was in der funktionellen Dysphagietherapie als kompensatorischer Aspirationsschutz eingesetzt wird.

Tab 5.3: FEES-Funktionstestung ohne Bolusgaben

Testung	Beurteilungsebenen/Funktion
Phonation [a:]; Artikulation des Wortes Coca-Cola Artikulation der Silben Dana/dana/dana Willkürlicher Speichelschluck	Symmetrie der Velumelevation Diadochokinese Suffizienz des velopharyngealen Abschlusses
[e:] Phonation in mittlerer Stimmlage für einige Sekunden halten	Symmetrie der Stimmbandmotilität Suffizienz des Glottisschlusses
Repetitive [e/e/e/] Phonation	Diadochokinese der Bewegungen der Stimmlippen und Aryknorpel
Möglichst hohe [i:] Phonation	Symmetrie der Pharynxkontraktion/Bewegung der Pharynxwände nach medial (»pharyngeal squeeze maneuver« (Bastian 1993)
Luft anhalten und dabei in den Bauch pressen (forciertes Luft anhalten)	Suffizienz des supraglottischen Verschlusses (Voraussetzung auch für das mögliche Beherrschen der super-supraglottischen Schlucktechnik)*
Willkürliches Husten	Forcierter Glottisschluss
Artikulation des Wortes »[p?:l]«	Bewegung des Zungengrundes nach dorsal
Willkürliches Husten	Suffizienz und Effektivität des Glottisschlusses

*Aus der Erfahrung der Autoren heraus ist es sinnvoll zu prüfen, ob die Patienten den Glottisschluss mit Bauchpresse auch für mindestens sieben Sec. halten können, da dies Voraussetzung für die super-supraglottische Schlucktechnik ist.

5 Diagnostik von Dysphagien

7. Testung der pharyngealen Sensibilität

Vor der Evaluation des Schluckens mit Bolusgaben ist es durch ein vorsichtiges Berühren einzelner pharyngealer und laryngealer Strukturen (Zungengrund, dorsale Pharynxwand, Aryknorpel etc.) mit der Endoskopspitze möglich, bereits während der FEES eine Einschätzung der pharyngealen Sensibilität zu erhalten. Dabei sollte dokumentiert werden, ob der Patient die Berührung beidseitig oder nur einseitig wahrnimmt bzw. ob die Berührungen gar nicht wahrgenommen werden.

8. Funktionstestung mit Bolusgaben

Für die Evaluation des Schluckens werden, je nach Aspirationsneigung, verschiedene Konsistenzen verabreicht. Dabei sollte jede Konsistenz zwei- bis dreimal getestet werden, um zuverlässige Aussagen über die Schluckfunktion zu erhalten. Zuvor erfolgt ein Einfärben der Nahrung/Flüssigkeit mit blauer Lebensmittelfarbe (▶ Abb. 5.16). Die Autoren verwenden in ihrer Klinik das Produkt der Firma Caelo & Loretz GmbH, Hilden. Brot ist dabei in der Regel auch ohne Einfärbung gut zu erkennen.

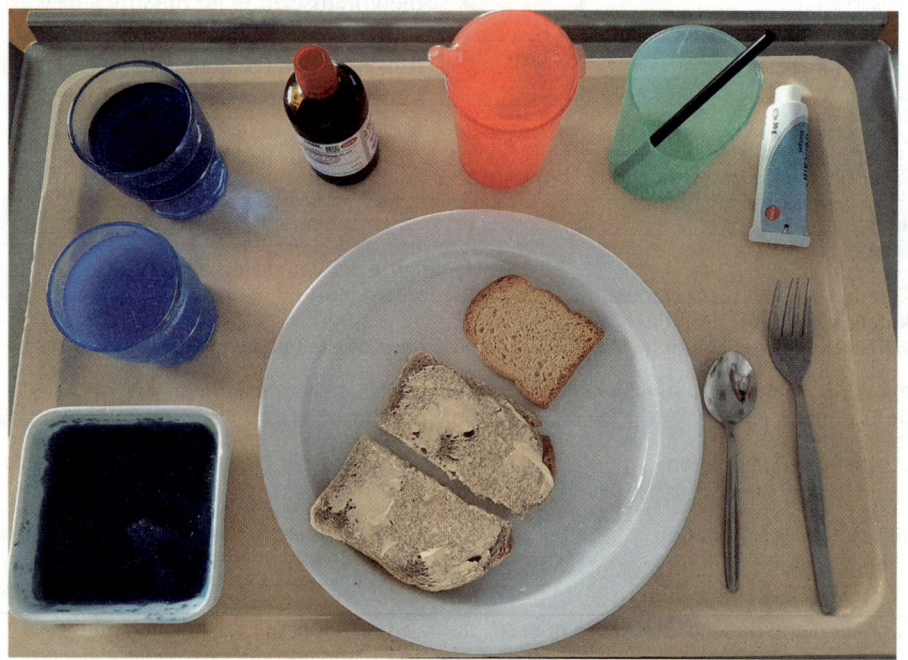

Abb. 5.16: Verschiedene Konsistenzen und Hilfsmittel im Rahmen der FEES: Obstmus, angedickte Flüssigkeit (nektar- bzw. honigartig), Flüssigkeit und verschiedene feste Konsistenzen (Brot, Zwieback), Trinkbecher mit kleiner Öffnung (rot), Becher mit Nasenausschnitt (grün), Strohhalm, Lebensmittelfarbe und Xylocain-Gel.

Begonnen wird meist mit Obstmus, einer Konsistenz, die für viele Patienten am einfachsten zu schlucken ist.

Auch wenn in der Fachliteratur Uneinigkeit im Hinblick auf die Verwendung (grüner) Götterspeise besteht, hat sich diese nach Erfahrung der Autoren im klinischen Alltag vor allem deswegen bewährt, weil sie sich zunächst als weicher, kohärenter Bolus gut auf der Zunge positionieren lässt und in

Bezug auf den oropharyngealen Transport sehr gleitfähig ist.

Die folgenden Konsistenzen sollten in der FEES getestet werden:

- 1 TL Obstmus (z. B. Apfelmus)
- Flüssigkeiten TL-weise (mit Leakingtestung) sowie selbstreguliertes Trinken aus dem Becher
- Ggf. entsprechend angedickte Flüssigkeiten (honigartig, sirupartig)
- Weiche Kost (Weißbrot ohne Rinde)
- Feste Konsistenzen (Kekse, Cracker, Brötchen)

Bezüglich der Abfolge der Konsistenzentestung in der FEES muss allerdings betont werden, dass sie sich an der individuellen Symptomatik des Patienten orientieren sollte und von dem hier empfohlenen Pozedere entsprechend abgewichen werden kann.

Bei Patienten mit sehr trockenen Schleimhäuten bzw. stark erschwerter Schluckreflextriggerung kann zunächst mit kleinen Mengen von eingefärbtem gecrunchtem Eis begonnen werden. Langmore (1996) beschrieb in diesem Zusammenhang ein spezielles »Ice-Chip Protokoll«, was vor allem für Patienten mit schwerer Dysphagie und erhöhter Aspirationsneigung, eingeschränkten Clearingfunktionen, laryngealen Sensibilitätsstörungen oder länger bestehender oraler Nahrungskarenz entwickelt wurde.

Das Protokoll besteht aus zwei Teilen. Im ersten Teil werden, dem FEES-Standardprotokoll folgend, die anatomischen Strukturen, die spontane Schluckfrequenz und der Sekretstatus sowie die pharyngolaryngeale Sensibilität beurteilt. Erfolgt auf Aufforderung kein spontaner Speichelschluck, kann dem Patienten im zweiten Teil eine kleine Menge gecrunchtes Eis (gefrorenes eingefärbtes Wasser, 1/3 TL) gereicht werden.

Hierzu bemerken die Autoren:

»When first presented, and for several seconds, ice chips represent a cold, solid food bolus that stimulates thermal, chemoreceptor and tactile receptors in the mouth (...). An ice chip represents a recognizable bolus that can be manipulated in the mouth with the tongue in preparation for a swallow.« (Langmore und Aviv 2001, S. 93)

Wird das Eis suffizient geschluckt, kann das Standardprotokoll mit entsprechenden Bolusgaben, wie oben beschreiben, fortgeführt werden. Nach klinischer Erfahrung der Autoren eignet sich dieses Prozedere insbesondere für schwer betroffene, geriatrische Patienten.

Bei der Testung von Flüssigkeit erfolgt zunächst die Beurteilung des oralen Boluscontainments oder auch »Leakingtestung« genannt. Hierbei wird der Patient aufgefordert, die Flüssigkeit so lange im Mund zu behalten, bis der Untersucher die Aufforderung zum Schlucken gibt. Lässt sich ein Abgleiten der Flüssigkeit über den Zungengrund nachweisen, noch bevor die Aufforderung zum Schlucken gegeben wurde, so wird dies als Leaking gewertet und ist Ausdruck einer gestörten oralen Boluskontrolle. In diesem Fall sollte direkt die Effizienz einer kompensatorischen Kopfanteflexion überprüft werden. Kommt es zu keiner Aspiration oder relevanten Penetration, wird der Patient aufgefordert, mehrere Schlucke hintereinander zu trinken.

Im Weiteren erfolgt die Testung fester Konstenz, wobei beachtet werden sollte, dass im Rahmen der oralen Vorbereitungsphase der glossovelare Abschluss durch die horizontalen und vertikalen Bewegungen des Zungengrundes während des Kauens nicht konstant aufrechterhalten wird. So kann ein eingespeichelter Brotbolus bereits über den Zungengrund vordringen und eine Zeit lang in den Valleculae verbleiben, noch bevor der Schluckreflex ausgelöst wird, was allerdings nicht als pathologisch einzustufen ist und von den Autoren dieses Buches als *»physiologisches Leaking«* bezeichnet wird. Allerdings kann es auch im Rahmen einer gestörten Bolusmanipulation und -kontrolle zu einem vorzeitigen Abgleiten der noch nicht ausreichend kohäsiv geformten Masse kommen. So lassen sich je nach Form und Aussehen des Bolus Rückschlüsse auf die Suffizienz der Kaufunktion und der oralen Phasen insgesamt ziehen (▶ Abb. 5.17).

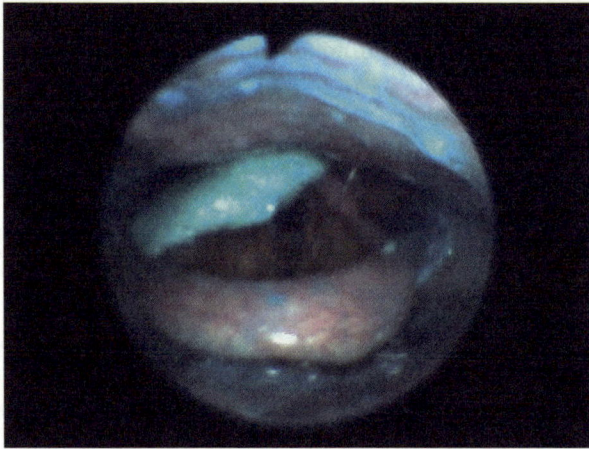

Abb. 5.17:
Störung der oralen Bolusmanipulation und -formung mit Residuen eines kaum gekauten und eingepeichelten Brotstückes.

Kommt es zu Störungen des Bolustransfers mit daraus resultierenden pharyngealen Residuen, so lässt sich dem Ort (Valleculae, Postcricoidregion, Sinus piriformes) häufig eine spezifische Dysfunktion (Pathomechanismus) zuordnen. Eine strukturierte Übersicht geben Pluschinski und Blonder (2009), Keller und Durwen (2010) und Prosiegel und Weber (2010).

9. Befundinterpretation

Inzwischen liegen zur Beurteilung der Befunde validierte Skalen vor, die es ermöglichen, den Schweregrad der Dysphagie zuzuordnen und die einzelnen spezifischen Symptome zu graduieren. Eine der bekanntesten Skalen ist die Penetrations-Aspirationsskala von Rosenbek et al. (1996).

Tab. 5.3: Die Penetrations-Aspirationsskala (Übersetzung von Keller et al. 2010, nicht validiert).

Grad	Symptomatik
1	Material penetriert nicht
2	Material penetriert bis oberhalb der Glottis und wird aus dem Aditus entfert.
3	Material penetriert bis oberhalb der Glottis und wird nicht aus dem Aditus entfernt.
4	Material penetriert bis auf Stimmlippenniveau und wird aus dem Aditus entfernt.
5	Material penetriert bis auf Stimmlippenniveau und wird nicht aus dem Aditus entfernt.
6	Material wird aspiriert und wieder aus der Trachea entfernt.
7	Material wird aspiriert und kann trotz Clearingversuch nicht aus der Trachea entfernt werden.
8	Material wird aspiriert, ohne Versuch es aus der Trachea zu entfernen.

Die Penetrations-Aspirationsskala (PA-Skala) berücksichtigt die Eindringtiefe des Bolus (bis oberhalb und auf die Glottis bzw. endotracheal) sowie die Reaktion des Patienten darauf. In Bezug auf Aspiration (PA° 6–8) wird dabei zwischen suffizienter Reinigung (PA° 6), insuffizientem Reinigungsversuch (PA° 7) und der stillen Aspiration (PA° 8), bei der eine Hustenreaktion ausbleibt, unterschieden. Inzwischen liegt auch eine von Hey et al. (2014) validierte deutsche Version vor.

Die Identifikation von Dysphagiesymptomen sowie die Zuordnung spezifischer Pathomechanismen sind eine notwendige Voraussetzung für die Therapieplanung und können Hinweise auf die zugrunde liegende Erkrankung geben. So haben Warnecke et al. (2021) eine an 1.012 Videos von Patienten mit verschiedenen neurologischen Erkrankungen validierte Klassifikation endoskopischer Befunde entwickelt, die es erlaubt, typische endoskopische Störungsmuster bestimmten neurologischen Erkrankungen zuzuordnen. So treten ein posteriores Leaking (= vorzeitiges Abgleiten des Bolus in den Pharynx) oder eine verzögerte Schluckreflextriggerung vor allem bei Schlaganfallpatienten auf, während valleculare Residuen ein typisches Symptom beim idiopathischen Parkinson-Syndrom darstellen. Die Ergebnisse dieser wegweisenden Studie sind für die klinische Praxis nicht nur im Hinblick auf differenzialdiagnostische Fragestellungen von Bedeutung, sondern ermöglichen gleichzeitig eine ensprechend frühe und adäquate therapeutische Intervention. Bei einer Penetration bzw. Aspiration ist auf die zeitliche Relation zur Schluckreflextriggerung zu achten. Unterschieden werden prä-, intra- und postdeglutitive Ereignisse (also: vor, während und nach der Schluckreflextriggerung), wobei intradeglutitive Aspirationen und Penetrationen endoskopisch nicht direkt beobachtbar sind. Eine derartige Unterscheidung erlaubt erste Rückschlüsse auf die zugrunde liegende Pathophysiologie. So wird eine prädeglutitive Aspiration entweder durch ein Leaking oder eine verzögerte Schluckreflextriggerung hervorgerufen, intradeglutitive Aspirationen hingegen meist im Rahmen einer reduzierten hyolaryngealen Exkursion und postdeglutitive Aspirationen durch einen eingeschränkten pharyngealen Bolustransfer oder eine Regurgitation verursacht.

Im Folgenden wird ein physiologischer Schluckakt, wie er in der FEES beobachtbar ist, Bild für Bild dargestellt:

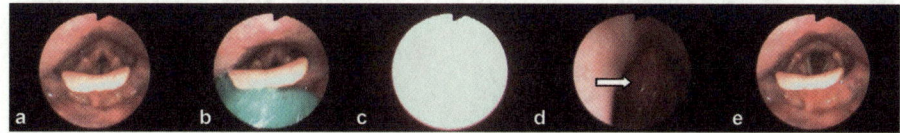

Abb. 5.18: Physiologischer Schluck in der FEES: a. Blick in den Pharynx auf die geöffnete Epiglottis und Medialisierung der Aryknorpel; b. Der eingefärbte Testbolus erreicht den Zungengrund; c. »Whiteout« während der pharyngealen Phase; d. Öffnung der Epiglottis (Pfeil); e. Rückkehr der Epiglottis in die Ruheposition.

In der FEES ist bei pharyngealer Residuen mit beginnendem Überlauf über die Postcricoidregion eine (intradeglutitive) Aspiration nicht immer sicher zu detektieren. In diesem Falle ist eine ergänzende VFS sinnvoll, wie in der Kasuistik 6.15.2 dargestellt.

Zur Graduierung pharyngealer Residuen steht inzwischen eine, auch in deutscher Sprache von Gerschke et al. (2019) validierte, Übersetzung der »Yale Pharyngeal Residue Severity Rating Scale« von Neubauer et al. (2015) zur Verfügung.

Die Bedeutung des »Whiteout« und die Nutzung der FEES als Biofeedback

Die muskulären Aktionen der pharyngealen Phase, wie die Velumelevation, hyolaryngeale Exkursion, Zungenbasisretraktion sowie die Pharynxkonstriktion führen zu einer Verengung des Pharynx und damit zu einem Verlegen der endoskopischen Sicht. Durch die Lichtreflektion entsteht vorübergehend ein helles weißes Bild (sog. »Whiteout«), was für ca. 0,6 Sekunden anhält und dessen Dauer vom Bolusvolumen abhängig ist (Perlman und Van Daele 1993). Obwohl dabei die direkte endoskopische Beurteilung der pharyngealen Phase verhindert wird, bedeutet ein gut erkennbares Whiteout allerdings auch, dass dem Patienten die Initiierung eines Schluckes überhaupt möglich ist. Andererseits lässt ein sehr kurzes bzw. gar fehlendes Whiteout auf eine schwere Störung der pharyngealen Phase mit einer reduzierten hyolaryngealen Exkursion und/oder einer schwachen Pharynxkontraktion schließen (▶ Kasuistik 6.13.2).

Nach Erfahrung der Autoren, kann sich das »Whiteout« in einigen Fällen sogar therapeutisch in Form eines Biofeedbacks nutzen lassen. Beim sog. »*Mendelsohn-Manöver*«, bei dem der Patient versuchen soll, den Larynx willentlich in einer elevierten Position zu halten, blickt er zur Unterstützung des Erlernens des z. T. schwierigen Bewegungsablaufes während der FEES auf den Monitor. Dabei wird er aufgefordert, im Mendelsohn-Manöver zu schlucken und zu versuchen, das Bild für eine gewisse Zeit nicht wiederkehren zu lassen bzw. den »weißen Kreis« auf dem Bildschirm so lange wie möglich zu halten (▶ Abb. 5.19).

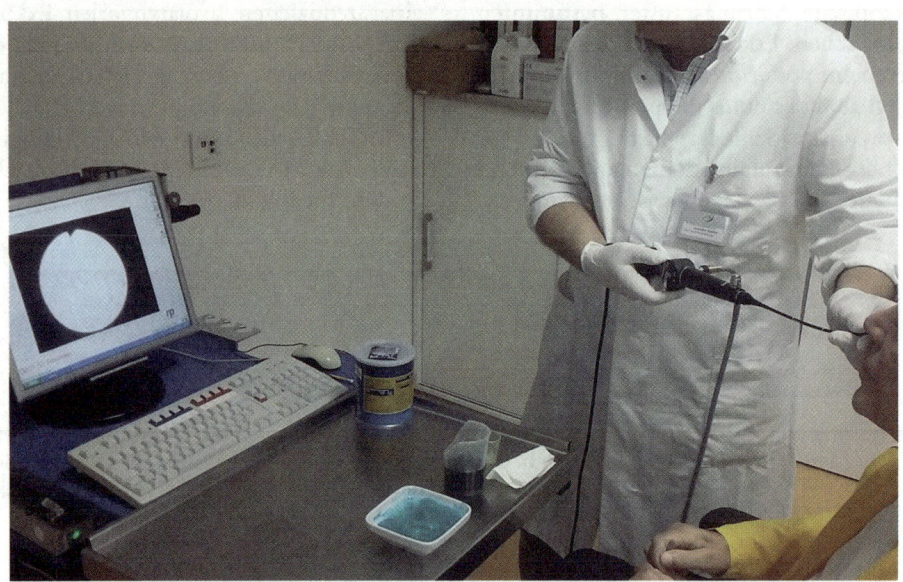

Abb. 5.19: Endoskopisches Feedbacktraining mit Üben des Mendelsohn-Manövers.

Auch andere therapeutische Manöver, wie z. B. das (super-)supraglottische Schlucken oder eine Veränderung der Kopfposition lassen sich dem Patienten unter direkter Sicht am Monitor in vielen Fällen besser erläutern und können direkt erprobt bzw. geübt werden. Es gehört zu den klinischen Erfahrungen der Autoren, dass dieses Vorgehen die Akzeptanz und korrekte Durchführung derartiger Techniken erhöht.

Von Denk und Kaider (1997) wurde das endoskopische Feedbacktraining im Hinblick auf seine Wirksamkeit bei Patienten mit Kopf-Hals-Tumoren postoperativ untersucht. Hierbei zeigte sich, dass es den Behandlungserfolg im Vergleich zu einer Kontrollgruppe mit herkömmlicher Dysphagietherapie verbesserte. Die Patienten mit endoskopisch gestütztem Feedback hatten eine 2,3mal höhere Wahrscheinlichkeit eines Therapieerfolgs. Dies galt allerdings nur für die ersten 40 Behandlungstage. Nach dieser Zeit traten nur noch sehr diskrete Unterschiede im Therapieverlauf auf. Somit scheint der Einsatz eines endoskopischen Feedbacks zur Initiierung oder Festigung kompensatorischer Techniken oder funktioneller Übungen geeignet.

Diesen positiven Effekt haben auch die Autoren dieses Buches in ihrer Klinik beobachtet. So konnte bei einigen Patienten mit Z. n. Hypopharynx-Karzinom und initial vollständiger oraler Nahrungskarenz mittels endoskopisch gestützten Übens kompensatorischer Schlucktechniken (vor allem des supersupraglottischen Schluckens sowie einer Kopfrotation) ein erster oraler Kostaufbau mittels kleiner Mengen semisolider Konsistenz erfolgen. Bei einem Patienten führte die visuelle Kontrolle seines suffizienten Abschluckens und der Suffizienz des bewussten Atemwegsverschlusses, zu einem deutlichen Abbau der ihn zuvor stark hemmenden Angst, sich zu verschlucken. Diese verhinderte auch zunächst Schluckübungen mit Bolusgaben in der ambulanten logopädischen Therapie. Durch das nun mögliche Einbeziehen von Nahrung in die Schlucktherapie konnten nach kurzer Zeit bereits erste Fortschritte erzielt werden, sodass nach viermaliger endoskopischer Verlaufskontrolle in einem Zeitraum von einem Jahr, dem Patienten am Ende der Therapie eine vollständige orale Ernährung ohne Konsistenzeinschränkung wieder möglich war.

FEES bei tracheotomierten Patienten

Bei tracheotomierten Patienten ist die FEES anwendbar, um den Weaningprozess zu begleiten und die für das weitere Prozedere wichtigen Fragen, wann ein phasenhaftes Entblocken oder gar ein vollständiges Entfernen des Tracheostomas möglich ist, zu beantworten. Warnecke et al. (2013) entwickelten ein endoskopisches Dekanülierungsprotokoll, um hieraus weitere Behandlungsschritte zu definieren. Nach einer entsprechenden Vorbereitung (Absaugen, Entblocken, Säuberung des Mundraumes) erfolgt die endoskopische Beurteilung folgender Ebenen:

- Sekretmanagement (Ausmaß von pharyngealen Speichel- bzw. Sekretansammlungen)
- Beurteilung der Schluckfrequenz
- Beurteilung des Whiteouts (ein fehlendes Whiteout spricht für eine schwere Störung der pharyngealen Phase)
- Überprüfen der pharyngolaryngealen Sensibilität durch ein vorsichtiges Berühren der entsprechenden anatomischen Regionen (Aryknorpel, Epiglottis etc.)
- Schluckversuche mit semisolider und flüssiger Konsistenz
- transstomatale Endoskopie zum Ausschluss einer intradeglutitiven Aspiration

Bei letzterer wird das Endoskop transstomatal vorgeschoben, wobei ein Blick nach kranial auf den unteren Bereich der Glottisebene sowie auch nach caudal in die Trachea und auf die Bifurkation möglich ist. Hierdurch können intradeglutitive Aspirationen nachgewiesen werden (▶ Abb. 5.21).

Da in der FEES wesentliche Aspekte der pharyngealen Phase, wie beispielsweise die Epiglottiskippung oder die Öffnung des oberen Ösophagussphinkters nicht direkt beobachtet werden können, muss sie in einigen Fällen durch andere apparative Verfahren ergänzt werden. Im Folgenden sollen daher weitere Möglichkeiten der instrumentellen Untersuchung von Dysphagien aufgeführt werden.

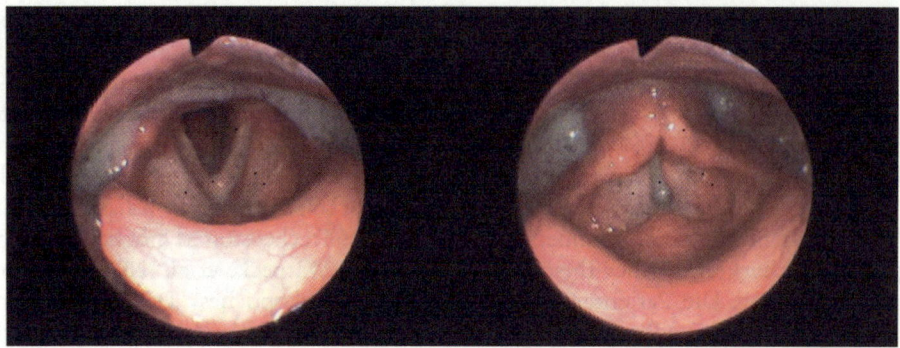

Abb. 5.20: Sekretstatus (Rating of Secretion; ROS° 3 (▶ Tab. 5.2) bei tracheotomierter Patientin nach Entblocken. Speichelresiduen im gesamten Pharynx sowie auch im Aditus und endotracheal. Feuchte Phonation auf Aufforderung ohne Clearingversuch (Räuspern, Husten oder Schlucken).

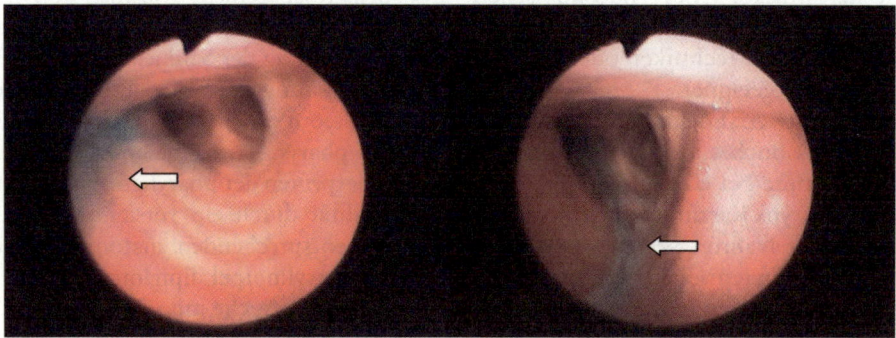

Abb. 5.21: Transstomatale Endoskopie: Blick auf die Bifurkation mit Nachweis einer (intradeglutitiven) Aspiration (s. Pfeil).

5.3.4 Die Videofluoroskopie des Schluckaktes (VFS)

Theoretische Grundlagen

Die neben der FEES wohl wichtigste und bekannteste apparative Methode zur Diagnostik oropharyngealer Dysphagien ist die »*Videofluoroskopie des Schluckaktes*« (VFS). Die Bezeichnungen »Videofluoroscopic Swallowing Function Study«, VFSS) oder kurz Videofluoroscopy (VF) werden häufig synomym verwendet.

Dabei handelt es sich um ein radiografisches Verfahren, das sich aus dem, ursprünglich zur Evaluation der ösophagealen Boluspassage gebräuchlichen, sog. »*Bariumbreischluck*«, entwickelte und daher auch als »*modifizierter Bariumschluck*« (engl.: »*Modified Barium Swallow*«; MBS) bezeichnet wird. Die Unterschiede der radiografischen Untersuchung oropharyngealer Dysphagien zur radiologischen Darstellung der ösophagealen Boluspassage bestehen dabei in:

- einem Fokussieren auf den Bolusfluss und das Timing des oropharyngealen Schluckaktes
- einer genauen Evaluation biomechanischer Aspekte der oralen und pharyn-

gealen Phase, wie z. B. der Zungenbasisretraktion, der hyolaryngealen Exkursion und der Öffnung des oberen Ösophagussphinkters
- der Auswahl des Kontrastmittels
- der Gabe unterschiedlicher Konsistenzen und Volumina
- dem Untersuchungssetting (Tandem-Einheit aus Radiologe und Sprachtherapeut)
- einer Protokollimmanenten Testung schlucktherapeutischer Interventionen, wie Änderung der Kopfhaltung, Schlucktechniken und Kostadaptation.

Für die Entwicklung von Untersuchungstandards der VFS waren vor allem die Arbeiten der amerikanischen Sprachtherapeutin Logemann (1983) und des Radiologen Donner (1965) bedeutsam, der Ende der 1970er Jahre in Baltimore die erste »interdisziplinäre Arbeitsgruppe für Schluckstörungen« an der dortigen Johns Hopkins Universität gründete und bereits im Jahre 1965 mit Cl. Siegel eine radiografisch gestützte, detaillierte Beschreibung des Schluckaktes und der beteiligten Muskelgruppen im American Journal of Roentgenology veröffentlichte (Donner und Siegel 1965).

Einen umfassenden und sehr praxisnahen Überblick zur Historie der Videofluoroskopie geben Duchac et al. (2020).

Technische Voraussetzungen der VFS

Bei der Beurteilung von Schluckstörungen muss berücksichtigt werden, dass sich der Schluckakt in einem räumlich-zeitlichen Kontinuum vollzieht und aus schnell aufeinanderfolgenden Bewegungen und Sphinktermechanismen besteht. Zu ihrer genauen Darstellung wird eine Bildfolge von 25–30 Bildern/Sekunde empfohlen (Beck und Gayler 1990). Allerdings sei an dieser Stelle betont, dass auch mit einer geringeren Bildfolge (mind. acht Bilder/Sekunde) eine fließende Bewegung dargestellt werden kann und ein Erkennen der wesentlichen Dysphagiesymptome, wie pharyngeale Residuen oder Aspirationen/Penetrationen grundsätzlich möglich ist. Auch wenn die Biomechanik des oropharyngealen Schluckes dadurch deutlich schlechter erfasst wird, kann dabei dennoch eine grobe zeitliche Einordnung von Aspirationen in prä-, intra- und postdeglutitiv in vielen Fällen vorgenommen und Pathomechanismen, wie eine reduzierte hyolaryngeale Exkursion oder eine schwache velopharyngeale Verschlussfunktion erkannt werden. Dies bedeutet, dass das Fehlen der technischen Voraussetzungen für einen empfohlenen Standard nach Ansicht der Autoren *keinen* hinreichenden Grund für den Verzicht auf ein diagnostisches Verfahren darstellen sollte. Insbesondere dann nicht, wenn sie, wie im Falle der VFS, in vielen Kliniken zur Ergänzung der FEES eingesetzt wird.

Zur Durchführung einer Videofluoroskopie wird ein Durchleuchtungsgerät benötigt, was aus einer Röntgenquelle, dem sog. »Generator« und einem Bildverstärker besteht.

Während man vor einiger Zeit noch analoge Aufnahmetechniken verwendete, stehen heute digitale Aufnahmemöglichkeiten zur Verfügung, die sich durch eine bessere Bildqualität auszeichnen.

Durchführung und Untersuchungsebenen der VFS

Die Untersuchung erfolgt für gewöhnlich am sitzenden oder – wenn möglich – auch stehenden Patienten, wobei auch hier eine Tandemeinheit von Radiologen und Sprachtherapeuten empfohlen wird. Meist bereitet der Sprachtherapeut, der den Patienten ja bereits einen klinischen Eindruck von dem Patienten hat, die entsprechenden Testboli vor und reicht sie ihm während der Diagnostik an. In Abbildung 5.22 ist eine derartige Untersuchungssituation dargestellt. Aufgrund des Schutzes vor der Strahlenexposition ist das Tragen von speziellen Schutzwesten vorgeschrieben.

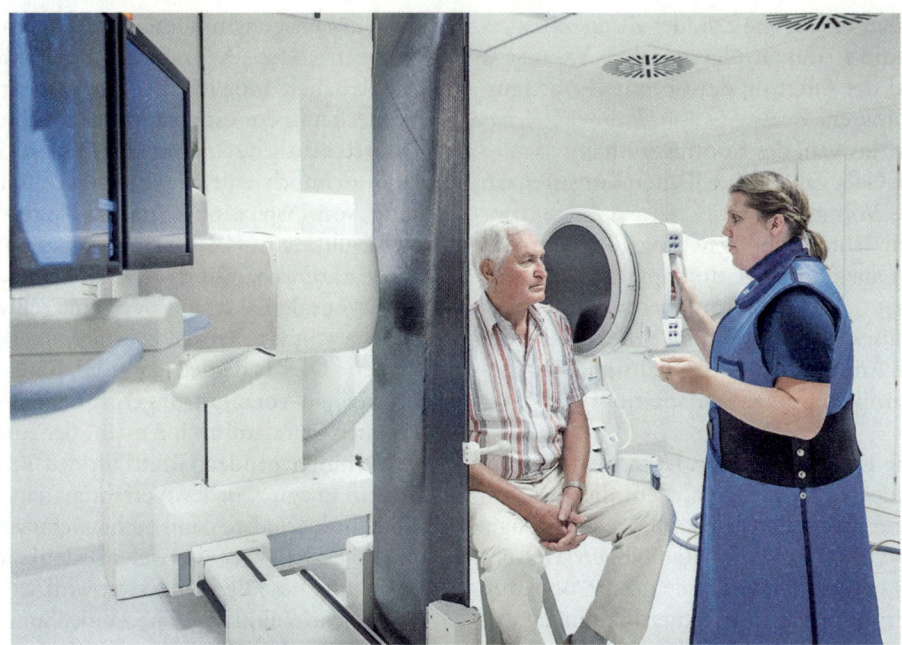

Abb. 5.22: Untersuchungssetting der VFS (mit freundlicher Genehmigung von Prof. Dr. Stefanie Duchac, SRH Hochschule für Gesundheit und MDD Pictures).

Kurz vor der Evaluation des Schluckens mit Bolusgaben sollten Position und Bewegungen der oropharyngealen Strukturen im Bildausschnitt festgehalten werden, um pathologische Bewegungsmuster, dokumentieren zu können.

Wie auch in der FEES, richten sich Konsistenz und Größe der zu applizierenden Boli nach der individuellen Symptomatik des Patienten. Vor allem die Wahl des Kontrastmittels ist hier von besonderer Bedeutung. Denn während nach Ausschluss einer erhöhten Aspirationsneigung auch Bariumsulfat verwendet werden kann, sollte bei aspirationsgefährdeten Patienten ein wasserlösliches, hyperosmolares Kontrastmittel (Isovist® oder Ultravist®) präferiert werden, da es bei nichtwasserlöslichem Barium zu schweren Schädigungen des Lungengewebes kommen kann.

Zur Darstellung des oropharyngealen Bolustransfers sowie des pharyngoösophagealen Übergangs erfolgt die Durchleuchtung zunächst im lateralen Strahlengang, wobei zur optimalen Beurteilung aller Phasen des Schluckaktes kein alleiniges Fokussieren auf den Pharynx oder pharyngoösophagealen Übergang durch zu starkes Ausblenden erfolgen sollte. In der radiologischen Einstellung des Strahlengangs sollten dabei die folgenden Strukturen sichtbar sein (▶ Abb. 5.23):

- anterior: Mundhöhle (ab Lippenebene)
- superior: Nasopharynx, weicher Gaumen, velopharyngealer Übergang
- posterior: Rachenhinterwand und Halswirbelsäule
- inferior: Stimmlippenebene, pharyngoösophagealer Übergang, kranialer Anteil des Ösophagus

Ähnlich wie in der FEES, werden auch in der VFS unterschiedliche Konsistenzen getestet. Begonnen wird mit flüssigem Kontrastmittel in zunächst kleinen Volumina (1 ml, 3 ml, 5 ml und 10 ml), um die Aspirationsgefahr so gering wie möglich zu halten und die Bewegung der einzelnen Strukturen gut beobachten zu können. Treten hierbei keine Aspirationen oder hochgradige Residuen auf, kann auch das konsekutive Trinken von Kontrastmittel (KM) aus einem Becher oder einer Tasse getestet werden.

Im weiteren Verlauf werden dem Patienten 2–3 Boli eines puddingartigen KM auf einem Teelöffel verabreicht. Im Anschluss erhält der Patient einen mit Bariumpaste bestrichenen Keks oder ein mit Kontrastmittel benetztes Stück Brot. Dabei wird das Protokoll, was sich an dem sog. »Logemann-Standard« (Logemann 1993a) orientiert, fortwährend an die beobachtete Symptomatik angepasst. Wenn bei einem Patienten beispielsweise bereits bei 3 ml flüssigem Kontrastmittel eine prädeglutitive Aspiration auftritt, wird nicht mit der nächsthöheren Menge fortgefahren. Bei Auffälligkeiten sollten vielmehr direkt in der Untersuchungssituation therapeutische Behandlungsoptionen überprüft werden (Palmer et al. 1993). Aufgrund der nur sehr geringen Akzeptanz angedickter Flüssigkeiten oder pürrierter Kostformen, ist dabei zu beachten, dass die Testung von Haltungsänderungen, Schlucktechniken und ggf. auch Volumenänderungen pro Schluck *vor* konsistenzverändernden Maßnahmen erfolgen sollte.

In dem oben beschriebenen Fall würde man also erneut eine Menge von 3 ml KM beispielsweise in Kopfanteflexion oder mittels supraglottischem Schlucken testen.

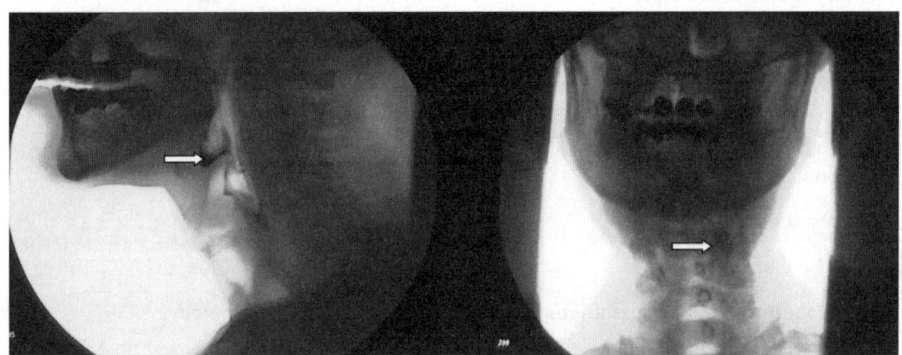

Abb. 5.23: Durchleuchtung im lateralen und anterior-posterioren Strahlengang (a-p-view). In ersterem sind KM-Residuen in den Valleculae (Pfeil) und Sinus piriformes auffällig. Im anterior-posterioren Strahlengang erkennt man eine Lateralisierung dieser Residuen im linken Sinus piriformis (Pfeil), was auf eine ipsilaterale pharyngeale Schwäche hindeutet.

Bestehen Hinweise auf eine ösophageale Störung kann im anterior-posterioren Strahlengang (a-p-view) auch eine erneute KM Gabe erfolgen und der ösophageale Transport unter Durchleuchtung verfolgt werden.

Die Nachteile der VFS bestehen in der zeitlichen Limitierung der Untersuchung aufgrund der Strahlenbelastung. Auch wird die Fähigkeit, der zu untersuchenden Patienten aufrecht zu sitzen oder zu stehen und in den Untersuchungsraum transferiert zu werden, vorausgesetzt. Letzteres ist allerdings bei schwer betroffenen akuten Schlaganfallpatienten oder hochbetagten, immobilen geriatrischen Patienten nur sehr eingeschränkt bis gar nicht möglich.

Insbesondere vor dem Hintergrund der Komplexität des Schluckaktes und der schnellen zeitlichen Abfolge biomechanischer Abläufe ist zur genauen Beurteilung der Video-Befunde eine nachfolgende Bild zu Bild-Analyse in vielen Fällen unerlässlich.

Für die VFS steht ein von Stanschus (2002) in deutscher Sprache publiziertes Protokoll zur Verfügung, der sog. »Karlsbader Videofluoroskopie-Index (KVI)«. Das »Modified Barium Swallow Impairment Profile (MBSImP©)« von Martin-Harris et al. (2008) ist bisher nur in englischer Sprache verfügbar.

Obwohl in der internationalen Fachliteratur lange diskutiert wurde, welcher der beiden Verfahren den Goldstandard der apparativen Schluckdiagnostik darstellt, haben vergleichende Studien und vor allem auch die klinische Erfahrung gezeigt, dass es sich bei der FEES und VFS um komplementäre, sich ergänzende Untersuchungsverfahren handelt. Die Unterschiede in der Beurteilbarkeit einzelner Ebenen des Schluckvorgangs sind in Tabelle 5.1 dargestellt.

Tab. 5.1: Vergleich der Beurteilbarkeit unterschiedlicher Beobachtungsebenen in der FEES und VFS.

Beobachtungsebenen	Direkte Beurteilbarkeit	
	FEES	VFS
Schleimhautbeschaffenheit	Ja	Nein
Sekretstatus	Ja	Nein
Pharyngo-laryngeale Sensibilität	Ja	Nein
Prädeglutitive Penetration-/Aspirationsereignisse	Ja	Ja
Intradeglutitive Penetrations-/Aspirationsereignisse	Nein	Ja
Postdeglutitive Penetration-/Aspirationsereignisse	Ja	Ja
Regurgitation	Ja	Ja
Orale Bolusresiduen	Nein	Ja
Pharyngeale Bolusstasis	Ja	Ja
Funktion des oberen Ösophagussphinkters	Nein	Ja
Ösophagealer Bolustransfer	Nein	Ja

FEES und VFS als komplementäre Verfahren

Beide Verfahren erlauben es, die morphologisch-funktionellen Aspekte des Schluckaktes in ihrer dynamischen Form darzustellen und sind somit die Verfahren der Wahl zur Untersuchung oropharyngealer Dysphagien. Im Gegensatz zur klinischen Diagnostik können auch stille Aspirationen visualisiert werden. Des Weiteren haben einige Vergleichsstudien gezeigt, dass die FEES im Vergleich zur VFSS mindestens gleichwertig in der Detektion dysphagischer Symptome, wie Penetrationen, Aspirationen oder Residuen ist.

In der Literatur wird immer wieder betont, dass ein wesentlicher Vorteil der Videofluoroskopie gegenüber der FEES in der Darstellbarkeit aller Schluckphasen und vor allem der direkten Darstellung der pharyngealen Phase mit allen ihren entsprechenden Komponenten, wie z. B. der hyolaryngealen Exkursion, der Epiglottiskippung oder der Öffnung des oberen Ösophagussphinkters liegt.

Die VFS kann darüber hinaus wichtige zusätzliche Informationen im Hinblick auf Pathomechanimen der oralen und pharyngealen Phase liefern.

Dies verdeutlicht, dass ein Vorhalten beider Verfahren im klinischen Alltag zum einen für differenzialdiagnostische Fragestellungen sowie zur Planung einer adäquaten Behandlung dysphagischer Patienten sinnvoll ist.

Aus klinischer Erfahrung der Autoren kann es allerdings bereits auch schon in der FEES möglich sein, bestimmte Einschränkungen der pharyngealen Phase während Schluckversuchen direkt zu dokumentieren. Besteht beispielsweise eine starke Einschränkung der hyolaryngealen Exkursion und Pharynxkontraktion, so kann sich dies in einem fehlenden Whiteout mit entsprechendem Ausbleiben der Epiglottiskippung darstellen (▶ Kasuistik 6.13.2).

5.3.5 Die pharyngeale Hochauflösungsmanometrie (pHRM)

Während des Schluckaktes ist es vor allem die intraluminale Druckgenerierung, die für ein kontinuierliches Vorantreiben des Speisebolus sorgt und die mittels der Manometrie gemessen werden kann. Als Teil der Funktionsdiagnostik des Gastrointestinaltrakts wurde diese Methode in den 1970er-Jahren zunächst für die Beurteilung der ösophagealen Boluspassage konzipiert. In der sog. »Perfusionsmanometrie« wurde dabei ein Wasserfluss erzeugt, der aus Kapillaren eines Polyvinylkatheters kontinuierlich abgegeben wurde und so indirekt Rückschlüsse auf die Umgebungsdrücke der Kapillaröffnungen ermöglichte. Allerdings sind diese Systeme, nicht zuletzt aufgrund des ständigen Wasseraustritts, für die Druckmessung im Pharynx nicht geeignet. Hier müssen vielmehr die folgenden Voraussetzungen erfüllt sein, die eine ausgereiftere Technik erfordern:

- die Sonde sollte möglichst dünn sein, um die pharyngealen Strukturen während des Schluckens nicht zu irritieren und die Belastung des Patienten so gering wie möglich zu halten (Jungheim und Ptok 2018).
- aufgrund der schnellen Positionsveränderung der pharyngo-laryngealen Strukturen während des Schluckens, sollte die Sonde über eine ausreichende Menge an Druckmesspunkten verfügen.
- Relaxation und Retonisierung des oberen Ösophagussphinkters und die damit verbundenen recht schnellen Druckveränderungen im Pharynx, erfordern eine hochauflösende Messfunktion mit schnellen Messsequenzen (50–100 Hz), um diese im zeitlichen Kontinuum genau abbilden zu können.

So wurden nach Empfehlungen der Arbeitsgruppe um Jungheim M. und Ptok M. spezielle, besonders dünne Sonden mit einem Durchmesser von 2 mm entwickelt, die nur zu geringfügigen Irritationen der zu untersuchenden pharyngealen Strukturen führen und entsprechend gut von den Patienten toleriert werden.

Mit der pharyngealen Hochauflösungsmanometrie (pHRM) steht somit ein Verfahren zur Verfügung, dass es ermöglicht, die Druckverhältnisse im Pharynx und im Bereich des oberen Ösophagussphinkters während des Schluckens in hoher räumlicher und zeitlicher Auflösung zu erfassen und damit indirekt Informationen bezüglich der Muskelfunktionskraft bzw. Kontraktionsstörungen der beteiligten Muskeln zu erhalten. Damit bildet sie eine hervorragende Ergänzung der endoskopischen und videofluoroskopischen Diagnostik.

Die sich kontinuierlich verändernden Drücke können dabei in Form von hochauflösenden Graphen oder eines sog. »*Druckkonturplots*« direkt am PC dargestellt werden. Letztere Darstellungsart wurde von Clouse und Staiano (1993) für die Auswertung der fortlaufenden Druckgenerierung vorgeschlagen. In der grafischen Darstellung werden die Daten jedes Messsensors im Einzelnen als Kurve dargestellt, was ein differenziertes Erfassen der einzelnen Drücke erlaubt. Farbige Druckkonturplots ermöglichen es darüber hinaus den *Druckverlauf* in den entsprechenden pharyngealen Regionen in einer sehr viel übersichtlicheren Wiese zu dokumentieren (▶ Abb. 5.24). Grüne bzw. blaue Regionen geben eine niedrige, rote hingegen eine höhere Druckzone an.

Jungheim et al. (2017) konnten in einer Studie an 29 gesunden Probanden die folgenden Normwerte in der pHRM ermitteln: Das Druckmaximum im Velopharynx lag bei 269,9 ±113,1 mmHg, das im Zungengrund bei 278±93,6 mmHg. Das Druckmaximum im oÖS nach Relaxation betrug 205,8±64,0 mmHg, der Ruhedruck im oÖS lag bei 42,5±18,7 mmHg. Die Relaxationszeit des oÖS wurde von den Autoren mit 681,6± 86,8 ms angegeben.

In einer weiteren pHRM gestützten Studie an zehn gesunden, jungen Probanden (20–26 Jahre) konnten Jungheim et al. (2017) zeigen, dass größere Volumina zu einem verlängerten velopharyngealen Abschluss und einer weiteren Öffnung des oberen Ösophagussphinkters führen.

Untersuchungsablauf

Die Untersuchung erfolgt am aufrecht sitzenden Patienten. Die Messsonde wird transnasal eingeführt, mittels kleiner Wasserschlucke in den Ösophagus eingeschluckt und bis in den Magen vorgeschoben. Zunächst wird dabei der Ruhetonus des oberen Ösophagussphinkters an den unteren Messsonden dargestellt. In einem weiteren Schritt kann durch erneute Gaben kleiner Wassermengen der velopharyngeale Abschluss sowie die Zungenbasisretraktion erfasst werden. Anschließend wird die Sonde an der Nase fixiert. Nachdem sich der Patient an den Fremdkörperreiz gewöhnt hat (für gewöhnlich werden etwa fünf Minuten abgewartet), werden nachfolgend Wassermengen von jeweils 5 ml vom Patienten hintereinander geschluckt. Anschließend wird die Sonde wieder entfernt. Die Untersuchung dauert etwa zehn Minuten.

Folgende Beeinträchtigungen der pharyngealen Schluckphase können hiermit erfasst werden (Jungheim und Ptok 2018):

- Störungen des velopharyngealen Abschlusses
- Hyper- oder Hypokontraktilität des Pharynx
- Unterbrechungen der Pharynxperistaltik
- Unvollständige oder fehlende Relaxation des oberen Ösophagussphinkters
- Verspätete Öffnung oder vorzeitige Retonisierung des oberen Ösophagussphinkters

Bislang erfolgt die pHRM nur in spezialisierten Zentren und wird daher noch nicht standardmäßig als Routinediagnostik zur Ergänzung der FEES oder VFS durchgeführt.

5.3.6 Die Sonografie

Die sonografische Darstellung des Schluckaktes wird vorwiegend im Rahmen wissenschaftlicher Studien verwendet, gehört jedoch auch – ähnlich wie die MRT oder EMG des Schluckens – noch nicht zur Routinediagnostik von Dysphagien, wohl jedoch in fast allen anderen Bereichen der Medizin. Dennoch bietet die Sonografie, die auch »Ultraschalldiagnostik« oder »Echografie« genannt wird, gegenüber anderen Verfahren einige Vorteile. Sie ist nicht invasiv, kostengünstig und leicht verfügbar, belastet den Patienten nicht und kann beliebig oft wiederholt werden. Im Kopf-Halsbereich wird sie zur Beurteilung von Gewebsstrukturen und Weichteilen eingesetzt, da mit ihr eine genaue Ausmessung und Beurteilung raumfordernder Prozesse auf verschiedenen Ebenen möglich ist.

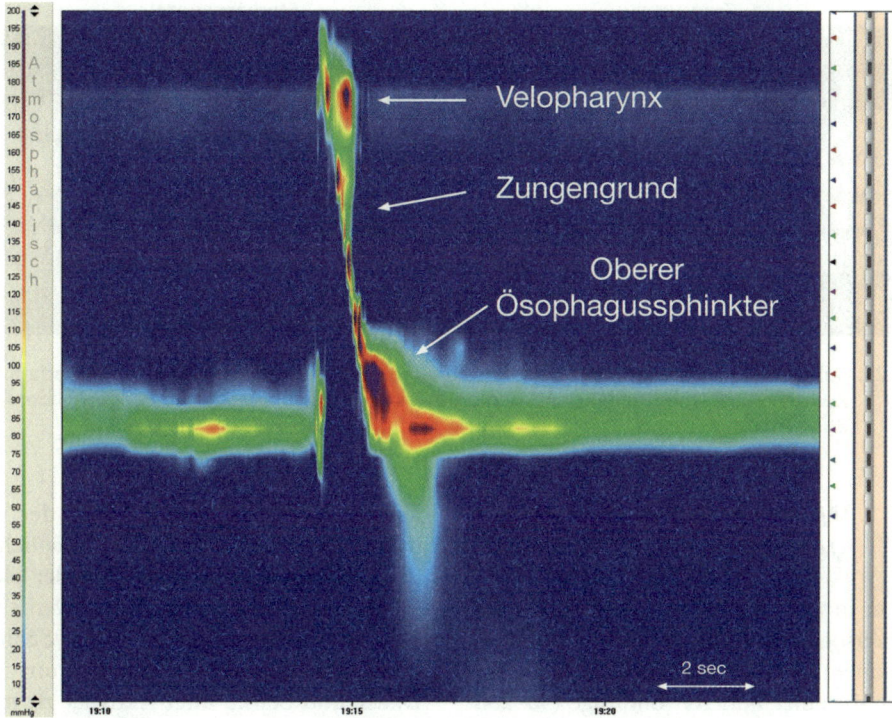

Abb. 5.24: Darstellung des pharyngealen Druckverlaufs im farbigen Druckkonturplot (mit freundlicher Genehmigung von PD Dr. Jungheim, Hannover)

In der medizinischen Diagnostik haben Ultraschallwellen eine Frequenz von 1–10 MHz, wobei sich die Eindringtiefe zur Schallwellenfrequenz umgekehrt proportional verhält. Das heißt, je niedriger die Frequenz, desto höher ist die Eindringtiefe in das Gewebe. Die zur Diagnostik gehörende akustische Impedanz ist das Produkt aus Gewebsdichte und Schallgeschwindigkeit. Hierbei haben Weichteile im Vergleich zu Knochen eine eher niedrige akustische Impedanz. Die Umwandlung der reflektierten elektrischen Impulse nach Schallempfang in Bildpunkte auf dem Monitor wird durch ein sog. »Oszilloskop« hervorgerufen. Neben einer sog. A-Mode bzw. M-Mode, steht dabei die sog. »B-Mode-Darstellung« (B-Mode aus dem engl.: »brightness modulation«) im Vordergrund, bei der es sich um ein zweidimensionales Graustufenbild handelt. Die hiermit sichtbaren orofazialen Strukturen sind in Abbildung 5.25 dargestellt. Das im B-Mode erzeugte zweidimensionale winkelgetreue Schnittbild lässt eine genaue Zuordnung muskulärer Strukturen sowie deren Lagebeziehung zu (Gritzmann und Frühwald 1988).

Wie auf den Abbildungen erkennbar, ist im Speziellen die orale Phase, hier vor allem die Zungenbewegungen sonografisch beurteilbar. Auch die Bewegungen des Hyoids sowie die Funktion des oberen Ösophagussphinkters können mittels der Sonografie erfasst werden. Zur Detektion von Aspirationen eignet sich die Sonografie jedoch nicht. Daher hat sie sich im klinischen Alltag bisher noch nicht etabliert, sondern wird eher zu wissenschaftlichen Studien verwendet.

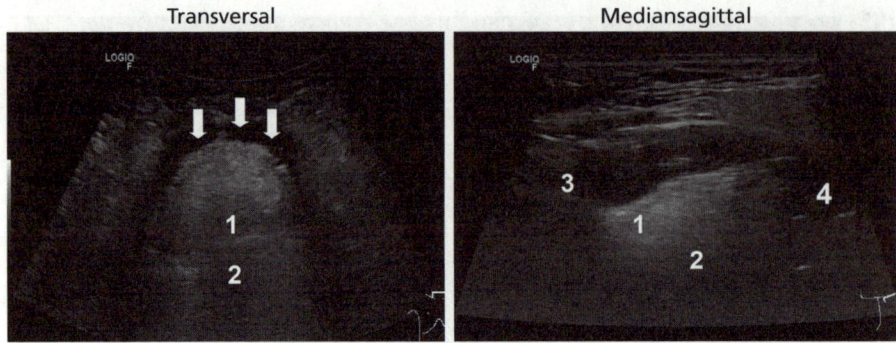

Abb. 5.25: Submentale Darstellung der transversalen und mediansagittalen Ebene im B-Mode-Bild. Zungenoberfläche (Pfeile); 1: M. genioglossus; 2: M. mylohyoideus; 3: Zungenspitze; 4: Zungengrund

5.3.7 Weitere apparative Verfahren

Eine nur in spezialisierten Zentren vorhandene Untersuchungsmethode ist die Hochfrequenzkinematografie des Schluckaktes. Sie besteht aus einer höheren Bildfolge (50–200 Bilder/sec.) und ist somit hochauflösender als die Videofluoroskopie (Hannig und Wuttge-Hannig 2007). Neben den eben beschriebenen sog. »*Goldstandards*« der instrumentellen Dysphagiediagnostik sind, in Abhängigkeit der jeweiligen klinischen Fragestellung, noch andere apparative Verfahren verfügbar, wie beispielsweise die funktionelle dynamische Magnetresonanztomografie (MRT). Diese hat den Vorteil der genauen bildlichen Darstellung von Weichteilen, wie der Zunge und ihrer umgebenden Muskeln, sowie dem Fehlen von Röntgenstrahlen. Wie in der Videofluoroskopie ist es auch hier möglich, alle Schluckphasen abzubilden. Bei der elektromyografischen Untersuchung werden die elektrischen Potenziale der am Schlucken beteiligten Muskeln abgeleitet, um damit Dauer und Stärke ihrer Aktivität zu messen (Alexander und Sudha 1997; Perlman et al. 1999). Allerdings werden sowohl die funktionelle dynamische Magnetresonanztomografie (MRT), die Elektromyografie also auch die in Kapitel 5.3.6 beschriebene Sonografie bisher fast ausschließlich als experimentelle Verfahren für wissenschaftliche Studien genutzt. Einen weiteren ausführlichen Überblick über die unterschiedlichen apparativen Verfahren geben Böhme (2006), Bartolome und Schröter-Morasch (2018) sowie Warnecke und Dziewas (2018).

5.4 Diagnostik ösophagealer Dysphagien

Der ösophageale Bolustransport ist der willentlichen Kontrolle entzogen und vollzieht sich ausschließlich reflektorisch. Vor dem Hintergrund der klinischen Relevanz oropharyngealer Dysphagien und ihrer zunehmenden Bedeutung in der Neurologie und Geriatrie, lag der Fokus eine lange Zeit auf der Evaluation des oropharyngealen Schluckaktes.

Bedenkt man jedoch, dass degenerative Prozesse im Rahmen neurologischer Erkrankungen, wie beispielsweise des Morbus Parkinson oder anderen Systemerkrankungen, oft auch ösophageale Motilitätsstörungen hervorrufen (Prosiegel und Weber 2000), darf die klinische Relevanz ösophagealer Dysphagien auch in der Neurologie nicht unterschätzt werden.

So können Funktionsstörungen des tubulären Ösophagus und des ösophagogastralen Übergangs, wie, Motilitätsstörungen, eine Achalasie oder die gastroösophageale Refluxkrankheit (GERD) ebenfalls zu schwerwiegenden Symptomen führen (Schnoll-Sussmann et al. 2016), (▶ Abb. 5.26 und ▶ Abb. 5.27). In vielen Fällen sind es verschiedene Symptomkonstellationen, die einer bestimmten Erkrankung zugeordnet werden können.

Daher sollte in der Anamnese vor allem auch auf unspezifische Symptome *extraösophagealen Charakters* geachtet werden. Hierzu gehören Heiserkeit, chronischer Husten, Asthma bronchiale sowie der nicht-kardiale Brustschmerz (Farrell 2001; Schwizer 1993). So konnten Cherian et al. (1995) bei 62 % der an nicht-kardialem Brustschmerz leidenden Patienten (n = 123) eine Refluxerkrankung nachweisen, 29 % zeigten Störungen der ösophagealen Motilität. Gastrointestinale Erkrankungen, wie z.B. ein sog. »stiller Reflux« könne darüber hinaus auch zu erheblichen pharyngealen Störungen in Form von Globusgefühl, Räusperzwang und Halsschmerzen führen. Hinzu kommt, dass manche Symptome – ähnlich wie bei oropharyngealen Dysphagien – auch konsistenzabhängig sind. So werden Flüssigkeiten aufgrund der Bedeutung hydrostatischer Kräfte meist besser transferiert, als feste Konsistenzen.

Dysphagien gehören somit zu den Leitsymptomen ösophagealer Erkrankungen. Hierzu gehören:

Strukturelle und entzündliche Veränderungen

- Divertikel und Hernien
- Traktionsdivertikel
- Epiphrenisches Divertikel
- Hiatushernie
- Benigne und maligne Tumorerkrankungen
- Maligne Tumore (Plattenepithelkarzinom, Adenokarzinom)
- Benigne Tumore (Leiomyome, Granularzelltumore)
- Karzinome, die die ösophageale Passage durch Stenosierung indirekt betreffen (Kardiakarzinome, Mediastinaltumore etc.)
- Stenosen, Fistelbildungen, iatrogene Schleimhautalterationen und Ringbildungen (Schatzki-Ring)
- Eosinophile Ösophagitis
- Lumeneinengende Fremdkörper
- Intramurale Pseudodivertikulose
- Bakterielle oder virale Ösophagitiden
- Mykosen
- Verätzungen
- Medikamenteninduziertes Ulcus
- Peptische Stenosen; GERD (engl.: »gastroesophageal reflux disease«)
- Webs
- Radiogene Schleimhautschädigungen
- Postoperative Läsionen

Primäre und sekundäre ösophageale Motilitätsstörungen

- Achalasie
- Neurogene Motilitätsstörungen (z.B. im Rahmen eines Parkinson-Syndroms)
- Diffuser Ösophagusspasmus/Nussknacker-Ösophagus
- Progressive systemische Sklerodermie (betrifft meist nur die unteren 2/3 des Ösophagus)
- Myositiden (z.B. Polymyositis)
- Barrett-Ösophagus

Zur Evaluation der ösophagealen Boluspassage stehen unterschiedliche Verfahren zur Verfügung, die sich – ähnlich der Diagnostik oropharyngealer Dysphagien – ebenfalls gegenseitig ergänzen. Auch bei Störungen der ösophagealen Schluckphase kann man zwischen den folgenden direkten und indirekten Symptomen unterscheiden:

Direkte Symptome

- Ösophageale Bolusstasis, Bolusobstruktion
- Regurgitation
- Emesis (Erbrechen)
- Flüssiger und gasförmiger Reflux
- Entzündungen der ösophagealen Mukosa (Ösophagitis)
- Pyrosis (Sodbrennen)
- Häufiges Luftaufstoßen
- Epigastrischer und retrosternaler Schmerz (nicht kardialer Brustschmerz)

Indirekte, extraösophageale Symptome

- Globusgefühl
- Odynophagie (schmerzhaftes Schlucken)
- Dysphonie (Chronische Heiserkeit)
- Chronischer Husten
- (rezidivierende) Bronchitiden/Pneumonien
- Entzündungen der pharyngealen und laryngealen Mukosa (Pharyngitis, Laryngitis)

Weitere indirekte Symptome

- Unfreiwilliger Gewichtsverlust
- Anämie

Die gastroenterologische Funktionsdiagnostik umfasst verschiedene Verfahren, mit denen u. a. Motilitätsstörungen des tubulären Ösophagus, Störungen von Sphinkterfunktionen, der Nachweis eines gastroösophagealen Refluxes sowie strukturelle Alterationen untersucht werden können. Zur Klärung differenzialdiagnostischer Fragestellungen ist oft eine Kombination dieser Verfahren notwendig.

5.4.1 Die flexible Ösophago-Gastro-Duodenoskopie (ÖGD)

Die flexible Ösophago-Gastro-Duodenoskopie (ÖGD), auch als »Gastroskopie« bezeichnet oder umgangssprachlich »Magenspiegelung« genannt, ist das endoskopisch gestützte Standardverfahren in der morphologischen Diagnostik des oberen Gastrointestinaltraktes und stellt heute die primäre diagnostische Methode dar (Secknus 2004).

Damit ist eine genaue Beurteilung der ösophagealen, gastralen und duodenalen Strukturen und Schleimhäute möglich, wobei u. a. Ulzerationen, Entzündungen, Schleimhautbeläge, Polypen, Divertikel und auch Tumore erkannt werden können. Darüber hinaus bildet die ÖGD den Goldstandard zur Klassifizierung des Schweregrads einer Refluxösophagitis (Koop 2005).

Des Weiteren kann mithilfe einer in den Arbeitskanal des Endoskops eingeführten Biopsiezange bereits während der Untersuchung eine Gewebeprobe zur histologischen Abklärung entnommen werden. Dies ist z. B. eine notwendige Voraussetzung zur sicheren Diagnosestellung einer eosinophilen Ösophagitis (EoE), da hier nur durch eine endoskopische Biopsie die Infiltration der Ösophagusmukosa mit eosinophilen Granulozyten nachgewiesen werden kann. Jedoch sind auch direkte therapeutische Interventionen, wie beispielsweise eine Bougierung, Dillatation oder auch die Abtragung von Fibrinbelägen möglich (Cadiere et al. 2008). Die Anlage einer perkutanen endoskopischen Gastrostomie (PEG) ist ebenfalls nur im Kontext einer ÖGD möglich.

Wie alle anderen bildgebenden Verfahren, hat auch die ÖGD methodenbedingte Schwächen. So können beispielsweise kleine Zenker-Divertikel während der endoskopischen Passage leicht übersehen werden. Auch geht die Mehrzahl der Refluxerkrankungen (60 %), als endoskopisch negative Variante (engl.: non-erosive reflux disease; NERD) ohne endoskopisch erkennbare Erosionen oder Ulzera einher (Rösch und Jaspersen 2001). Daher sollten bei noch ungeklärter Verdachtsdiagnose und entsprechender Symptomatik weitere Verfahren zum Einsatz kommen.

5.4.2 Der Ösophagusbreischluck

Der Ösophagusbreischluck, auch »Bariumbreischluck« oder »Ösophagogramm« genannt, dient der Untersuchung morphologisch-anatomischer Veränderungen des tubulären Ösophagus sowie Öffnungsstörungen des unteren Ösophagussphinkters. Es handelt sich um eine radiografische, nicht-invasive Untersuchung, die meist in einer Folge von 2–4 Bildern/sec. durchgeführt wird. Dabei können beispielsweise Webs, peptische Stenosen oder Divertikel gut dargestellt werden. Der Ösophagusbreischluck ist auch in frühen Stadien der Achalasie in Ergänzung zur Manometrie einzusetzen, um Störungen der Peristaltik des tubulären Ösophagus nachzuweisen, wobei er keine eigentliche Funktionsdiagnostik bzgl. der ösophagealen Motilität leisten kann. Die Abbildung 5.26 zeigt eine hochgradige Dilatation des Ösophagus mit aufgehobener Peristaltik sowie zunehmender Einengung und schnabelförmigen Verjüngung im caudalen Anteil. Diese lässt sich durch den KM-Verhalt vor dem unteren Ösophagussphinkter erklären.

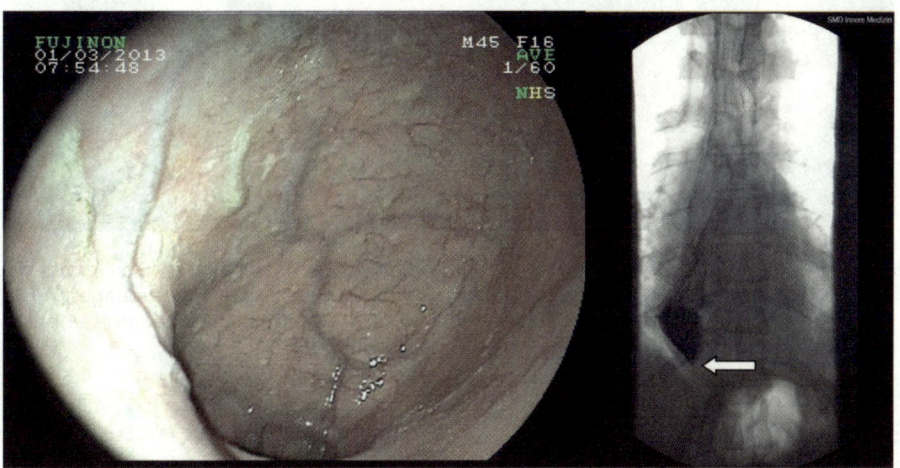

Abb. 5.26: ÖGD und Ösophagusbreischluck bei einem 53-jährigen Patienten mit Achalasie: Weit dilatierter und amotiler Ösophagus mit Kontrastmittelverhalt.

Die Untersuchung erfolgt meist am stehenden Patienten im anterior-posterioren Strahlengang. Verwendet wird nicht-wasserlösliches Bariumsulfat, wobei Kontraindikationen, wie eine bestehende Schwangerschaft oder Aspirationsgefahr berücksichtigt werden müssen.

Ähnlich wie die FEES und VFS ergänzen sich auch ÖGD und Ösophagusbreischluck im Hinblick auf spezifische und differenzialdiagnostische Fragestellungen. Dies kann am Beispiel eines 60-jährigen Patienten demonstriert werden, der bei Verschlechterung des Allgemeinzustandes und bekannter schwerer Gastritis, mit Emesis, retrosternalen Schmerzen und unfreiwilliger Gewichtsabnahme stationär aufgenommen wurde.

Zum Zeitpunkt der Diagnostik war ihm keine orale Nahrungsaufnahme mehr möglich. In der ÖGD konnte eine schwere nekrotiesierende Ösophagitis mit stark geröteter Schleimhaut und Fibrinbelägen dargestellt werden. Dieser Befund sprach für das Vorliegen eines Barrett-Ösophagus als Folge einer schweren chronischen Refluxerkrankung. Im Ösophagusbreischluck zeigte sich eine hochgradige Stenose und eine Erweiterung des proximalen tubulären Ösophagus mit trichterförmig anmutender Lumeneinengung. Die auffällige intraluminale Kontrastmittelaussparung war dabei nicht typisch für ein Ösophaguskarzinom, sondern deutete eher auf narbige Ösophaguswandveränderungen im Rahmen der entzündlichen Alterationen hin (▶ Abb. 5.27).

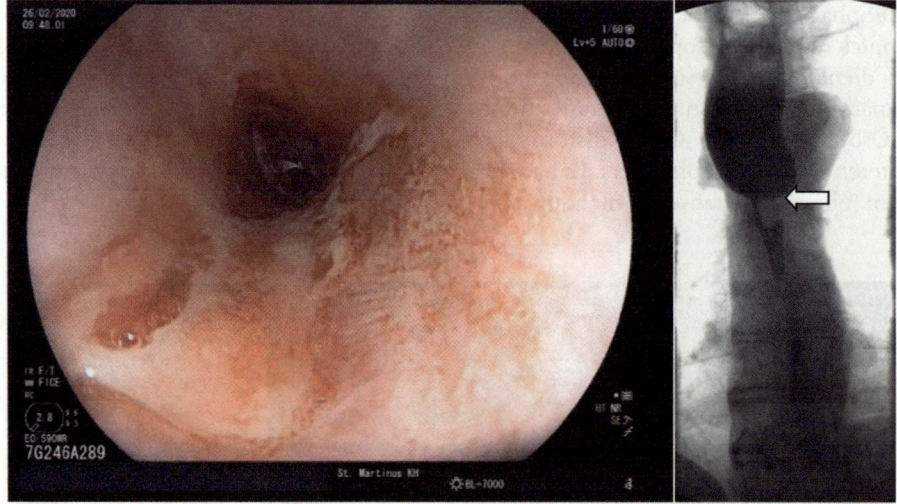

Abb. 5.27: ÖGD: endoskopisch nicht passierbare Ösophagusstenose mit Rötungen und Fibrinbelägen der ösophagealen Mukosa bei schwerer chronischer Refluxerkrankung; Ösophagusbreischluck: Trichterförmige Lumeneineingung (Pfeil) mit Kontrastmittelverhalt und prästenotischer ovalärer Kontrastmittelaussparung (Barrett-Ösophagus).

5.4.3 Die hochauflösende Ösophagusmanometrie

Die ösophageale Boluspropulsion ist das Ergebnis von Muskelkontraktionen, die über die Erzeugung eines kontinuierlichen Druckaufbaus mittels peristaltischer Wellen eine Bewegung des Bolus hervorrufen. In der Ösophagusmanometrie, die den »Goldstandard« in der Diagnostik ösophagealer Motilitätsstörungen darstellt, kann dieser Druckverlauf mittels Messungen an Druckamplituden erfasst und auf verschiedenen Höhenebenen des Ösophagus beurteilt werden (Kahrilas et al. 1994). Dabei sind die folgenden drei Ebenen involviert:

- Funktionalität des oberen Ösophagussphinkter
- Peristaltik des tubulären Ösophagus
- Funktionalität des unteren Ösophgussphinkter

Während in der konventionellen Ösophagusmanometrie der peristaltische Druck an mindestens drei Punkten in einem Abstand von jeweils 5 cm gemessen wurde, besteht der Messkatheter der modernen hochauflösenden Ösophagusmanomtrie (engl.: »high resolution manometry«, HRM) aus mindestes 20 Druckaufnahmern. Diese liefern im tubulären Ösophagus in einem Abstand von

1–2 cm und von ≤ 1 cm an den Sphinkteren digitale Druckwerte, welche in farbige Druckkonturplots umgewandelt werden. Die Druckwerte zwischen den einzelnen Sensoren werden interpoliert (berechnet). So lässt sich die schluckinduzierte Peristaltik im Druckverlauf und damit indirekt die Boluspropulsion durch die gesamte Speiseröhre darstellen. Mittels eines vorzugsweisen nasalen Zugangs wird die Messsonde mit mindestens einem Sensor oberhalb des oberen Ösophagussphinkters im Rachen sowie mindestens drei Druckabnehmern im Magen platziert.

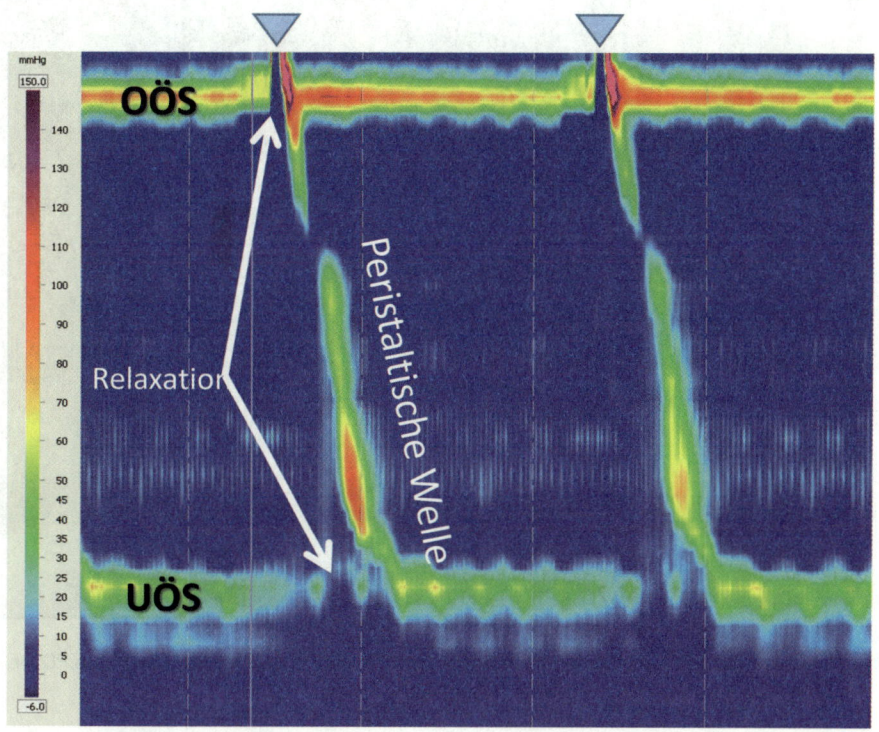

Abb. 5.28: Hochauflösende Ösophagusmanometrie

Normalbefund: Die Messsonde wird so platziert, dass sowohl der obere (oÖS) als auch der untere Ösophagussphinkter (uÖS) als Druckbänder erfasst werden. In Antwort auf 5 ml-Wasserschlucke (hellblaue Dreiecke), kommt es zur Relaxation des oÖS und die peristaltische Welle wird ausgelöst. Bevor diese den uÖS erreicht, relaxiert dieser, sodass das vor der Kontraktion hergeschobene Wasser in den Magen transportiert werden kann. (mit freundlicher Genehmigung von PD Dr. Jutta Keller, Hamburg; mod. von Jochen Keller)

Auch die ösophageale Manometrie folgt einem standardisierten Untersuchungsprotokoll, was zehn Wasserschlucke á 5 ml in einem Abstand von jeweils 20–30 Sekunden, freies schnelles Trinken (MRS – »multiple rapid swallows«) und eine Testmahlzeit aus soliden Boli vorsieht. Die Auswertung erfolgt in Anlehnung an die sog. »Chicago-Klassifikation« (Pandolfino et al.

2008) anhand eines Vergleichs mit Normwerten, die allerdings je nach verwendetem HRM-System und der Katheterart variieren kann.

In Abbildung 5.29 ist eine manometrisch dokumentierte Öffnungsstörung des uÖS sowie eine Beeinträchtigung der Peristaltik des tubulären Ösophagus dargestellt.

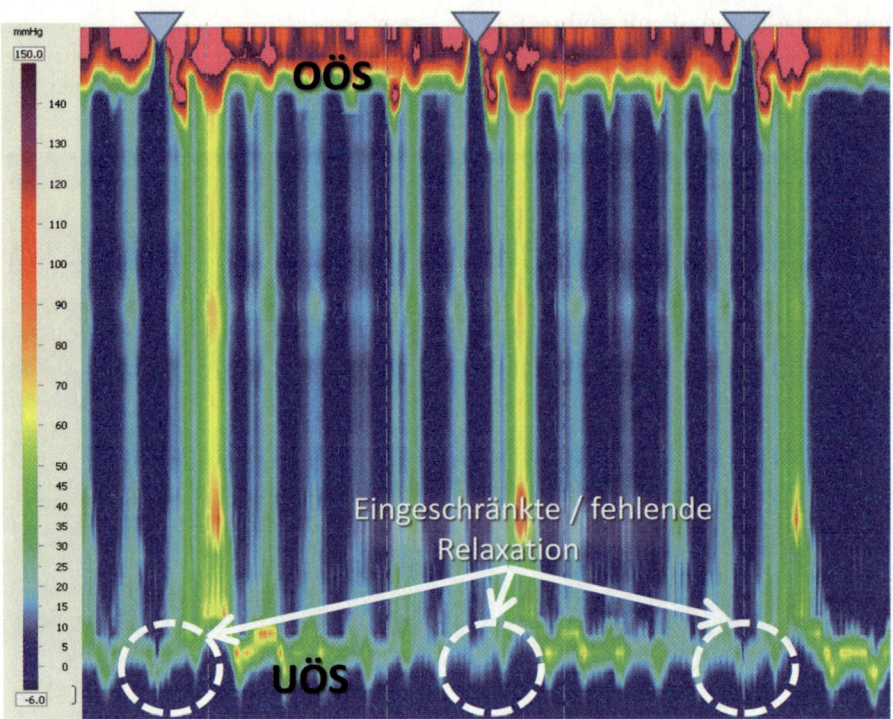

Abb. 5.29: Hochauflösende Ösophagusmanometrie (mit freundlicher Genehmigung von PD Dr. Jutta Keller, Hamburg; mod. von Jochen Keller)

Achalasie: Die Schluck-reflektorische Relaxation des uÖS ist eingeschränkt bzw. fehlt, und es tritt auch keine normale Peristaltik auf. Stattdessen kommt es zu simultanen Druckschwankungen im gesamten Ösophagus als Stauphänomen. Formal handelt es sich somit hier um eine Achalasie Typ II, den häufigsten und am besten zu behandelnden Subtyp.

Neuere Verfahren, die zum Teil auch schon klinisch eingesetzt werden, sind die *3D-Manometrie*, die mittels spezieller Sonden ein als Zylinder dargestelltes 3-dimensionales Bild liefern und die *EndoFLIP*, die neben der Druckmessung auch die Darstellung des luminalen Durchmessers erlaubt und somit auch Aussagen zum Öffnungsgrad der Sphinktere liefert. Das Verfahren ist besonders hilfreich bei der differenzierten Abklärung von GERD (engl.: gastroesophageal reflux disease), einer Achalasie oder Gastroparese.

5.4.4 Die Langzeit-pH-Metrie und Impedanzmessung

Die Langzeit-pH-Metrie ist das älteste Verfahren zur quantitativen Darstellung der ösophagealen Säureexposition im Rahmen einer

GERD. Sie eignet sich zum Nachweis des sauren Refluxes aus dem Magen und zur Diagnostik der endoskopisch negativen Refluxkrankheit (Gorecki 2001; Koop 2005).

Dabei wird dem Patienten ein mit einem portablen Aufnahmegerät verbundener und einem Durchmesser von etwa 1,5 mm dünner Katheter transnasal bis etwa 5 cm oberhalb des unteren Ösophagussphinkters eingeführt. Der Katheter verbleibt dort dann für 24 Stunden, wobei der Patient unter Beibehalten seiner üblichen Verhaltens-, Ess- und Trinkgewohnheiten, die individuellen Beschwerden auf einem Protokollbogen dokumentiert. Die gemessenen pH-Werte werden kontinuierlich auf dem Speichermedium erfasst und mittels eines Computerprogramms analysiert. Anschließend können die Werte mit den Angaben des Patienten verglichen werden. Hiermit lassen sich Refluxepisoden objektivieren (pH Abfall < 4,0) und einer entsprechenden Behandlung zuführen (Schindlbeck 2003). Die Langzeit-pH-Metrie ist u. a. bei den folgenden Faktoren indiziert:

- Unklare und persistierernde Refluxsymptomatik
- endoskopisch unauffälliger Schleimhautbefund
- unauffällige Röntgenbefunde
- unklare retrosternale Schmerzen
- unklare extraösophageale Reflux-Manifestationen (Pharyngitis, Laryngitis etc.)
- Statuserhebung vor einer geplanten Antireflux-OP

Zur genaueren Evaluation kann die pH-Metrie darüber hinaus mit noch anderen Verfahren kombiniert werden. Wenn sich beispielsweise der Verdacht auf eine gleichzeitig bestehende Motilitätsstörung des Ösophagus ergibt, ist eine Kombination mit einer Ösophagusmanometrie hilfreich.

Da die Langzeit-pH-Metrie jedoch nur das saure Refluat erfassen kann, wird der kombinierten pH-Metrie mit der sog. Ösophagus-Impedanzmessung eine hohe Sensitivität im Hinblick auf die Detektion auch nicht-saurer Refluxepisoden zugesprochen (Sifrim et al. 2004).

Mit der Impedanz wird die elektrische Leitfähigkeit eines Organs und dessen Inhalts gemessen, wobei sie sich dabei umgekehrt proportional zur Leitfähigkeit verschiedener Medien verhält. So liegt die elektrische Leitfähigkeit von Luft annähernd bei null, bei Flüssigkeit hingegen ist sie hoch. So ruft ein Flüssigkeitsbolus während des Schluckvorgangs eine Änderung der Impedanz im Ösophagus hervor. Diese nur kurzfristige Änderung kann mittels einer *intraluminalen Impedanzmessung* erfasst werden. Hierfür wird eine geringe Spannung an zwei Elektroden eines Katheters anlegt und der resultierende Strom gemessen. Bei der ösophagealen Passage von Flüssigkeit fällt die Impedanz kurzzeitig und geht danach auf ihren ursprünglichen Wert zurück. Sind am Katheter mehere Elektroden angebracht, lässt sich auch die Richtung der Bolusbewegung erfassen. Damit ist es möglich, den nicht-sauren Reflux nachzuweisen und mittels der sog. »Mehrkanalmessung«, auch die Höhe des aufsteigenden Refluats zu messen (Zerbib et al. 2006).

5.4.5 Die Ösophagus-Funktionsszintigrafie

Die Funktionsszintigrafie des Ösophagus ist ein quantifizierendes, nicht-invasives Verfahren der Nuklearmedizin und dient der Beurteilung des ösophagealen Bolustransports sowie der ösophagealen Clearance. Sie eignet sich besonders zur Untersuchung von Motilitätsstörungen des tubulären Ösophagus im Rahmen von neuromuskulären oder Bindegewebserkrankungen (sog. »Kollagenosen«) (Katschinski et al. 2002). Des Weiteren kann sie auch zur Verlaufskontrolle von Therapiemaßnahmen bei Patienten mit Achalasie, diffusen Ösophagusspasmen und anderen Störungen eingesetzt werden (Katschinski et al. 2002), da sie Aussagen bzgl. der Peristaltik zulässt.

Für eine funktionelle Ösophagusszintigrafie kommen vor allem Patienten infrage, bei denen eine Ösophagusstenose endoskopisch und radiologisch als Ursache der Beschwerden ausgeschlossen werden konnte, sowie Patienten mit nicht-kardialem Thoraxschmerz ohne pH-metrisch nachgewiesener Refluxkrankheit. Differenzialdiagnostisch kann sie vor allem bei ösophagealen Transportstörungen, bei denen manometrisch und endoskopisch keine Ursache gefunden wurde, hilfreich sein (Eising et al. 1996). Die von Kazem (1972) erstmals beschriebene Methode wurde vor allem von Tatsch et al. (1996) im Hinblick auf die Untersuchungstechnik und den -ablauf weiterentwickelt.

Unter Ausschluss der Schwerkraft und zum ausschließlichen Erfassen der peristaltischen Funktion des Ösophagus erfolgt die Untersuchung standardmäßig am liegenden Patienten, der vor der Untersuchung etwa drei Stunden nichts gegessen haben sollte. Zur Kennzeichnung des pharyngoösophagealen Übergangs wird in Höhe des Schildknorpels vorübergehend ein radioaktiver Marker platziert und die radioaktive Strahlung kurz mit einer Gammakamera festgehalten.

Nach Gabe eines nicht radioaktiv markierten Testbolus, nimmt der Patient dann eine zuvor mit nicht resorbierbaren Radiopharmaka (^{99m}Tc-Schwefelkolloid oder ^{99m}Tc-Zinnkolloid) vermischte Nahrung zu sich. Somit kommt es bei dieser Untersuchung ebenfalls zu einer – wenn auch nur sehr geringen – Strahlenbelastung von etwa einem Millisievert (mSv). Die zu testenden Boli bestehen aus Wasser (10 ml) und Griesbrei (10 g). Der Patient soll dabei jeweils 6–8 Boli in Abständen von 30 Sekunden schlucken. Bei ösophagealen Retentionen größerer Bolusteile sollte die Untersuchung in sitzender Position zum Nutzen der Schwerkraftwirkung über 5–20 Minuten fortgeführt werden.

Die Auswertung der Untersuchung erfolgt mittels einer Ort-Zeit-Matrix, die den zeitlichen Verlauf der ösophagealen Aktivitätsverteilung darstellt und mit konsistenzabhängigen Normwerten der ösophagealen Entleerung vergleicht. So sollten innerhalb eines Zeitraums von zwölf Sekunden 91 % eines flüssigen und 85 % eines breiigen Bolus in den Magen transferiert worden sein (Tatsch et al. 1996).

In der Abbildung 5.30 sind die verschiedenen Indikationen der gastroenterologischen Funktionsdiagnostik in Abhängig der zugrunde liegenden Pathologien dargestellt.

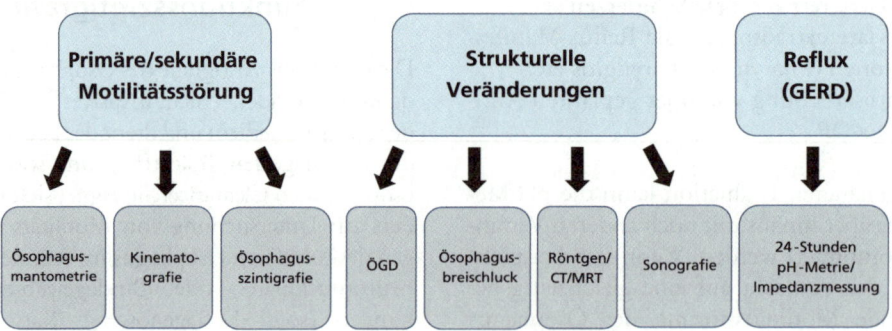

Abb. 5.30: Indikationen der gastroenterologischen Funktionsdiagnostik.

5.5 Die Bedeutung einer einzelfallorientierten und therapiegeleiteten Dysphagiediagnostik

Während sich Kategorisierungen, Schweregradeinteilungen und Algorithmen in der klinischen Dysphagiologie vor allem dazu eignen, komplexe Phänome zu ordnen und für die Praxis überschaubar zu machen, steht in einer einzelfallorientierten Dysphagiediagnostik der Patient mit seiner individuellen Symptomatik im Vordergrund, die auch soziale Bezugssysteme mit einbezieht. So kann eine objektiv eher leichte Dysphagie subjektiv ganz erhebliche Einschränkungen der Lebensqualität verursachen und somit im Erleben des Betroffenen als sehr schwerwiegend empfunden werden (▶ Kasuistik 6.11.2).

Dabei sind, neben den spezifischen Störungsphänomenen, wie Aspiration oder einer reduzierten Abschluckfähigkeit, auch Faktoren bedeutsam, die nicht nur auf defizitäre Aspekte abheben, sondern in besonderem Maße z. B. auch die Selbsthilfekompetenz der Patienten erfassen.

Insbesondere für die Therapieplanung und die Art der Vorgehensweise ist dies von besonderer Bedeutung. Daher kann das Ziel einer differenzierten Evaluation des Schluckens sicher nicht nur sein, die bestehende Symptomatik zu dokumentieren und in graduierende Schemata einzuordnen, sondern vor allem auch den *therapeutischen* Aspekt in die Evaluation mit einzubeziehen. Dieser kann z. B. darin bestehen, vom Patienten spontan und häufig unbewusst durchgeführte Kompensationsleistungen zu beobachten und sie im Hinblick auf ihre Suffizienz hin zu beurteilen. Derartige Kompensationen können sein:

- ein früher Glottisschluss vor Auslösen des Schluckreflexes (therapeutisch nicht angeleitetes »supraglottisches Schlucken«), (▶ Kasuistik 6.13.2),
- eine verlängerte laryngeale Elevation (sog. »Mendelieren«), (▶ Kasuistik 6.11.3),
- kräftigeres (Nach-)schlucken bei pharyngealen Residuen,
- Änderung der Kopfhaltung oder Sitzposition

Letztlich ist auch bei Vorliegen einer objektiv schweren Dysphagie die Evaluation einer »kleinstmöglichen Abschluckfähigkeit« für die Therapieplanung sehr wichtig. Erlaubt sie es doch, entsprechende Bolusgaben in reduzierter Menge, einer bestimmten Konsistenz oder Temperatur in die Übungsbehandlung mit einzubeziehen und so eine mögliche Schluck-Restfähigkeit zu erhalten oder auszubauen. Die nun folgenden Kasuistiken sollten daher auch vor diesem Hintergrund betrachtet werden.

6 Kasuistiken

6.1 Dysphagie nach Schlaganfall

6.1.1 Theoretischer Hintergrund

Unter dem Begriff »Schlaganfall« werden sowohl ischämische Hirninfarkte, bei denen es zum Verschluss eines hirnversorgenden Gefäßes kommt, als auch Hirnblutungen (sog. »hämorrhagische Infarkte«), bei denen zwischen einer intrazerebralen (ICB) und der Subarachnoidalblutung (SAB) unterschieden werden kann, subsummiert. Der ischämische Schlaganfall hat eine hohe Altersinzidenz und betrifft etwa 160–240 Einwohner/100.000 pro Jahr (Sitzer und Steinmetz 2011).

Gleichzeitig ist er auch die häufigste Ursache neurogener Dysphagien. In der akuten Schlaganfallphase liegt die Inzidenz bei ca. 80 %, wobei sowohl ischämische als auch hämorrhagische Infarkte, die das neuronale Schlucknetzwerk auf verschiedenen Ebenen schädigen können, gleichermaßen von Bedeutung sind. Daher werden unter dem sehr allgemeinen Begriff der »schlaganfallbedingten Dysphagie« eine Vielzahl von Symptomkonstellationen und Risikofaktoren subsummiert, wobei die Lokalisation (pontin, supratentoriell, subkortikal) und der Schweregrad (gemessen an der National Institutes of Health Stroke Scale; NIHSS) des Schlaganfalls sowohl im Hinblick auf die spezifische dysphagische Symptomatik als auch auf die Prognose eine wesentliche Rolle spielen (Henke et al. 2017; Somasundaram et al. 2014; Warnecke und Dziewas 2018).

In Bezug auf die Versorgung geriartrischer Patienten sei in diesem Zusammenhang auch die subkortikale arteriosklerotische Enzephalopathie (SAE) erwähnt, die sich vor dem Hintergrund einer Mikroangiopathie, in kleinen, meist beidseitigen lakunären Infarkten und einer ischämisch bedingten Marklagererweichung des Großhirns (sog. »Leukoaraiose«, »white matter lesions«) darstellt. Die typischen Lokalisationen sind dabei das periventrikuläre Marklager, die Stammganglien sowie der Hirnstamm. Die in diesem Zusammenhang eher subakuten oder auch chronisch verlaufenden Schluckstörungen, sind prognostisch eher ungünstig (Prosiegel 2005b).

Bei Schlaganfallpatienten lassen sich in Abhängigkeit vom infarzierten Stromgebiet charakteristische Störungsmuster von Dysphagien finden. So treten ein Leaking und ein verzögerter Schluckreflex typischerweise bei Mediainfarkten auf, wohingegen Öffnungsstörungen des oberen Ösophagussphinkters besonders häufig bei Infarkten in der dorsolateralen Medulla oblongata beobachtet werden. Einen ausführlichen Überblick über endoskopische Befunde schlaganfallbedingter Dysphagien geben Warnecke und Dziewas (2018).

Klinisch besonders bedeutsam ist der Zusammenhang von Dysphagien, Pneumonien und erhöhter Mortalitätsrate, der in klinischen Studien inzwischen hinreichend belegt werden konnte (Ko et al. 2021; Marik und Kaplan 2003). So wurden in einer Follow-up-Studie von Sellars et al. (2007) bei 412 Schlaganfallpatienten eine Pneumonieinzidenz von

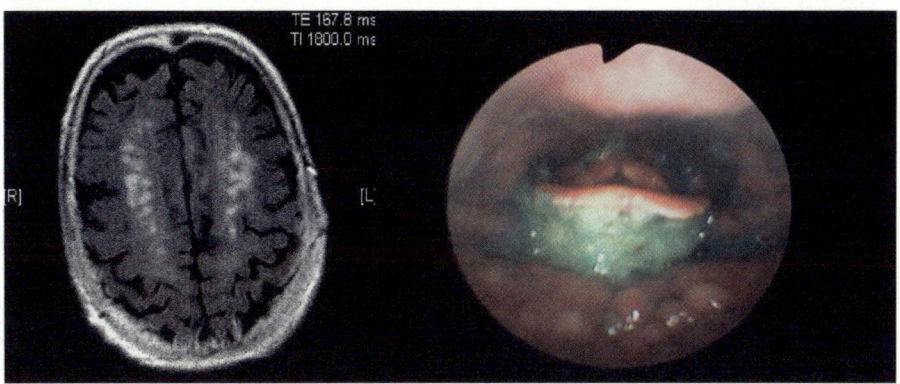

Abb. 6.1: Typische MRT-Aufnahme eines Patienten mit subkortikaler arteriosklerotischer Enzephalopathie (SAE) und einer Dysphagie, die sich in der FEES vor allem in pharyngealen Residuen mit vollständigem Auffüllen der Valleculae bei festen Konsistenzen und einer stillen Aspiration bei Flüssigkeiten darstellte.

18,9 % nachgewiesen, wobei sowohl das Vorliegen einer Dysphagie als auch ein höheres Lebensalter (> 65 Jahre) unabhängige Prädiktoren für die Entwicklung einer Pneumonie waren. Verantwortlich hierfür ist der hohe Anteil an Aspirationen, die – insbesondere in der akuten Schlaganfallphase – zu einem nicht unerheblichen Teil still verlaufen (Ramsey et al. 2005; Warnecke 2009c). Zwei Drittel der Patienten, bei denen ein NIHSS von drei oder mehr Punkten erhoben werden konnte, zeigten *stille Aspirationen* bei Flüssigkeit (Warnecke und Dziewas 2018). Entsprechend haben dysphagische Schlaganfallpatienten, bei denen auch Aspirationen nachgewiesen wurden, ein 11,5 fach erhöhtes Risiko eine Pneumonie zu entwickeln (Martino et al. 2005).

Da die dysphagischen Symptome in der akuten Schlaganfallphase häufig nicht nur schwerwiegend, sondern z. T. auch recht unterschiedlich sind, stellt sich die Frage, was aus einer endoskopischen Beurteilung für Patienten auf der Stroke Unit folgt und welche Empfehlungen in Abhängigkeit von der Symptomatik gegeben werden können. Hiermit sind Aspekte des sog. »Dysphagiemanagements« angesprochen, welches diagnostische und therapeutische Behandlungspfade in unterschiedlichen klinischen Settings beinhaltet und in Form von Algorithmen dargestellt werden kann. Für die akute Schlaganfallphase haben Dziewas et al. (2008) einen FEES-basierten Score entwickelt, der Empfehlungen zum weiteren Behandlungsprozedere enthält. Der FEEDS (engl.: »Fiberoptic Endoscopic Dysphagia Severity Scale for Acute Stroke Patients«) klassifiziert die akute schlaganfallbedingte Dysphagie in sechs Schweregrade. Hinweise zur Anwendung und die genaue Klassifikation finden sich bei Warnecke und Dziewas (2018).

Die stille Aspiration ist deshalb klinisch so relevant, weil sie ohne reflektorischen Husten einhergeht und so im stationären Alltag leicht übersehen werden kann. In der apparativen Schluckdiagnostik zeigt sie sich als ein Eindringen von Bolusmaterial unterhalb des Stimmlippenniveaus ohne dokumentierbare Reaktion des Patienten. Ein eindrückliches Beispiel einer schlaganfallbedingten Dysphagie mit prädeglutitiver stiller Aspiration wird in den folgenden Kasuistiken dargestellt.

6.1.2 Kasuistik

79-jährige Patientin mit Z. n. rechtshemisphärischem Insult, Hemineglect nach links, hochgradi-

ger Dysarthrophonie und brachiofazial betonter Hemiparese links.

Fallbeschreibung

Grund der notfallmäßigen stationären Aufnahme war eine hochgradige Dysarthrophonie mit brachiofazialer Hemiparese links. Klinisch-neurologisch fand sich überdies ein beidseits positives Babinski-Zeichen, ein Hemineglect nach links sowie eine Anosognosie. Die Patientin war wach, psychomotorisch jedoch stark verlangsamt.

Ursächlich für die oben beschriebene Symptomatik war ein Hirninfarkt im Stromgebiet der A. cerebri Media rechts, der in der multimodalen cMRT zur Darstellung kam. Bei einem NIHS-Score von 10 wurde eine systematische Thrombolysetherapie mit kumulativ 60 mg rt-Alteplase durchgeführt. Hierunter kam es zu einer nur teilweisen Besserung der neurologischen Symptomatik. Nach MR-tomografischem Blutungsausschluss wurde eine Sekundärprophylaxe mit ASS 100 mg/Tag begonnen. Weder in der TOF-MRA noch in der Doppler- und Dupplexsonografie ergaben sich Hinweise für hämodynamisch relevante Stenosen der hirnversorgenden Gefäße. Im Langzeit-EKG konnten embolierelevante Herzrhythmusstörungen ausgeschlossen werden. Das TEE zeigte eine Mitralklappeninsuffizienz 1. Grades, ohne Anhalt für intrakardiale Thromben oder Shunts.

Logopädisch-klinischer Befund

Es bestand eine hypotone Dysarthrophonie mit stark unartikulierter und verlangsamter Sprechweise sowie reduzierter Stimmlautstärke, die die Verständlichkeit der Äußerungen stark einschränkte. Bei Überprüfung der Zungenmotilität zeigte sich ein deutlich reduziertes Bewegungsausmaß mit diskreter Deviation nach links sowie eine Bradydiadochokinese. Bei Inspektion der Mundhöhle fielen diskrete Speichelresiduen im hinteren Bereich des Mundes auf. Der willkürliche Husten war nach auditiver Beurteilung deutlich kraftgemindert.

Somit lagen – unabhängig von Schluckversuchen – bereits drei positive Aspirationsprädikatoren nach Daniels et al. (1997) vor (Dysarthrie, Dysphonie und reduzierter willkürlicher Husten). Dennoch führten wir einen Schluckversuch mit 5 ml Wasser durch, bei dem sich ein diskretes anteriores Leaking aus dem linken Mundwinkel zeigte, was von der Patientin offensichtlich nicht bemerkt wurde. Die Hebung des Larynx war gut palpierbar. Postdeglutitives Husten wurde nicht beobachtet. Die Patientin blieb bis zur FEES oral nahrungskarent.

Video (FEES)

Dieses Video (⊙ Video 6.1.2: FEES prädeglutitive stille Aspiration) verdeutlicht die Notwendigkeit einer zeitnahen Bildgebung des Schluckens bei Schlaganfallpatienten mit positivem Schluckscreening bzw. einem schweren neurologischen Defizit. Die hier zu beobachtenden Symptome sind ein Leaking im Rahmen einer gestörten oralen Boluskontrolle sowie eine prädeglutitive stille Aspiration, PA° 8, als Ausdruck einer reduzierten pharyngo-laryngealen Sensibilität.

6.1.3 Kasuistik

63-jähriger Patient mit älterem PICA-Infarkt und aktuellem Infarkt der Medulla oblongata, Fazialisparese und Ptosis rechts.

Fallbeschreibung

Bei dem Patienten kam es im häuslichen Umfeld in den Morgenstunden zu einer rechtsseitigen Fazialismundastschwäche sowie einer Gangunsicherheit mit Schwindel. Nach stationärer Aufnahme wurde in der

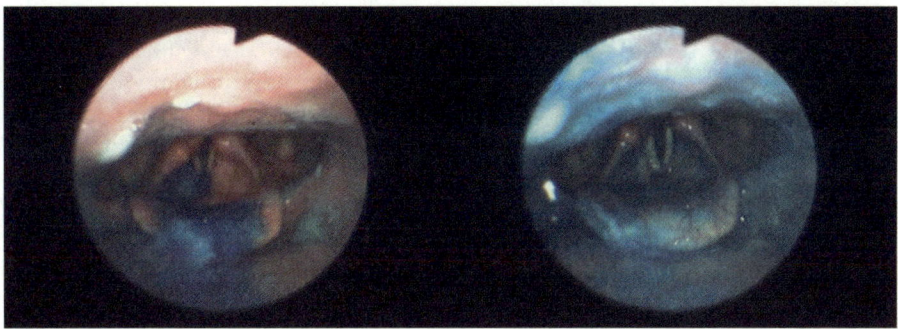

Abb. 6.2: Prädeglutitive Aspiration über noch geöffnete Epiglottis. Die Flüssigkeit passiert die Stimmlippen und erreicht die Trachea. Ausbleiben eines reflektorischen Hustens und deutliche Einfärbungen im gesamten Aditus.

Bildgebung eine Ischämie in der dorsalen Medulla oblongata diagnostiziert. Weiterhin kamen mikroangiopathische Veränderungen sowie ein älterer PICA-Infarkt links zur Darstellung. Eine computertomografische Angiografie (CTA) und die Neurosonografie ergaben keine Hinweise auf relevante Stenosen der hirnversorgenden Gefäße. Eine kardiale Emboliequelle wurde ebenfalls nicht nachgewiesen. Bei persistierender schwerer Dysphagie, ausbleibendem Schluckreflex und Speichelaspiration, erhielt der Patient eine PEG-Sonde. Die empfohlene protektive Tracheotomie wurde vom Patienten und den Angehörigen abgelehnt.

Logopädisch-klinische Diagnostik

Der Patient war wach, ansprechbar und konnte zum Zeitpunkt der Befundaufnahme bei guter Kopfkontrolle aufrecht im Stuhl sitzen. Es bestand eine leichte Dysarthrie mit ausreichend lauter Phonation. Die Überprüfung der fazioralen Motilität ergab eine Bradydiadochokinese sowie eine reduzierte Zungenbeweglichkeit und -kraft. Auch die Kraft des willkürlichen Hustenstoßes war nach auditiver Beurteilung vermindert. Bei Schluckversuchen mit 5 ml Wasser ließ sich nur eine kurze laryngeale Hebung palpieren. Es kam zu postdeglutitivem Husten mit anschließend feuchter Stimmqualität.

Video (FEES)

Diese FEES-Videos (⊙ Video 6.1.3a: FEES Ruhebeobachtung, Sekretstatus und Phonationsprüfung und ⊙ Video 6.1.3b: FEES eingeschränkter pharyngealer Bolustransfer) demonstrieren die Störung der pharyngealen Phase mit eingeschränktem Bolustransfer und Residuen in den Sinus piriformes sowie den Valleculae bei Schluckversuch mit honigartig angedickter Flüssigkeit. Des Weiteren sind bereits in der Ruhebeobachtung Speichelresiduen in den pharyngealen Spalträumen nachweisbar. Zu achten ist auf das nur kurze Whiteout, was zu Beginn der Untersuchung im Rahmen eines unwillkürlichen Speichelschlucks dokumentiert werden konnte. Dies spricht für eine reduzierte Hebung des hyolaryngealen Komplexes, was sich in der nachfolgenden Videofluoroskopie bestätigen ließ (▶ Abb. 6.4).

Video (VFS)

Im lateralen Strahlengang der VFS (⊙ Video 6.1.3c: VFS eingeschränkte Larynxelevation und ausbleibende Epiglottiskippung) sind die pharyngealen Residuen, die bereits in der FEES

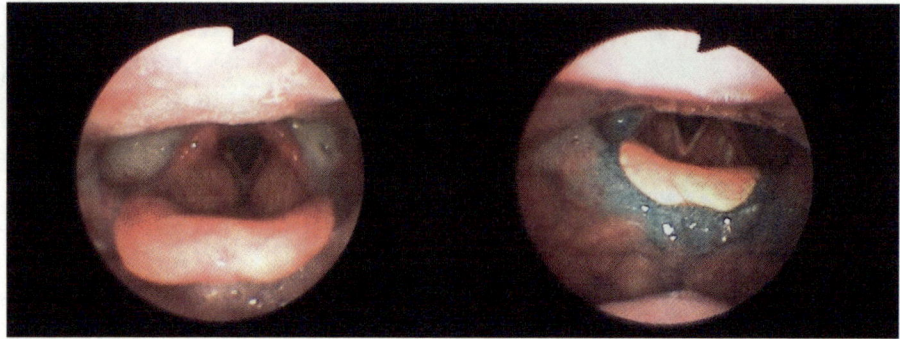

Abb. 6.3: FEES-Befund: Erkennbar sind Speichel- und Bolusresiduen in den pharyngealen Spalträumen sowie ein Bolusverhalt an den entsprechenden Stellen nach Schluckversuch.

auffällig waren, erkennbar. Dargestellt werden kann hier darüberhinaus ein zwar suffizienter velopharyngealer Abschluss, allerdings zeigt sich eine reduzierte Verlagerung des hyolaryngealen Komplexes vor allem nach ventral sowie eine abgeschwächte Zungenbasisretraktion. Infolgedessen kommt es zu einer ausbleibenden Epiglottiskippung und einer nur unvollständigen Öffnung des oberen Ösophgussphinkters (sekundäre Öffnungsstörung des oÖS).

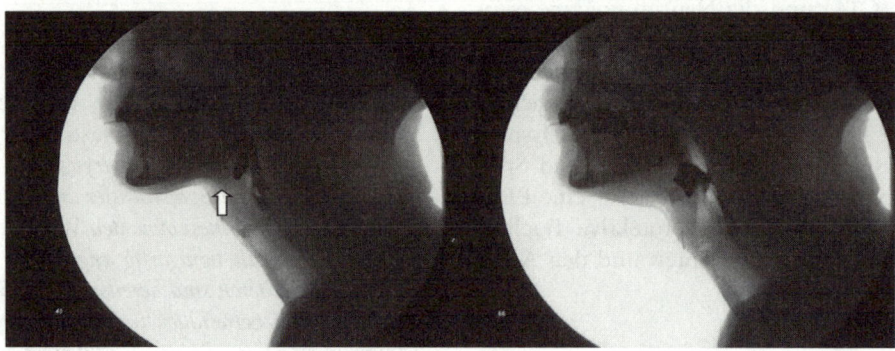

Abb. 6.4: VFS-Befund: Eingeschränkte Bewegung des Hyoids nach ventral mit ausbleibender Epiglottiskippung. (Sekundäre) Öffnungsstörung des oberen Ösophagussphinkters mit deutlichem pharyngealem Bolusverhalt.

Fazit für die Praxis

Insbesondere in der akuten Schlaganfallphase kann das Vorliegen einer Dysphagie leicht übersehen werden, da das postdeglutitive Husten, als das auffälligste Symptom einer Schluckstörung, häufig gar nicht auftritt (»stille Aspiration«). Abgesehen von den bekannten indirekten Prädikatoren, wie z. B. Dysarthrie, Dysphonie und abgeschwächter willkürlicher Husten etc., sollten nach neuerer Auffassung auch andere Parameter, wie der NIHSS-Score und das Vorliegen eines schweren neurologischen Defizits (z. B. schwere Aphasie, Hemineglect) in der Planung der weiteren Diagnostik Berücksichtigung finden (Warnecke und Dziewas 2018).

6.2 Dysphagie bei idiopathischem Parkinson-Syndrom (IPS)

6.2.1 Theoretischer Hintergrund

Parkinson-Syndrome und andere Bewegungsstörungen sind heutzutage neben dem akuten Schlaganfall die häufigste Indikationsstellung zur Durchführung einer FEES. Parkinson-Syndrome werden nach neuester Lesart als Multisystemerkrankung verstanden, die nahezu das gesamte Schlucknetzwerk betrifft und sowohl Hirnstamm- als auch kortikale Schluckzentren involviert (Braak et al. 2004). Dabei treten die typischen extrapyramidalmotorischen Symptome erst im dritten Stadium der insgesamt sechs neuropathologischen Stadien auf. So gehören gastrointestinale Beschwerden, wie die Obstipation, zu den frühen bzw. ersten Manifestationen der Erkrankung (< 3 Jahre) und sind bei 40–70 % der Betroffenen als Ausdruck einer Hirnstammbeteiligung im Krankheitsgeschehen nachweisbar. In diesem Zusammenhang sollten auch *ösophageale Motilitätsstörungen* als ein häufiges Symptom der Parkinson-Erkrankung nicht übersehen werden (Cersosimo et al. 2013). Sie äußern sich z. B. in Beeinträchtigungen der Peristaltik und multiplen simultanen Kontraktionen (»diffuser Ösophagusspasmus«).

Vor dem Hintergrund der oben beschriebenen Multisystemdegeneration, kann neben der Willkürmotorik und dem Vegetativum, auch die Sensibilität beeinträchtigt sein. Dies ist der Grund, warum ca. 15 % der Patienten ohne subjektiv berichtete Schluckstörung in der apparativen Schluckdiagnostik auch stille Aspirationen aufweisen. Insbesondere bei dem idiopathischen Parkinson-Syndrom sind des Weiteren sog. »on-/off-Fluktuationen« häufig.

In der oralen Phase beobachtet man vielfach eine Störung des oropharyngealen Bolustransportes (repetitives Zungenpumpen; engl.: »pumping motion of the tongue«) sowie eine Beeinträchtigung der oralen Boluskontrolle mit anteriorem und posteriorem Leaking, häufig auch fragmentiertes Bolusabschlucken (»piecemeal deglutition«).

In der pharyngealen Phase können eine verzögerte Schluckreflextriggerung mit Aspiration und Störungen des Bolustransfers mit entsprechenden Residuen in den Spalträumen – vor allem den Valleculae – auftreten.

Nach Warnecke und Dziewas (2018) lassen sich insgesamt fünf Parameter identifizieren, die auf ein erhöhtes Risiko des Vorliegens einer Dysphagie bei IPS-Patienten hindeuten:

- Hoehn & Yahr Stadium IV und V
- Ungewollter Gewichtsverlust über mehrere Monate oder ein Body-Maß-Index < 20 kg/m^2
- Ausgeprägte Sialorrhoe
- Parkinson-Demenz
- Posturale Instabilität mit Gangstörung

Die Dysphagie ist ein negativer prognostischer Faktor bei Parkinson, was vor allem mit der hohen Prävalenz von Aspirationspneumonien zusammenhängt, die die häufigste Todesursache bei dieser Erkrankung darstellt (Müller et al. 2001). Die folgende Kasuistik demonstriert auch die klinische Bedeutung der eingeschränkten Abschluckfähigkeit und macht deutlich, wieviel mehr Zeit die Nahrungsaufnahme bei den Betroffenen in Anspruch nimmt, aber auch wie gut sich diese Auffälligkeiten in manchen Fällen durch eine optimierte L-Dopa-Einstellung behandeln lassen.

6.2.2 Kasuistik

68-jährige Patientin mit zunehmender Gangunsicherheit, allgemeiner Schwäche und selbstberichtetem ungewolltem Gewichtsverlust.

Fallbeschreibung

Die stationäre Aufnahme erfolgte zur Abklärung eines seit sechs Wochen zunehmenden Mobilitätsverlustes, einer ungewollten Gewichtsabnahme von ca. 10 kg/0,5 Jahr sowie eines insgesamt reduzierten Allgemeinzustandes bei bekanntem, fortgeschrittenem idiopathischen Parkinson-Syndrom vom hypokinetisch-rigiden Typ (Erstdiagnose vor acht Jahren), Hoehn & Yahr Stadium IV. Des Weiteren leidet die Patientin unter einer orthostatischen Dysregulation und arteriellen Hypertonie. Zum Zeitpunkt der Aufnahme war sie wach und ansprechbar, nicht geh- und stehfähig, mit ausgeprägter rechtsbetonter hypokinetisch-rigider Symptomatik. Neben einer ausgeprägten Hypomimie bestand eine Bradydysdiadochokinese bds. rechts > links. Die Patientin lebt in ihrer Wohnung und wird von ihrem Ehemann und der Tochter versorgt. Fremdanamnestisch wurde eine deutliche Verschlechterung der Bewegungsfähigkeit mit zunehmender Steifigkeit vor allem in den Morgenstunden sowie eine zunehmend erschwerte orale Nahrungsaufnahme berichtet.

Logopädisch-klinischer Befund

Die Diagnostik erfolgte im Beisein der Angehörigen. Diese gaben an, dass die Nahrungsaufnahme seit einiger Zeit sehr viel länger dauere. Vor einiger Zeit habe die Patientin noch allein essen können, inzwischen müsse man ihr gelegentlich auch helfen, den Löffel zum Mund zu führen. Manchmal bekäme sie das Essen auch vollständig angereicht. Gelegentlich käme es zum Husten, insbesondere beim Trinken. In den letzten Wochen habe sie aber immer weniger gegessen und auch kaum Appetit gehabt. Die Patientin selbst beschrieb eine zunehmende Kraftlosigkeit und Schwierigkeiten beim Kauen von fester Speise. Ihr gelinge es manchmal nicht, ihren Speichel herunterzuschlucken.

Es bestand eine hypokinetisch-rigide Dysarthrophonie mit sehr leiser und monotoner Sprechweise. Die Velumelevation war symmetrisch, die Zungenbewegungen waren stark verlangsamt. Speichelresiduen im Mundraum bestanden nicht. Bei Schluckversuchen mit Obstmus war ein deutliches Zungenpumpen palpierbar. Postdeglutitives Husten trat auch bei selbstreguliertem Trinken aus dem Glas nicht auf. Allerdings kam es zu einem diskreten anterioren Leaking, was von der Patientin jedoch bemerkt wurde. Aufgrund des fortgeschrittenen Stadiums der Erkrankung und der eigen- und fremdanamnestisch beobachteten Schluckstörung, entschieden wir uns zur zeitnahen Durchführung einer FEES.

Video (FEES)

Das Video demonstriert typische parkinsonassoziierte dysphagische Symptome, wie sie endoskopisch häufig zur Darstellung kommen. Neben einem Zungenpumpen (sog. »pumping motion of the tongue«) können in der Off-Phase (Video 6.2.2a: FEES Off-Phase Zungenpumpen und verzögerter Schluckreflex) *eine stark verzögerte Schluckreflextriggerung sowie ein reduzierter pharyngealer Bolustransfer beobachtet werden. In der On-Phase (* Video 6.2.2b: FEES On-Phase deutlich promptere Schluckreflextriggerung und suffizienterer Bolustransfer nach L-Dopa-Gabe) *zeigen sich hingegen ein deutlich verbessertes Abschlucken sowie eine promptere Schluckreflextriggerung.*

Fazit für die Praxis

Parkinson-Syndrome haben eine hohe Altersprävalenz und sind sehr häufig mit Dysphagien assoziiert, wobei der Schweregrad der Symptomatik Stadienabhängig ist. Zu den typischen Symptomen zählen ein Leaking, eine verzögerte Schluckreflextriggerung, ein Zungenpumpen als Ausdruck der extrapyramidalen Bewegungsstörung sowie Residuen

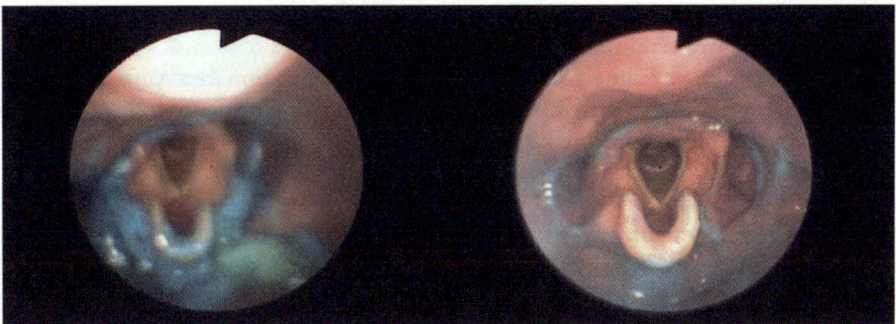

Abb. 6.5: Vordringen des Bolus bis in Sinus piriformes bei stark verzögertem Schluckreflex in der Off-Phase. Deutlich verbessertes Abschlucken nach L-Dopa-Gabe in der On-Phase.

vor allem in den Valleculae. Dabei sollte berücksichtigt werden, dass es in Bezug auf den Zeitpunkt des Auftretens von Dysphagien und der Symptomatik Unterschiede im Hinblick auf die verschiedenen Parkinson-Syndrome gibt. Anders als in dem hier geschilderten Fall, nehmen viele Parkinsonpatienten ihre Schluckbeschwerden nur sehr eingeschränkt oder auch gar nicht wahr. Daher ist eine Eigenanamnese hier zwar auch wichtig, jedoch im Hinblick auf die selbstberichtete Symptomatik nicht immer verlässlich.

Bei manchen Patienten mit idiopathischem Parkinson-Syndrom (IPS) und sogar bei einigen wenigen PSP-Patienten sprechen die dysphagischen Störungen gut auf ein Erhöhen der L-Dopa-Medikation an. Diese sog. »L-Dopa-Sensitivität« der Dysphagie sollte mittels der FEES evaluiert werden (vgl. FEES-Levodopa-Test, Warnecke und Dziewas 2018).

6.3 Dysphagie bei progressiver supranukleärer Blickparese (PSP)

6.3.1 Theoretischer Hintergrund

Die progressive supranukleäre Blickparese (aus dem engl.: progressive supranuclar palsy; PSP), auch »Steele-Richardson-Olszewski-Syndrom« genannt, ist eine neurodegenerative Erkrankung, die durch einen symmetrischen Parkinsonismus, eine vertikale supranukleäre Blickparese, eine meist auf die Nackenregion bezogene Rigidität sowie einen frühen kognitiven Abbau charakterisiert ist. Ihre Prävalenz liegt bei 5–6 pro 100.000 Einwohner mit einem mittleren Erkrankungsalter von 63 Jahren und einer mittleren Überlebenszeit von 5,6 Jahren (Nath 2003). Die PSP gehört zur Gruppe der »atypischen Parkinson-Syndrome«, wobei es sich neurochemisch-histopathologisch, wie bei der kortikobasalen Degeneration (CBD), um eine sog. »Tauopathie« handelt. Hierbei lagern sich vermehrt Tau-Proteine in unterschiedlichen Regionen des zentralen Nervensystems ab, wie z. B. im Globus pallidum, im Nucleus subthalamicus, in der Substantia nigra sowie auch in pontinen Kernen.

Die PSP lässt sich klinisch durch die vertikale Blickparese und eine frühe posturale Instabilität, aus der vor allem eine Fallneigung nach hinten resultiert, vom idiopathischen Parkinson-Syndrom abgrenzen.

Die Häufigkeit von Dysphagien bei der PSP wird mit bis zu 80% angegeben (Litvan et al. 1996). Im Vergleich zum Morbus Parkinson treten Dysphagien bei der PSP im Krankheitsverlauf sehr viel früher auf. Die mittlere Überlebenszeit beträgt nach Müller et al. (2001) nach Auftreten von Schluckstörungen nur zwischen 15 und 24 Monaten. Entsprechend ist die frühe Entwickelung einer Dysphagie bei PSP mit einem ungünstigeren Verlauf assoziiert ist (Glasmacher et al. 2017). So gehören nach Nath (2003) neben frühen Stürzen auch die Entwicklung einer Dysphagie und eine frühe PEG-Anlage zu den Prädikatoren einer reduzierten Lebenserwartung. Aus diesem Grund und im Hinblick auf eine deutliche Einschränkung der Lebensqualität, ist eine entsprechend frühe apparative Evaluation des Schluckens unbedingt zu empfehlen.

In fortgeschrittenen Stadien der PSP sind Dysphagien häufig mit schweren Abschluckstörungen und erhöhter Aspirationsneigung assoziiert. In einer Studie von Warnecke et al. (2010), in der 18 konsekutive PSP-Patienten mittels FEES untersucht wurden, fand man bei 20% der Patienten einen relevanten Speichelaufstau im Hypopharynx. Insbesondere bei Patienten mit fortgeschrittener PSP beobachteten wir in der eigenen klinischen Praxis Speichelaspirationen sowie einen deutlich kraftgeminderten Hustenreflex nach Aspiration, was im Video 6.3.2 eindrücklich zur Darstellung kommt.

6.3.2 Kasuistik

74-jähriger Patient mit fortgeschrittener PSP, Retropulsionsneigung, Hypomimie, vermehrten Stürzen und Z. n. rezidivierenden Pneumonien.

Fallbeschreibung

Grund der stationären Aufnahme war, bei in der Krankengeschichte berichteten rezidivierenden Aspirationspneumonien, ein erneuter hochfiebriger Infekt mit Husten und Vigilanzminderung. Der Patient war nicht steh- und gehfähig, bereits seit fünf Jahren in einem Pflegeheim untergebracht. Es bestand eine gesetzliche Betreuung.

Initial zeigte sich ein ausgeprägter Rigor und eine Akinesie sowie eine vertikale Blickparese im Rahmen eines seit drei Jahren bekannten Steele-Richardson-Olszewski-Syndroms. Des Weiteren bestand eine Demenz. Im Röntgen-Thorax waren Verdichtungen rechts basal abzugrenzen, die unter Berücksichtigung der klinischen Angaben am ehesten einer Aspirationspneumonie entsprachen, woraufhin eine antibiotische Therapie mit Tazobac eingeleitet wurde. Bei V. a. Dysphagie erhielt der Patient zunächst eine parenterale Ernährung mittels Olimel.

Logopädisch-klinischer Befund

Im Erstkontakt, 24 h nach Aufnahme, war der Patient schläfrig, jedoch auf Ansprache gut erweckbar. Bei einer hochgradigen hypokinetischen Dysarthrophonie mit leiser Stimmgebung waren seine Äußerungen nur sehr eingeschränkt bis gar nicht verständlich. Im Gespräch fiel eine durchgängig feucht belegte Phonation auf. Ein willkürlicher Husten war nicht stimulierbar, ein Speichelschluck konnte auf Aufforderung nicht beobachtet werden. Aufgrund dessen wurde auf Schluckversuche mit Bolusgaben verzichtet. Bei dringendem Verdacht einer hochgradigen Aspirationsgefahr, blieb der Patient zunächst nahrungskarent. Obwohl sich durch die Gabe von Madopar und dem schrittweisen Aufdosieren von Amantadin bis auf 400 mg am Tag die Vigilanz deutlich, die Beweglichkeit des Patienten jedoch nur wenig besserte, zeigte sich in der logopädischen Verlaufsdiagnostik keine Veränderung der dysphagischen Symptomatik.

Video (FEES)

Dieses Video (⊙ Video 6.3.2: FEES Speichelaspiration mit insuffizientem Husten) bestätigt die bereits in der logopädisch-klinischen Diagnostik beobachtete schwere Dysphagie, die sich in Speichelansammlungen im Hypopharynx und Larynx sowie auch einer Speichelaspiration zeigte. Zu beachten ist hier der ausbleibende reflektorische Husten und die Unfähigkeit des Patienten, den Speichel durch Räuspern und Husten aus der Trachea und dem Aditus zu entfernen.

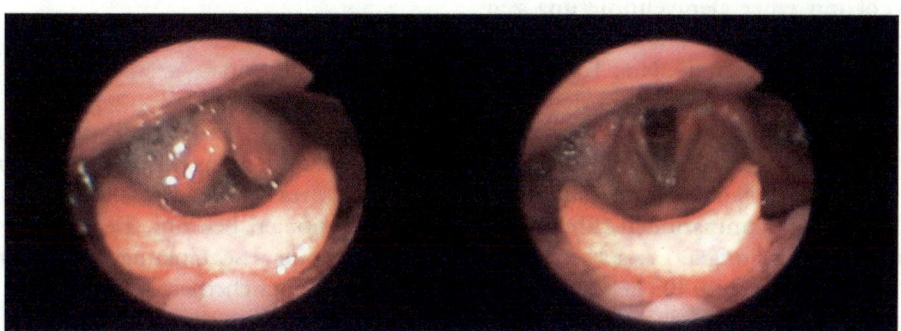

Abb. 6.6: Speichelresiduen in den Sinus piriformes mit fortwährendem Überlauf in den Aditus. Insuffizienter Husten nach Aufforderung.

Nach Einverständnis des Bevollmächtigten erfolgte eine komplikationslose PEG-Anlage mit anschließendem Kostaufbau sowie eine pharmakologische Speichelreduktion.

Fazit für die Praxis

Dysphagien treten bei Patienten mit progressiver supranukleärer Blickparese im Vergleich zum idiopathischen Parkinson-Syndrom bereits in einem früheren Krankheitsstadium auf und determinieren den Verlauf der Erkrankung. Endoskopisch können dabei nach Warnecke und Dziewas (2018) ein ausgeprägtes Leaking, eine verzögerte Schluckreflextriggerung sowie ein eingeschränkter pharyngealer Bolustransfer mit Residuen in den Valleculae und Sinus piriformes beobachtet werden, wobei der endoskopisch ermittelte Schweregrad der Dysphagie positiv mit dem Krankheitsverlauf, dem Hoehn & Yahr Stadium, der motorischen Beeinträchtigung sowie dem Ausmaß der kognitiven Defizite korreliert (Warnecke und Dziewas 2018).

6.4 Dysphagie bei Multipler Sklerose (MS)

6.4.1 Theoretischer Hintergrund

Die Multiple Sklerose (MS) ist eine autoimmun vermittelte, chronisch entzündliche Erkrankung des zentralen Nervensystems und geht mit einer Demyelinisierung zentraler Nervenfasern und axonaler Schädigung einher (Meinl et al. 2006; Trapp et al. 1998). Pathogenetisch handelt es sich dabei wahrscheinlich um autoreaktive T-Lymphozyten, die sich gegen Bestandteile der Myelinscheide und der Nervanfasern richten und so zu lokalen Inflammationen führen. Die MS tritt meist im jungen Erwachsenenalter zwischen dem 20. und 40. Lebensjahr auf und führt häufig zu bleibenden Behinderungen (Wiendl et al. 2003). Klinisch können nach Lublin und Reingold (1996) schubförmige und chroniscch progredient verlaufende Formen unterschieden werden. Hauptmerkmal und gleichzeitig ein Diagnosekriterium sind zeitlich und örtlich disseminiert auftretende Entmarkungsherde in der weißen Substanz des ZNS. Daher wird auch häufig das Synonym »Enzephalomyelitis disseminata« gebraucht. Da die inflammatorischen Herde viele verschiedene Bereiche des Gehirns betreffen, kann es zu ganz unterschiedlichen Symptomen, wie u. a. Sehstörungen, Ataxien, Spastiken und Sensibilitätsstörungen kommen. Die Prävalenzangaben reichen in der Literatur je nach Studiendesign von 32–81 %. Auch Schweregrad und Symptomatik von MS bedingten Dysphagien variieren stark, wobei sowohl leichte Beeinträchtigungen der oralen Phase, bis hin zu schweren pharyngealen Störungen mit erheblicher Aspirationsneigung möglich sind, wie im folgenden Fall dargestellt.

6.4.2 Kasuistik

48-jähriger Patient mit chronisch progredienter MS (Erstdiagnose vor neun Jahren), rezidivierenden Aspirationspneumonien und Z. n. Asphyxie und Sepsis.

Fallbeschreibung

Anamnestisch sind bei dem Patienten, neben einem Nikotinabusus und einer leichten Depression, rezidivierende schwere Aspirationspneumonien bekannt. Des Weiteren bestehen Mobilitätsschränkungen, wie Störungen der Gangsicherheit sowie starken Einschränkungen in den Aktivitäten des täglichen Lebens. Trotz dieser deutlichen Behinderung lebte der Patient bis dato allein im häuslichen Umfeld und wurde durch einen Pflegedienst versorgt. Dieser fand ihn am Tag der Aufnahme dyspnoisch und nur eingeschränkt kontaktierbar auf dem Bett sitzend vor.

Bei Eintreffen des Notarztes war der Patient zwar wach, jedoch deutlich agitiert und aufgrund der Dyspnoe wenig kommunikationsfähig. Da sich unter 10 Liter O^2-Gabe nur eine knappe 90 % SpO^2-Sättigung zeigte und der Patient mit einer Asystolie im EKG und Pulslosigkeit sowie Sekretfluss aus dem Mundraum kollabierte, wurde umgehend mit der kardiopulmonalen Reanimation (CPR) und einem Re-Assessment begonnen. Bei auch im Verlauf weiterhin schlechter peripherer Sättigung und insuffizienter Atmung wurde der Patient intubiert und zur intensivmedizinischen Aufnahme gebracht. Das CT-Thorax ergab initial keinen Nachweis einer Lungenembolie. Allerdings zeigten sich infiltrative Verdichtungen im rechten Unterlappen. Nach einer antibiotischen Therapie stabilisierte sich sein Zustand, sodass der Patient ohne weitere NIV-Therapie (nicht invasive Beatmung) auf die periphere Station verlegt werden konnte.

Logopädisch-klinischer Befund

Zum Zeitpunkt der logopädisch-klinischen Diagnostik war der Patient ausreichend wach sowie örtlich und zeitlich orientiert. Er war nur mithilfe in den aufrechten Sitz im Bett mobilisierbar. Mund- und Rachenraum waren feucht, es bestanden leichte Speichelresiduen auf der Zungenoberfläche und am harten Gaumen. Das Velum hob bei Phonation symmetrisch. Nach Berühren der Wangentasche, der hinteren Zungenregion sowie der Pharynxhinterwand mit einem Watteträger ergaben sich Hinweise auf ein sensibles Defizit. Des Weiteren bestand eine ataktische Dysathrie.

Video (FEES)

Dieses Video (⊙ Video 6.4.2: FEES Speichelresiduen und postdeglutitive Aspiration über Interarytenoidregion) demonstriert den Schweregrad der Dysphagie, der sich sowohl in Speichelansammlungen im Pharynx und Aditus als auch in reduzierten Schutzfunktionen zeigt. Bei Schluckversuch mit 1/2 TL angedickter Flüssigkeit kommt es zur Aspiration von Sekret und Bolusteilen über die Interarytenoidregion. Der vermutete Pathomechanismus liegt hier in einer Öffnungsstörung des oberen Ösophagussphinkters und legt eine Schädigung auf Hirnstammebene nahe.

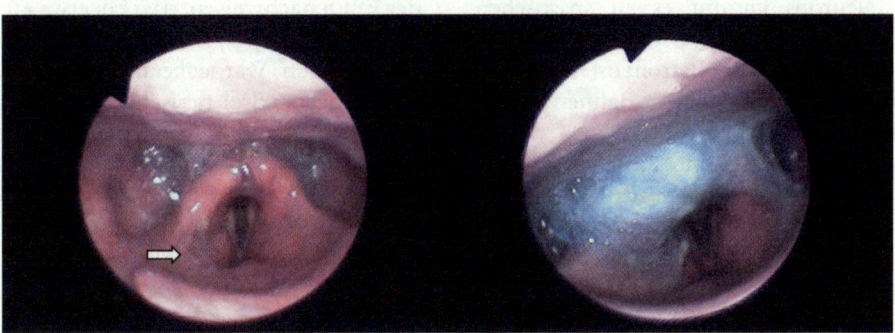

Abb. 6.7: Speichelresiduen in den Sinus piriformes und auf der Interarytenoidregion mit Penetrationshinweisen auch im Aditus oberhalb der Glottis (Pfeil). Insuffizientes Clearing durch Husten nach Aufforderung. Aspiration vor allem über hintere Kommissur (Pfeil) nach Gabe von 1/2 TL Flüssigkeit.

Fazit für die Praxis

Aufgrund des multilokalen entzündlichen Geschehens können bei der multiplen Sklerose sehr unterschiedliche neurologische Auffälligkeiten beobachtet werden. Auch in Bezug auf Dysphagien lassen sich daher keine typischen Symptome zuordnen. Insbesondere bei selbstberichteten Schluckstörungen, rezidivierenden Pneumonien unklarer Genese oder häufigen bronchialen Infekten sollte daher eine apparative Schluckdiagnostik erfolgen.

6.5 Dysphagie bei Amyotropher Lateralsklerose (ALS)

6.5.1 Theoretischer Hintergrund

Bei der amyotrophen Lateralsklerose (ALS) handelt es sich um eine progrediente degenerative Erkrankung der Motoneuronen (motor neuron disease, MND). Die Inzidenz beträgt weltweit 0,6–2,4/100.000 Einwohner. Das mittlere Erkrankungsalter liegt zwischen 50 und 70 Jahren (Rosenbohm et al. 2017). Die mittlere Überlebenszeit bei 2–4 Jahren nach Erkrankungsbeginn (Forsgren et al. 1983).

Der degenerative Prozess betrifft sowohl das erste als auch das zweite Motoneuron. Im Rahmen der Degeneration des ersten motorischen Neurons kommt es zu spastischen Tonuserhöhungen und verstärkten Muskeleigenreflexen. Durch das Betroffensein der kortikobulbären und -spinalen Bahnen treten Pyramidenbahnzeichen auf.

Als Folge einer Degeneration des zweiten Motoneurons entstehen schlaffe Paresen mit zunehmender muskulärer Atrophie, Faszikulationen und Fibrillationen.

Bei der bulbären Form der ALS mit Betroffensein der Hirnstammkerne V, VII, IX, X, XII, die 25 % der Erkrankungen ausmacht, entwickeln sich durch die zunehmende Schwäche oropharyngealer Muskelgruppen bereits in einem frühen Krankheitsstadium Sprech- und Schluckstörungen, sodass Dysphagien hier häufig ein Initialsymptom darstellen. Doch auch bei anderen neurodegenerativen Erkrankungen, die differenzialdiagnostisch von der bulbären Form der ALS abzugrenzen sind, stellen Dysphagien häufige und frühe klinische Manifestationen dar. So kommt es bei der spinobulbären Muskeldystrophie (SBMA) Typ Kennedy, oder auch kurz »Kennedy-Syndrom« genannt, einer seltenen, X-chromosomal rezessiv erblichen Erkrankung, zu einer ausschließlichen Degeneration bulbärer und spinaler Motoneuronen. Das erste Motoneuron ist dabei nicht betroffen.

Auch im Hinblick auf die Symptomatik von Dysphagien beobachtet man Unterschiede zwischen der ALS und dem Kennedy-Syndrom. Nach einer Studie von Warnecke et al. (2009) hatten acht von zehn mittels FEES untersuchten Patienten mit Kennedy-Syndrom eine neurogene Dysphagie, die sich vor allem in einer Störung des pharyngealen Bolustransfers mit Residuen in den Valleculae zeigte, wohingegen Flüssigkeiten – ganz im Gegensatz zur ALS – keine Probleme verursachten. Leder et al. (2004) konnten in diesem Zusammenhang mittels der FEES nachweisen, dass bei etwa 60 % der ALS-Patienten Aspirationen bei Flüssigkeiten auftraten. Warnecke und Dziewas (2018) schlagen vor, drei typische Störungsmuster der Dysphagien bei ALS-Patienten zu unterscheiden:

- Leaking-Typ (= vorzeitiges Abgleiten insbesondere bei Flüssigkeiten)
- Residuen-Typ (= vor allem valleculare Residuen bei fester Konsistenz)
- Mischtyp (= Kombination aus den vorherigen beiden Typen)

Bei der ALS kann die oben bereits erwähnte Hyperreflexie als Ausdruck der Degeneration des 1. Motoneurons derart ausgeprägt sein, dass aufgrund eines enthemmten Würgereflexes die endoskopische Schluckdiagnostik von den Betroffenen schlechter toleriert und sogar die orale Nahrungsaufnahme beeinträchtigt wird. Dies veranschaulicht die Kasuistik einer Patientin mit fortgeschrittener ALS, die bei unauffälligen gastroenterologischen Befunden einen enthemmten, ausgeprägten Würgereflex entwickelte (▶ Kasuistik 6.5.3).

6.5.2 Kasuistik

72-jähriger Patient mit bulbärer Dysarthorophonie und zunehmenden Schluckstörungen, bei V. a. beginnende bulbäre amyotrophe Lateralsklerose.

Fallbeschreibung

Bisher bestanden bei dem Patienten keine Einschränkungen der Muskelkraft oder der allgemeinen Bewegungsfähigkeit. In der neurologischen Erstdiagnostik ergab sich der V. a. eine beginnende bulbäre ALS. Die prästationäre Schluckdiagnostik erfolgte auf Anraten der behandelnden Neurologin aufgrund von aktuell gehäuftem Verschlucken mit Atemnot.

Im Anamnesegespräch berichtete der Patient von einer langsam progredienten Verschlechterung des Sprechens mit seit ca. drei Monaten bestehenden Schluckbeschwerden. Vor dem Hintergrund der ersten neurologischen Diagnositk ergab sich der dringende V. a. eine beginnende Bulbärparalyse. Differenzialdiagnostisch käme nach der vom Patienten geschilderten Symptomatik und der bisher ausschließlichen Beteiligung bulbärer Muskelgruppen (2. Motorneuron) auch ein Kennedy-Syndrom infrage. In der Schädel-MRT zeigten sich, bis auf leichte alterstypische mikroangiopathische Veränderungen, auch auf Hirnstammebene keine pathologischen Auffälligkeiten. Zum Zeitpunkt der prästationären Schluckdiagnostik lagen die weiteren differenzialdiagnostischen Untersuchungsergebnisse noch nicht vor.

Die Angaben des Patienten bezogen sich im Anamnesegespräch vor allem auf eine eher langsam progrediente Verschlechterung des Sprechens und der Stimme. Seit einiger Zeit bemerke er auch Schluckbeschwerden, die sich allerdings fast ausschließlich bei festen Konsistenzen einstellten. Darüber hinaus bemerke er bei alkoholischen Getränken »eine Art Schluckhemmung«. In der letzten Zeit war es auch nach den Mahlzeiten zu heftigem Husten gekommen, der gelegentlich mit Atemnot einherginge. Auch habe er den Eindruck, zu viel Speichel zu produzieren und sich gelegentlich auch am eigenen Speichel zu verschlucken.

Logopädisch-klinischer Befund

Der Patient war zum Zeitpunkt der Untersuchung steh- und gehfähig und konnte bei guter Kopfkontrolle aufrecht sitzen. Bei Inspektion der Mundhöhle zeigten sich keine auffälligen Speichelretentionen. Bei Beoachtung des Zungenkörpers in Ruhe fielen leichte Faszikulaton an den Zungenrändern auf. Die Zungenprotraktion war leicht reduziert, der willkürliche Hustenstoß kräftig und der Würgreflex prompt auslösbar. Obwohl der Patient eine pseudobulbäre Dysarthrophonie mit etwas gepresster Stimmgebung und verlangsamter, leicht hyponasaler Sprechweise aufwies, imponierte die Velumelevation bei Phonation lebhaft und symmetrisch. Auch in der nachfolgenden FEES zeigte sich ein vollständiger velopharyngealer Abschluss. Bei Schluckversuchen mit Flüssigkeiten (2 x 5 ml und selbstreguliertes Trinken aus dem Becher) kam es zu keinen direkten klinischen Aspirationshinweisen. Die fazioorale Sensibilität, getestet mittels Berührung der Wangeninnenseiten, der Zungenoberfläche sowie der vorderen Gaumenbögen mit einem Watteträger, war unbeeinträchtigt.

Video (FEES)

Dieses Video (Video 6.5.2: FEES Residuen in den Valleculae mit eingeschränktem Clearing durch Nachschlucken) stellt das Schlucken eines Brotbolus dar. Hierbei zeigt sich eine deutliche Störung des pharyngealen Bolustransfers vor allem im Rahmen einer abgeschwächten Zungenbasisretraktion, die sich in vallecularen Bolusresiduen äußert. Trockenes Nachschlucken allein führt hier zu keinem suffizienten Bolusclearing. Erst durch das (Nach-)trinken von Flüssigkeit, bei der eine Aspiration in einer vorherigen Testung ausgeschlosen wurde, kommt es zu einer vollständigen Mobilisation der Residuen aus den Valleculae mit anschließend suffizientem Abschlucken. Daher ist eine Kostanpassung bisher (noch) nicht erforderlich.

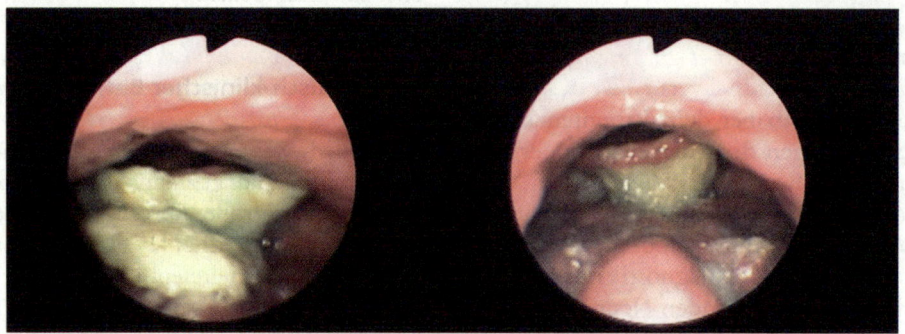

Abb. 6.8: Ausgeprägte Bolusresiduen in den Valleculae und auf dem Zungengrund mit vollständigem Ausfüllen des Spaltraumes (Bolus reicht bis über den kranialen Teil der Epiglottis). Unvollständiges Clearing durch trockenes Nachschlucken.

Fazit für die Praxis

Dieser FEES-Befund passt zu einer ALS vom Residuen-Typ, könnte allerdings auch für das Vorliegen eines Kennedy-Syndroms sprechen, da die oben beschriebene Störung der pharyngealen Phase ein typisches Symptom der spinobulbären Muskelatrophie darstellt (Warnecke et al. 2009b). Diese Kasuistik macht somit auch deutlich, dass die FEES bei differenzialdiagnostischen Überlegungen ein sehr hilfreiches Instrument sein kann.

6.5.3 Kasuistik

53-jährige, bettlägerige Patientin mit bekannter ALS und stark eingeschränkter orale Nahrungsaufnahme bei enthemmtem Würgereflex.

Fallbeschreibung

Die Aufnahme der Patientin erfolgte aufgrund zunehmender Schluckstörungen mit heftigem Verschlucken und gelegentlicher Luftnot während der Nahrungsaufnahme. Des Weiteren gab die Patientin eine progrediente Schwäche und Reduktion des Allgemeinzustands an. Sie klagte über ein Kribbeln beider Beine und eine Schwäche der Hände. Darüber hinaus käme es zu intermittierenden Krämpfen beider Arme und Beine, besonders abends. Neben einer arteriellen Hypertonie und einer Hypothyreose bestand seit ca. zwei Jahren eine amyotrophe Lateralsklerose (ALS). Aktuell gab die Patientin einen einschießenden heftigen Würgereiz, vor allem auch beim Essen an. In der ÖGD ergaben sich eine leichte antral betonte Gastritis.

Logopädisch-klinischer Befund

Die Patientin war bei Befundaufnahme nur kurzzeitig in den aufrechten Sitz mobilisierbar und berichtete von häufigem Verschlucken insbesondere bei »zu hastigem Trinken«. Aktuell müsse sie bei festen Konsistenzen schon während des Kauens und dann fast bei jedem Schluck würgen. Es bestand eine bulbäre Dysarthrophonie mit stark verlangsamter Sprechweise, Atrophie der Zungenränder, Faszikulationen und deutlicher Bradykinese. Der willkürliche Husten war kraftgemindert. Bereits bei Berühren der Lippen und der Zungenspitze mit dem Holzmundspatel kam es zu einem heftigen Würgereiz. Bei Schluckversuchen mit unterschiedlichen Mengen Wasser zeigten sich allerdings keine klinischen Aspirationshinweise.

Video (FEES)

Diese Videos (⊙ Video 6.5.3a: FEES enthemmter Würgreflex mit Verengung des Pharynx und ⊙ Video 6.5.3b: FEES enthemmter Würgreflex auch bei Schluckversuch) demonstrieren, wie relevant die Hyperreflexie mit stark enthemmtem Würgreflex auch für die Nahrungsaufnahme sein kann. Der hier offensichtlich auch durch die Gabe eines festen Bolus getriggerte heftige Würgereiz führt zu einer Störung des pharyngealen Bolustransfers mit der Gefahr der Aspiration eines Stückes Brot (▶ Abb. 6.9).

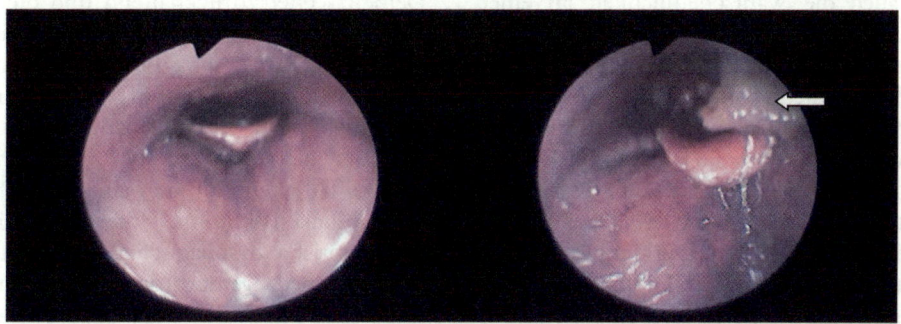

Abb. 6.9: Blick auf den Pharynx während des Würgreflexes. Man erkennt die reflektorische Verengung und die Bewegung des Zungengrundes nach dorsal. Am linken Rand der Epiglottis ist das Stück Brot sichtbar (Pfeil), was dann droht, aspiriert zu werden.

Fazit für die Praxis

Aufgrund der teils raschen Progredienz des degenerativen Prozesses kommt es bei der ALS zu schwersten Dysphagien mit Störungen vor allem der oralen und pharyngealen Schluckphase, wobei neben einer Schwäche bulbärer Muskelgruppen, die mit einer Störung des pharyngealen Bolustransfers und Aspirationen einhergeht, auch spastische Tonuserhöhungen sowie eine Hyperreflexie auftreten können, die sowohl die fiberendoskopische Diagnostik als auch die Nahrungsaufnahme selbst beeinträchtigen kann. Differenzialdiagnostisch lassen sich von der ALS noch weitere Motoneuronerkrankungen abgrenzen, die sich auch in Bezug auf die dysphagische Symptomatik unterscheiden (Warnecke und Dziewas 2018).

6.6 Dysphagie bei Demenz

6.6.1 Theoretischer Hintergrund

In Folge des demografischen Wandels vollzieht sich in der Bevölkerung westlicher Industrienationen ein deutlicher Umbau der Altersstruktur. So ist in den nächsten Jahrzehnten noch mit einem weiteren überproportionalen Zuwachs an Hochbetagten mit entsprechender altersbedingter Multimorbidität zu rechnen. Dabei steigt mit zunehmendem Lebensalter auch die Wahrscheinlichkeit an einer Demenz zu erkranken. In diesem Zusammenhang stellten bereits Jorm et al. (1987) fest, dass sich die Prävalenz von Demenzen nach konstanten Altersintervallen von jeweils fünf Jahren für die 60–85- bzw. 90-jährigen verdoppelt. Auch nach einer von Beske (2007) vorgestellten Studie erwartet uns für das Jahr 2050 eine Verdoppelung der Demenzerkrankungen.

Nach ICD-10 Kriterien (Dilling et al. 2002; Schlegel 2005) werden die Demenzen in folgende Syndrome unterteilt:

- Die Demenz von Alzheimer Typ (F00), die die häufigste Form darstellt.
- Die vaskulären Demenzen (F01), deren klinisches Erscheinungsbild in Abhängigkeit vom zerebralen Schädigungsort (kortikal/subkortikal) stark variieren kann. Unterschieden werden hier:
  - Multiinfarkt-Demenz (F01.1) mit allmählichem Beginn infolge einer Anhäufung ischämischer Episoden im Hirngewebe
  - Subkortikale vaskuläre Demenz (F01.2) mit ischämischen Herden vorwiegend im Marklager der Hemisphären und weitgeheder Aussparung des Kortex
  - Gemischte kortikale und subkortikale vaskuläre Demenz (F01.3) mit Schädigungen multipler nicht eng lokalisierter Bereiche des Gehirns.
- Sekundäre Demenz bei anderenorts klassifizierbaren Krankheitsbildern (F02) (z. B.: primäres Parkinson-Syndrom, Frontotemporale Demenz (Pick-Krankheit), Creutzfeld-Jakob-Krankheit, HIV-Erkrankung)
- Nicht näher bezeichnete Demenz (F03)

Obwohl die Inzidenz oropharyngealer Dysphagien beispielsweise für die Alzheimer Demenz von Rofes et al. (2011) mit etwa 84 % angegeben wird, ist der dysphagiologische Diskurs zum Thema »Schluckstörungen bei Demenz« eher zurückhaltend und die Zahl der Veröffentlichungen noch immer spärlich. Hinsichtlich der dysphagischen Symptomatik ist zu erwarten, dass es aufgrund der unterschiedlich lokalisierten Schädigungsorte im zentralen Nervensystem auch zu verschiedenen Auffälligkeiten in den einzelnen Phasen des Schluckens kommt. Unterschiede in der Charakteristik dysphagischer Symptome bei verschiedenen Demenzformen wurden beispielsweise von Suh et al. (2009) beschrieben. Die Autoren fanden beim Vergleich videofluoroskopischer Befunde, dass bei Patienten mit vaskulärer Demenz, Störungen der motorischen Kontrolle eher zu Beeinträchtigungen der Boluspräparation, der hyolaryngealen Exkursion, Epiglottisinversion sowie in der Folge bei einem Drittel auch zu stiller Aspiration führten. Bei Patienten mit Alzheimer Demenz hingegen kam es schwerpunktmäßig zu einer verlängerten oralen Transitzeit, was nach Ansicht des Autors am ehesten im Rahmen von Beeinträchtigungen temporoparietaler Areale zu erklären sei.

Keller (2012) verglich retrospektiv die FEES-Befunde von 50 Patienten mit unterschiedlichen Demenzformen. Zehn hatten eine Alzheimer-Demenz, 20 eine vaskuläre und 20 eine parkinsonassoziierte Demenz. Hierbei zeigten sich deutliche Unterschiede in der Symptomatik. Bei den vaskulären und den Parkinson Demenzen dominierten etwa zu gleichen Teilen Penetration und Aspiration flüssiger Konsistenzen. Im Gegensatz dazu waren bei den Alzheimer Patienten pharyngeale Residuen die wesentlichen endoskopisch zu beobachtenden Auffälligkeiten. Unterschiede in der Charakteristik fiberendoskopisch zu beobachtender Symptome oropharyngealer Dysphagien bei verschiedenen Demenzformen wurden auch von Warnecke et al. (2009c) beschrieben.

Unabhängig davon zeigt der klinische Alltag, dass demenzbedingte Störungen höherer kortikaler Funktionen und oropharyngeale Dysphagien bei gemeinsamem Auftreten ein sich gegenseitig verstärkendes Bedingungsgefüge bilden, welches sich nur durch eine interdisziplinäre und differenzierte Behandlung beeinflussen lässt.

6.6.2 Kasuistik

83-jähriger Patient mit vaskulärer Demenz, hyperaktivem Delir und Lower Body Parkinsonoid.

Fallbeschreibung

Die stationäre Aufnahme des Patienten erfolgte aus dem Heim aufgrund einer Exsikkose, zunehmender Desorientiertheit und Agitiertheit. Nach entsprechender Volumensubstitution zeigte sich eine deutliche Verbesserung der Zugänglichkeit. Allerdings persistierten eine fluktuierende Desorganisation und Desorientiertheit mit psychomotorischer Verlangsamung. Ursächlich hierfür war nach entsprechender Zusatzdiagnostik eine gemischte Demenz bei einer kernspintomografisch nachgewiesenen subkortikalen arteriosklerotischen Encephalopathie und pathologischen Alzheimer-Demenz-Parametern. Die kognitive Testung (DemTect, Uhrentest) war hochgradig pathologisch, sodass von einer fortgeschrittenen Erkrankung auszugehen war. Während der Nahrungsaufnahme im Heim sei es auch immer wieder zu heftigem Verschlucken mit Husten gekommen.

Logopädisch-klinischer Befund

Der Patient war bei Befundaufnahme wach und konnte aufrecht auf der Bettkante sitzen. Er war zeitlich nicht, örtlich nur unscharf orientiert. Schluckstörungen wurden subjektiv nicht berichtet. Es bestand eine diskrete Fazialismundastschwäche links bei jedoch suffizientem Lippenschluss. Die Velumelevation war links etwas schwächer als rechts, die Zungenmotilität in alle Richtungen unauffällig. Ein spontaner Speichelschluck wurde auf Aufforderung prompt realisiert. Bereits bei den ersten Schluckversuchen mit unterschiedlichen Mengen Flüssigkeit sowie auch bei fester Konsistenz (zwei Stücke Weißbrot) fiel eine verlangsamte orale Phase auf. Die superiore Bewegung des Larynx ließ sich gut palpieren. Klinische Aspirationshinweise, wie postdeglutitives Husten oder eine feuchte Stimmqualität bestanden nicht.

Video (FEES)

Diese Videos (⊙ Video 6.6.2a: FEES Störung des pharyngealen Bolustransfers und pharyngeale Hypästhesie und ⊙ Video 6.6.2b: FEES verzögerte Schluckreflextriggerung und beginnende Penetration) zeigen beispielhaft die Komplexität dysphagischer Symptome bei Demenzen. Neben einer verzögerten Schluckreflextriggerung bei fester Konsistenz mit beginnender Penetration über die rechte aryepiglottische Falte, kommt es beim Schlucken semisolider Konsistenz zu einem Leaking von im Mundraum verbliebener Bolusresiduen sowie ebenfalls zu einem eingeschränkten pharyngealen Bolustransfer mit Residuen vor allem in den Valleculae. Diese werden vom Patienten nicht wahrgenommen, was mit einem pharyngo-laryngealen Sensibilitätsdefizit zu erklären ist.

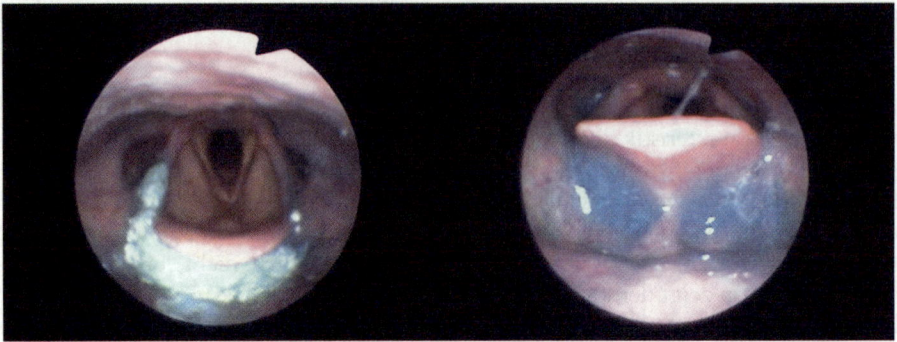

Abb. 6.10: Verzögerter Schluckreflex mit beginnender Penetration über rechte aryepglottische Falte. Residuen in den Valleculae beidseits mit ausbleibendem Clearingschluck.

Fazit für die Praxis

Die dysphagische Symptomatik im Rahmen demenzieller Erkrankungen kann sehr vielfältig sein und sowohl die präorale und orale als auch die pharyngeale Phase betreffen, wobei es neben einem verzögerten Schluckreflex und einer reduzierten Abschluckfähigkeit auch zu stillen Aspirationen kommen kann. Vor dem Hintergrund ethischer Implikationen bei fortgeschrittenen Demenzen, z. B. im Hinblick auf eine PEG-Versorgung, sind einzelfallorientierte Entscheidungen in vielen Fällen erforderlich.

6.7 Dysphagie bei Myasthenia gravis (MG)

6.7.1 Theoretischer Hintergrund

Die Myasthenia gravis (aus griech. »Muskel« und »Schwäche« und lat. »schwer«) ist eine seltene T-Helferzell-abhängige Autoimmunerkrankung mit einer Prävalenz von etwa 20/100.000 und betrifft die neuromuskuläre Übergangsregion, wobei bei ca. 85 % der Betroffenen Autoantikörper gebildet werden, die gegen den postsynaptischen nikotinischen Acetylcholin-Rezeptor (AChR) gerichtet sind und somit die Reizweiterleitung zwischen Synapse und motorischer Endplatte beeinträchtigen (Lindstrom 2000; Nastuk 1959). Hieraus resultiert eine abnorme Ermüdbarkeit der quergestreiften Skelettmuskulatur, die sich unter wiederholter Beanspruchung akzentuiert. Bei der sog. »generalisierten Form« betrifft die Schwäche auch die extraokuläre und faziopharyngeale Muskulatur.

Die Erkrankung tritt im jüngeren Lebensalter häufiger bei Frauen auf, wobei der onset abhängig von Geschlecht und Alter ist. Im Alter < 40 Jahren, dem sog. »Early onset Typ« überwiegt der Anteil der Frauen mit Erstmanifestation, während im Alter > 50 Jahren (Late onset Typ) das männliche Geschlecht häufiger betroffen ist.

Als Erstmanifestation kommt es bei etwa 40–60 % der Patienten zu einer okulären Symptomatik mit im Tagesverlauf zunehmender, initial meist asymmetrischer Ptosis (Lidschwäche) sowie einer binokularen Diplopie. Im späteren Verlauf (zumeist in den ersten 24 Monaten) entwickelt sich auch eine zunehmende Schwäche der Extremitäten- und rumpfnahen Muskelgruppen, die zu einer Beeinträchtigung der Mobilität führen kann.

Im Rahmen einer belastungsabhängigen Schwäche der faziopharyngealen sowie außerdem der Hals- und Nackenmuskulatur entwickeln viele Erkrankte eine reduzierte Kopfkontrolle, eine Dysarthrie und Dysphagie. Schluckstörungen treten bei etwa 50 % der Myasthenie-Patienten im Krankheitsverlauf auf. Bei 15 % ist sie sogar ein Initialsymptom.

Vor allem im höheren Lebensalter erleiden etwa 15–20 % der Betroffenen eine myasthene Krise, die, wenn sie zu spät erkannt wird, auch lebensbedrohlich sein kann und durch eine respiratorische Insuffizienz und Aspiration gekennzeichnet ist (Grob et al. 1987). Dies macht häufig eine intensivmedizinische Behandlung erforderlich.

In der FEES werden ein Leaking und vor allem im Verlauf pharyngeale Residuen mit sukzessivem Auffüllen der pharyngealen Spalträume beobachtet. Häufig berichten die Patienten im Anamnesegespräch von einem Zunehmen der Beschwerden im Laufe des Tages bzw. auch im Laufe einer Mahlzeit.

Bei der oben beschriebenen schweren Form einer myasthenen Muskelschwäche können allerdings auch entsprechend schwere Dysphagien mit Speichelaspiration beobachtet werden.

Die Münsteraner Forschergruppe um Dziewas und Warnecke (2006) entwickelten einen standardisierten FEES-Belastungstest (engl.: Fatigable swallowing Test, FST). Hierfür bekommt der Patient während der FEES sukzessive bis zu 30 Stücke Weißbrot zu schlucken, mit der Instruktion, das Brot zu kauen und vollständig herunterzuschlucken. Kommt es nach etwa 5–10 Schluckakten zum allmählichen Auffüllen der pharyngealen Spalträume (der Valleculae und/oder Sinus piriformes), kann dies ein Hinweis auf eine belastungsabhängige myasthene Dysphagie sein. Eine weitere Ergänzung des Belastungstests stellt der sog. *FEES-Tensilon-Test®* (Warnecke et al. 2008c) dar, der ebenfalls nach einem standardisierten Schema durchgeführt wird und wie im Standardprotokoll von Langmore (2001) zunächst mit der Verabreichung von Püree beginnt und abhängig von den erhobenen Befunden mit dem *FEES-Belastungstest* (sukzessive Gaben von Weißbrotboli) endet. Hierbei erhält der Patient bei Entwicklung dysphagischer Symptome eine intravenöse Applikation einer kumulativen Dosis von bis zu 10 mg Edrophoniumchlorid (Tensilon). Spricht die Dysphagie auf das Präparat an, kann dies als Beleg für eine myasthene Störung gewertet werden und somit vor allem bei Patienten mit isolierter, neurogener Dysphagie und negativen Acetylcholin-Rezeptor-Antikörpern, zur Differenzialdiagnostik und Diagnosebestätigung einer Myasthenie beitragen.

6.7.2 Kasuistik

75-jährige Patientin mit Verlust der körperlichen Belastbarkeit und Diplopie.

Fallbeschreibung

Die stationäre Aufnahme erfolgte nach hausärztlicher Einweisung. Im Aufnahmegespräch klagte die Patientin über Appetitlosigkeit, einen ungewollten Gewichtsverlust (ca. 15 kg im Laufe eines Jahres) sowie eine allgemeine Kraftreduktion und Schwäche. Die Aktivitäten des täglichen Lebens, wie Hausarbeit und Einkaufen, fielen ihr zunehmend schwerer. Klinisch-neurologisch zeigte sich eine beidseitige leichte Ptosis, schräg versetzte binokuläre Doppelbilder bei Elevationsschwäche beider Augen. Die übrigen Hirnnerven stellten sich unauffällig dar, Muskeleigenreflexe waren seitengleich, Babinski beidseits negativ. Labordiagnostisch waren sowohl Acetylcholin-Rezeptor-Antikörper (56,5 nmol/l; < 0,25), als auch Titin-Antikörper (2,1 Ratio; < 1,0) nachweisbar. Eine Thymus-Raumforderung konnte mittels CT-Thorax ausgeschlossen werden.

6 Kasuistiken

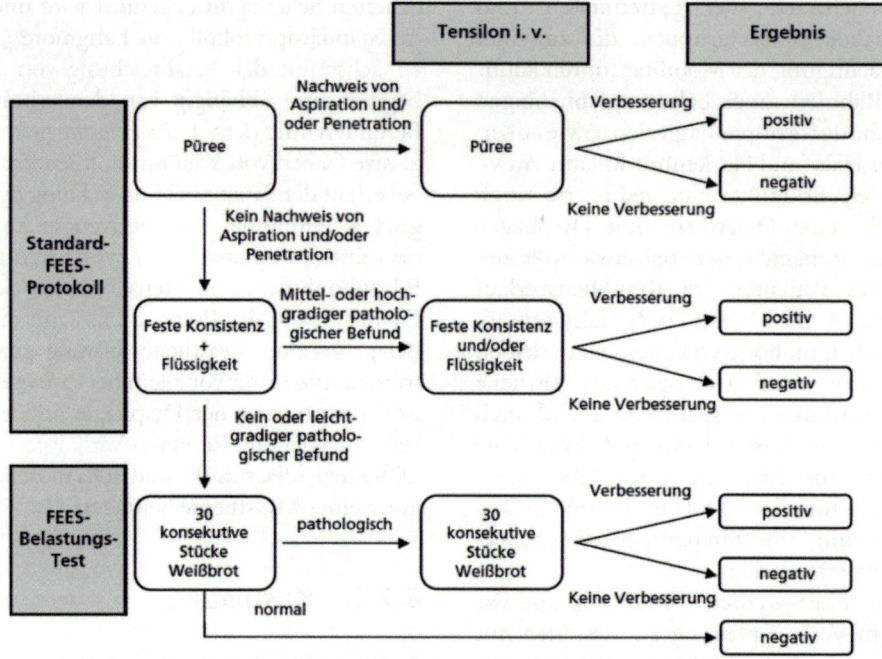

Abb. 6.11: Standardisiertes Schema des FEES-Tensilon®-Tests (aus: Warnecke und Dziewas 2018)

Logopädisch-klinischer Befund

Bei ausreichend gut artikulierter Sprechweise und normaler Phonationslautstärke bestand keine Dysarthrie bzw. Dysphonie. Der willkürliche Husten war kräftig, die Velumelevation bei Phonation auf [a:] vollständig und symmetrisch. Die Patientin hatte eine gute Kopf- und Rumpfkontrolle, gab jedoch an, bei längeren Gehstrecken schnell zu ermüden. Bezüglich der subjektiv berichteten Schluckbeschwerden beschrieb die Patientin eine zunehmende Erschwernis beim Herunterschlucken der Speisen sowie ein gehäuftes Verschlucken erst im Laufe einer Mahlzeit. Eine besondere Fokussierung der Beschwerden auf die Abendstunden wurde hingegen verneint.

Bei Schluckversuchen mit verschiedenen flüssigen Volumina (beginnend mit 5 ml Wasser und sich steigernd auf 90 ml bei selbstregulierendem Trinken) bestanden keine klinischen Hinweise auf Aspiration. Die laryngeale Elevation war gut palpierbar.

Video (FEES-Belastungstest)

Das Video (⏵ Video 6.7.2: FEES zunehmende pharyngeale Schwäche) *gibt die charakteristische Symptomatik der myasthenen Dysphagie wieder. Bei sukzessiver Gabe von Weißbrotboli zeigt sich eine zunehmende pharyngeale Schwäche mit Residuen am Zungengrund und in den Valleculae, die den Spaltraum allmählich ausfüllen. Dabei hört man die Patientin ihre offensichtlichen Schwierigkeiten selbst kommentieren: »Es wird schon immer schwieriger mit dem Schlucken«.*

Die weitere Myasthenie-spezifische Labordiagnostik konnte den in der FEES bestehenden V. a. eine belastungsabhängige Muskelschwäche bestätigen.

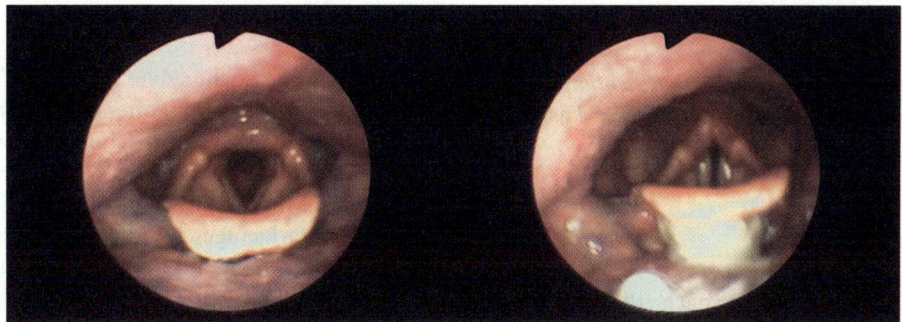

Abb. 6.12: Zunächst vollständiges Abschlucken von fünf Brotboli. Beginnendes Auffüllen der Valleculae bei sich allmählich einstellender pharyngealer Schwäche.

Fazit für die Praxis

Die Myasthenia gravis ist eine zwar seltene Erkrankung, stellt aber sowohl in der Neurologie als auch Geriatrie, bei Dysphagien unklarer Genese und beim Vorliegen der oben beschriebenen Symptome, eine relevante Differenzialdiagnose dar. Bei entsprechendem V. a. eine myasthene Dysphagie sollte daher, neben den üblichen neurologischen und laborchemischen Untersuchungen, der FEES-Belastungstest bzw. der FEES-Tensilon Test durchgeführt werden. Diese speziellen Tests erweisen sich als sehr gute Ergänzung zu den anderen spezifischen Verfahren und können die typischen myasthenen Störungen der pharyngealen Schluckphase in Form einer Belastungsabhängigen pharyngealen Schwäche (»Fatigue des Schluckens«) sowie die Ansprechbarkeit der Symptomatik auf Edrophoniumchlorid sicher dokumentieren.

6.8 Dysphagie bei Miller-Fisher-Syndrom

6.8.1 Theoretischer Hintergrund

Das Miller-Fisher-Syndrom wird als Sonderform des Guillain-Barré-Syndroms (GBS) betrachtet und macht etwa 5 % aller Fälle aus. Es ist klinisch durch die ausschließliche Beteiligung der Hirnnerven mit einer akut aufgetretenen Trias aus externer Ophthalmoplegie, Ataxie und Areflexie gekennzeichnet (McGrogan et al. 2009). Letztere tritt durchschnittlich erst am sechsten Tag nach Erkrankungsbeginn auf. Dies erschwert eine klinische Diagnosestellung in den ersten Tagen und somit eine sichere Abgrenzung zu anderen GBS Formen. Im Unterschied zum klassischen Guillain-Barré-Syndrom, in dessen Verlauf es zu aufsteigenden schlaffen Tetraparesen kommt und auch die Atemmuskulatur betroffen sein kann, bleibt die Kraft der Extremitäten und der des Rumpfes beim Miller Fisher Syndrom relativ gut erhalten. Allerdings kann es, aufgrund der Beteiligung kaudaler Hirnnerven zu bulbären Symptomen mit schweren Dysphagien kommen, wie die folgende Kasuistik verdeutlicht.

6.8.2 Kasuistik

67-jährige Patientin mit Blickrichtungsnystagmus, bekannter schwerer neurogener Dysphagie und Z. n. PEG-Anlage.

Fallbeschreibung

Die Patientin wurde nach Plasmapharese, Immunglobulintherapie und Cyclophosphamid-Zyklus zur geriatrischen Frührehabilitation stationär aufgenommen. Sie lebt mit ihrem Ehemann und der Tochter in einer gemeinsamen Wohnung. Es besteht bereits ein PG 3. Ein Pflegedienst ist 1 x täglich in die Versorgung involviert. Neurologisch zeigte sich ein deutlicher Blickrichtungsnystagmus, die Muskeleigenreflexe der Beine und Arme waren nicht auslösbar.

Die Patientin klagte über nächtliche Atemnot und vermehrte Schleimproduktion, die durch eine Bronchospasmolyse, Inhalationen und Atemgymnastik verbessert wurde. Die Patientin war, bei bereits vorbeschriebener schwerer neurogener Dysphagie, mit einer PEG-Anlage versorgt. Aufgrund eines erheblichen Leidensdruckes im Rahmen der seither bestehenden oralen Nahrungskarenz, entschieden wir uns für eine zeitnahe logopädisch-klinische und endoskopische Verlaufsdiagnostik.

Logopädisch-klinischer Befund

Es bestand eine hochgradige hypotone Dysarthrophonie mit verlangsamter und unartikulierter Sprechweise sowie leiser Phonation. Die Verständlichkeit war stark herabgesetzt. Ein aktiver Mundschluss war der Patientin bei ansonsten stark eingeschränktem Bewegungsausmaß von Zunge und Lippen möglich. Des Weiteren fiel gelegentliches Husten während des Erstgesprächs bei passagerer feuchter Stimmqualität auf. Ein willkürlicher Speichelschluck war der Patientin auf Aufforderung prompt möglich. Dabei ließ sich eine deutliche Larynxhebung palpieren. Da aufgrund des klinischen Eindrucks eine weiterhin bestehende erhöhte Aspirationsneigung angenommen werden konnte, wurde auf Bolusgaben während der logopädischen Diagnostik verzichtet.

Video (FEES)

Dieses Video (⊙ Video 6.8.2: FEES Aspiration mit schwachem reflektorischem Husten PA° 7) zeigt eine am ehesten intradeglutitive Aspiration bei 1/2 TL Flüssigkeit. Es kommt zu einem verspäteten reflektorischen Clearingversuch, der jedoch aufgrund eines nur sehr schwachen Hustenstoßes insuffizient bleibt, PA° 7 (Material wird aspiriert und kann trotz Anstrengung nicht aus der Trachea entfernt werden).

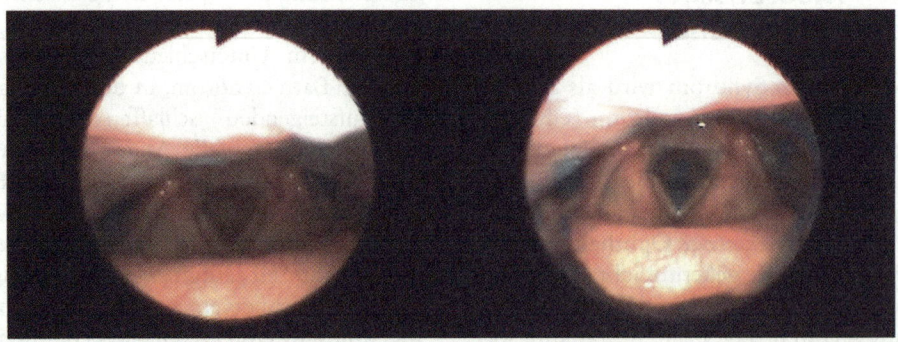

Abb. 6.13: Geöffneter Aditus vor Schluckversuch. Intradeglutitive Aspiration mit nur schwacher reflektorischer Hustenreaktion.

Fazit für die Praxis

Das Miller-Fisher-Syndrom, als eine Variante des Guillain Barré Syndroms, führt aufgrund der ausschließlichen Beteiligung kaudaler Hirnnerven mit bulbärer Symptomatik fast immer auch zu Dysphagien, die sowohl die orale, vor allem aber die pharyngeale Phase betreffen und mit einer deutlich erhöhten Aspirationsneigung assoziiert sein können. Bei Warnecke und Dziewas (2018) finden sich ausführliche Hinweise zur Differenzialdiagnostik der verschiedenen GBS-Varianten.

6.9 Dysphagie bei Critical illness Polyneuropathie und -Myopathie (CIPMN)

6.9.1 Theoretischer Hintergrund

Als Critical Illness Polyneuropathie (CIPNP) bezeichnet man eine akute, überwiegend motorisch axonale Polyneuropathie, die bei langzeitbeatmeten Intensivpatienten im Rahmen einer schweren Grunderkrankung – meist einer Sepsis oder eines Multiorganversagens – entsteht (Leijten und de Weerd 1994). Dabei kommt es zu symmetrischen schlaffen Paresen der Extremitäten (Tetraparesen), die häufig auch die Pharynx- und Atemmuskulatur mit einbeziehen. Daher gehört auch eine verzögerte und erschwerte Entwöhnung vom Respirator zu den typischen Symptomen (Kress und Hall 2014), die gleichzeitig zu den ersten klinischen Hinweisen zählt. Die Prävalenz der CIPNP wird mit 30–80 % angegeben (Stevens et al. 2007). Es handelt sich somit um eine häufige Komplikation im Rahmen einer intensivmedizinischen Behandlung kritisch kranker Patienten.

Die Paresen sind meist distal betont und führen bereits nach kurzer Zeit zu einer schnell fortschreitenden Muskelatrophie (Bolton et al. 1986). Es ist somit nicht verwunderlich, dass das Syndrom bereits Ende des 19. Jahrhunderts als »rapid loss of flesh« bezeichnet wurde (Osler 1892). Da Mischformen aus neuropathischen und myopathischen Störungen häufig sind, wird dieses Syndrom auch als »Critical illness Polyneuromyopathie« oder »Critical Illness Polyneuropathie and Myopathie« (CIPMN) bezeichnet, wobei myopathische Schädigungen weitaus häufiger vorkommen (Koch et al. 2011). Eine ebenfalls häufig gebrauchte Bezeichnung einer auf der Intensivstation erworbenen Parese ist die sog. »Intensiv care unit acquired paresis« (ICUAP) und fasst die neuropathische und myopathische Form zusammen. Obwohl die CIPMN insgesamt eine gute Prognose hat, bleiben bei mindestens einem Drittel der Patienten am Ende der intensivmedizinischen Behandlung noch Störungen der Mobilität in Form von Lähmungen, Hypästhesien sowie Gleichgewichtsproblemen bestehen, die die Betroffenen auch noch längerfristig im Alltag einschränken (Senger und Erbguth 2017).

Als pathophysiologischer Hintergrund der neuromuskulären Schädigung kommt am ehesten eine systemische Inflammation im Rahmen der zugrunde liegenden Sepsis infrage (Zifko et al. 1998).

Erst in jüngerer Zeit wird die hohe Inzidenz von Dysphagien bei Intensivpatienten in der internationalen Fachliteratur berücksichtigt. So konnte man bei beatmeten Patienten nachweisen, dass vor allem die Dauer der Intubation (> 7 Tage) einen statistisch signifikanten Risikofaktor für die Entwicklung einer schweren Dysphagie darstellt, wobei bereits nach 5–7 Tagen Beatmungsdauer bei

26–65 % der Patienten eine Muskelschwäche nachgewiesen werden kann (Nanas et al. 2008). Die meist passagere, aber initial schwere Dysphagie macht nicht nur eine längere künstliche Ernährung erforderlich, sondern kann mit gravierenden Komplikationen, wie Pneumonien und der Notwendigkeit einer Reintubation assoziiert sein. Dysphagien stellen daher einen unabhängigen Prädiktor für eine erhöhte Mortalität bei den Betroffen dar (Macht et al 2011; Zuercher et al. 2019). Besonders tragisch ist dies für Patienten, die sich im Rahmen der intensivmedizinischen Behandlung bereits von ihrer schweren Grunderkrankung erholt hatten und meist aufgrund einer nicht hinreichend diagnostizierten, aber manifesten Dysphagie, erneut pulmonale Komplikationen entwickeln.

Da jedoch aufgrund der fehlenden Evidenzlage die beobachtbaren dysphagischen Symptome nicht sicher auf die CIPMN allein zurückgeführt werden können, sollten noch andere Faktoren, wie z. B. beatmungsassoziierte Störungen, Vorliegen weiterer neurologischer Erkrankung sowie das Lebensalter der Patienten berücksichtigt werden (Tolep et al. 1996).

Wie in der folgenden Kasuistik dargestellt, fallen bei Patienten mit CIPMN oft sensible und motorische Defizite mit entsprechend eingeschränkter Clearingfunktion bei Aspiration sowie ein endoskopisch sichtbarer Speichelaufstau im Hypopharynx auf.

6.9.2 Kasuistik

75-jährige Patientin, Z. n. respiratorischer Insuffizienz, Z. n. pneumogener Sepsis, Z. n. Langzeitbeatmung und Tracheotomie, V. a. Aspirationspneumonie.

Fallbeschreibung

Nach langem Krankheitsverlauf mit Intubation bei akutem Atemnotsyndrom (engl.: Acute Respiratory Distress Syndrome; ARDS) und pneumogener Sepsis mit rezidivierender Antibiose sowie kardiopulmonaler Dekompensation, kam es im Verlauf zu einer deutlichen klinischen Besserung. Die Patientin wurde nach 4-wöchiger Beatmung nach erfolgreichem Weaning und Extubation aus dem vorbehandelnden Krankenhaus zur geriatrischen Frührehabilitation übernommen. Bereits im Vorkrankenhaus konnte sie bei stabilem AZ für ca. eine Stunde zu den Mahlzeiten in den Siestastuhl mobilisiert werden. Ein oraler Kostaufbau wurde bereits mittels pürrierter Kost begonnen. Im stationären Alltag erhielt die Patientin aufgrund eines noch stark reduzierten AZ und der Unfähigkeit zur selbständigen Nahrungsaufnahme die Mahlzeiten vom Pflegepersonal angereicht.

Während der Frührehabilitation fielen allerdings eine häufig belegte Phonation beim Trinken sowie gelegentliches Husten bei der Nahrungsaufnahme auf, sodass eine zeitnahe FEES veranlasst wurde. Bei ansteigenden Infektparametern zeigten sich im Röntgen-Thorax bronchopneumonische Infiltrate bds. basal. Die Patientin blieb bis zum Zeitpunkt der FEES nahrungskarent.

Logopädisch-klinischer Befund

Die Patientin war bei Befundaufnahme wach, psychomotorisch jedoch stark verlangsamt. Die Diagnostik erfolgte in aufrechter Sitzposition im Siestastuhl. Nach Aussage des Physiotherapeuten war die Rumpfkontrolle noch deutlich eingeschränkt, sodass ein freier Sitz auf der Bettkante noch nicht möglich war. Es bestand eine leichte Dysarthrie mit ausreichend lauter Phonation und insgesamt gut verständlicher Sprechweise. Die Patientin beschrieb subjektiv keine Schluckstörungen, berichtete allerdings von gelegentlichem Räuspern während der Nahrungsaufnahme. Mund- und Rachenraum waren feucht, das

Velum hob bei Phonation symmetrisch, der Würgreflex ließ sich auch durch Berühren der Rachenhinterwand nicht auslösen. Die Zungenmotilität war in alle Richtungen unauffällig. Bei Schluckversuchen mit 5 ml Wasser ließ sich die Larynxhebung gut palpieren, postdeglutitives Husten wurde nicht beobachtet.

Video (FEES)

Dieses Video (⊙ Video 6.9.2: FEES Speichelresiduen in gesamtem Pharynx und stille Aspiration PA° 8) dokumentiert Speichelresiduen in den pharyngealen Spalträumen sowie eine stille Aspiration bei Schluckversuch mit 1/2 TL Ice-Chip, (PA° 8).

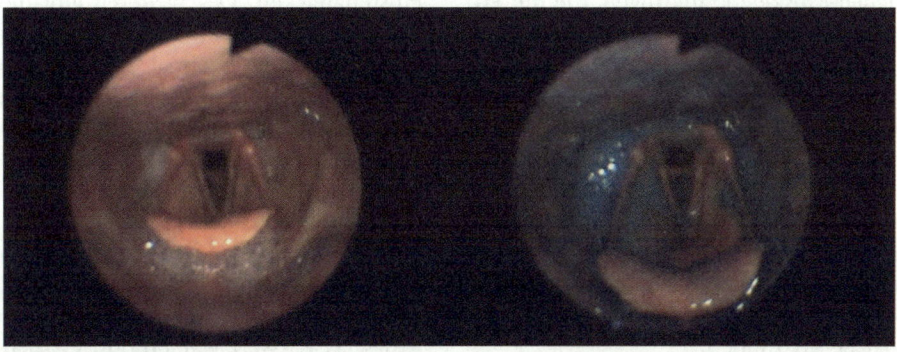

Abb. 6.14: Deutliche Speichelresiduen in den Sinus piriformes und den Valleculae bds. Bei Schluckversuch mit einer kleinen Menge Ice-Chip zeigte sich eine stille Aspiration, PA° 8.

Fazit für die Praxis

Erst in jüngerer Zeit wurde die Bedeutung von Dysphagien auf der Intensivstation und bei beatmeten Patienten erkannt. Im Rahmen einer CIPMN kommt es bei 84–93% der Patienten in Folge einer beatmungsbedingten Muskelschwäche zu Dysphagien, die mit einer hohen Aspirationsinzidenz assoziiert sind. Besonders tragisch ist dies für solche Patienten, die sich von ihrer Grunderkrankung – meist einer Sepsis – soweit erholt haben, dass man sie in einem stabilen AZ zur weiteren (Früh-)Rehabilitation auf die periphere Station verlegen konnte und sie nun im Rahmen der häufig unterdiagnostizierten Dysphagie eine Aspirationspneumonie entwickeln. Dabei sind durchaus Fälle bekannt, in denen die Patienten als Folge der schweren Dysphagie reintubiert werden mussten. Daher ist eine entsprechend großzügige Bildgebung der Schluckfunktion nach der Beatmung und vor der ersten Nahrungsaufnahme empfohlen.

6.10 Dysphagie bei Einschlusskörperchenmyositis (IBM)

6.10.1 Theoretischer Hintergrund

Die Einschlusskörperchenmyositis (engl.: »Inclucion Body Myositis«, IBM) gehört zu den seltenen und autoimmun vermittelten entzündlichen Muskelerkrankungen, die mit einer Inzidenz von 1 pro 100.000 pro Jahr und einer Prävalenz von 6 pro 100.000 Einwohnern auftritt. Ätiologisch lassen sich Myositiden in autoimmune Formen, zu denen auch die Dermatomyositis (DM), die Polymyositis (PM), die nekrotisierende Myositis (NM) und sog. »Overlap Syndrome« einteilen. Ferner unterscheidet man erregerbedingte Myositiden (viral, parasitär, bakteriell und mykotisch) von Sonderformen, wie eosinophile und granulomatöse Myositiden.

Dysphagien treten bei der sporadischen Einschlusskörperchenmyositis mit einer Häufigkeit von 65–86 % auf und können initial sogar das einzige Symptom sein. Schluckstörungen äußern sich hier primär vor allem in einer Beeinträchtigung des pharyngealen Bolustransfers, die so schwer sein kann, dass eine PEG-Anlage frühzeitig notwendig wird. Im Vergleich mit allen anderen Myositisformen ist die Einschlusskörperchenmyositis am häufigsten mit Dysphagien assoziiert (Mulcahy et al. 2012).

6.10.2 Kasuistik

68-jährige Patientin mit subjektiv berichteter Abschluckstörung und ungewollter Gewichtsabnahme.

Fallbeschreibung

Grund der stationären Aufnahme war eine zunehmende allgemeine Schwäche, AZ-Minderung, eine deutliche Gewichtsabnahme sowie eine Dysphagie unklarer Genese. Nach Aussage der Patientin leide sie seit etwa eineinhalb Jahren an einer langsam progredienten Schluckstörung, die vor allem bei fester Nahrung aufträte. Subjektiv sei das Abschlucken erschwert und es käme vermehrt zu Hustenattacken. Des Weiteren gibt die Patientin an, dass das Gehen unsicherer geworden und sie bereits zweimal gestürzt sei. Eine Hypersalivation wurde auf Nachfrage bejaht.

Neurologisch zeigten sich proximal betonte, symmetrische Muskelatrophien beidseits sowie eine proximal betonte posturale Instabilität und sakkadierte Blickfolge. Eine Muskel-MRT zeigte eine fettige Degeneration des M. Gastrocnemius beidseits, ohne sichere Hinweise für eine Myositis. Der Creatin-Kinase (CK)-Wert war erhöht, evozierte Potenziale zeigten einen Normalbefund. Elektromyografisch stellte sich eine längenabhängige, axonale motorische und sensible Polyneuropathie dar. Neuropathologisch wurde, nach einer ambulanten Muskelbiopsie, der Befund einer Einschlusskörperchenmyositis gesichert.

Logopädisch-klinischer Befund

Bereits im Erstgespräch gab die Patientin an, ganz erhebliche Schwierigkeiten beim Schlucken zu haben. Sie beschrieb eine vermehrte Anstrengung mit dem Gefühl von Resten in der Kehle. Des Weiteren müsse sie auch bei kleineren Mengen häufiger Nachschlucken. Darüber hinaus käme es während des Essens, insbesondere jedoch beim Trinken gehäuft zu Hustenanfällen. Dies war auch der Grund, warum die in einem Seniorenheim untergebrachte Patientin, ihre Mahlzeiten nicht mehr im Speisesaal, sondern auf ihrem Zimmer zu sich nehmen sollte, da sich manche Mitbewohner durch den Husten gestört fühlten. Dies verdeutlicht, dass Schluckstörungen durchaus auch zu sozialer Isolation führen können. Die Schluckstörungen hätten sich laut Aussagen der Patientin eher schleichend entwickelt und seien nun so schlimm, dass sie trotz eines guten Appetits die Lust am Essen verloren habe.

Da die Patientin bereit war, sich zu Schulungszwecken von Studenten bzgl. Ihrer Schluckstörungen befragen zu lassen, existiert noch eine Tonaufnahme, die hier im Original wiedergegeben wird. Dabei soll verdeutlichet werden, wie exakt manche Betroffenen Ihre Beschwerden wahrnehmen und beschreiben können. Gleichzeitig geben diese Ausführungen aber auch die typischen Störungsmuster von Dysphagien bei Einschlusskörperchenmyositis wieder, die vor allem die pharyngeale Schluckphase betreffen und meist in einer Öffnungsstörung des oberen Ösophagussphinkters, einer reduzierten pharyngealen Kontraktion sowie einer gestörten hyolaryngealen Exkursion bestehen.

Untersucher: »Wie würden Sie Ihre Schluckbeschwerden beschreiben?«
Patientin: »Wenn ich esse, dann habe ich immer das Gefühl, dass ich gar nichts heruntergeschluckt bekomme und dann muss ich diese Schluckbewegungen immer und immer wieder machen, damit ich überhaupt etwas herunterbekomme.«
Untersucher: »Wann hat das denn mit den Schluckstörungen angefangen?«
Patientin: »Also eigentlich hat das eher schleichend angefangen. Ich würde sagen, dass ich die ersten Beschwerden vor vielleicht einem bis eineinhalb Jahren das erste Mal bemerkt habe.«
Untersucher: »Und treten die Schwierigkeiten bei allen Nahrungsmitteln und Konsistenzen auf, oder gibt es da Unterschiede?«
Patientin: »Ja, da gibt es Unterschiede. Also wenn ich Fleisch mit Soße oder zum Beispiel einen Pudding mit Sahne esse, habe ich das Gefühl, dass ich das besser schlucken kann. Wenn ich aber zum Frühstück ein Brötchen oder Brot habe oder andere eher trockene Speisen, dann fällt mir das viel schwerer und dann kann ich das manchmal garnicht weiter essen.«
Untersucher: »Und wie sieht es bei Flüssigkeiten aus.«
Patientin: »Manchmal, vor allem wenn ich kleine Schlucke nehme, geht das ganz gut. Aber wenn ich schnell trinke oder einen größeren Schluck nehme, dann muss ich immer husten und das dauert dann sehr lange, bis der Hustenreiz aufhört. Deshalb esse ich auch nur noch alleine auf meinem Zimmer, weil sich manche meiner Mitbewohner beschwert haben. Das ist mir wirklich sehr unangenehm. Mittlerweile habe ich die Lust am Essen schon fast verloren.«

Video (FEES)

Das FEES-Video (⊙ Video 6.10.2a: FEES insuffizienter pharyngealer Bolustransfer mit Residuen in gesamtem Pharynx) verdeutlicht die typischen Störungen der pharyngealen Phase bei der Einschlusskörperchenmyositis. Wie in der FEES gut erkennbar, ist der Bolus zwar ausreichend gekaut und eingespeichelt, retiniert allerdings zu einem großen Teil an den Pharynxwänden und dem Zungengrund. Dies führt zu einer eingeschränkten Sicht auf den Larynx, bei dem nurmehr noch ein Teil der Epiglottis und des Arykorpels sichtbar sind. Obwohl die Pathomechanismen der pharyngealen Phase in der FEES nicht direkt darstellbar sind, ist es dennoch möglich, diese aus der Symptomatik bereits hier schon abzuleiten. Die anzunehmende schwache pharyngeale Kontraktion und Zungenbasisretraktion wird, neben einer Öffnungsstörung des oberen Ösophagussphinkters, dann auch in der nachfolgenden VFS bestätigt.

Video (VFS)

In der VFS (⊙ Video 6.10.2b: VFS schwache pharyngeale Kontraktion und Öffnungsstörung des oÖS) wird die nahezu aufgehobene

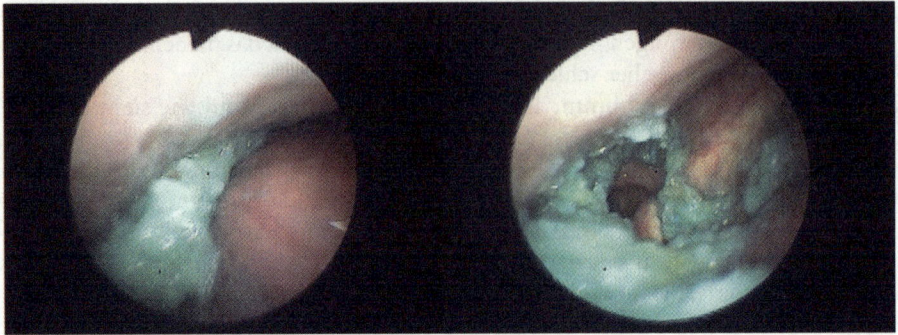

Abb. 6.15: Schwere Störung des pharyngealen Bolustransfers mit ausgeprägten Residuen am Zungengrund und an den Pharynxwänden.

pharyngeale Peristaltik deutlich. Wie bereits auch in dem FEES-Video 6.10.2a insuffizienter pharyngealer Bolustransfer mit Residuen in gesamtem Pharynx dargestellt, kommt es zu den charakterischen Residuen im gesamten Pharynx. Weiterhin fällt eine Öffnungsstörung des oÖS auf, die vor dem Hintergrund des endoskopischen Befundes zwar ebenfalls nahelag, jedoch in der FEES nicht direkt beobachtet werden konnte.

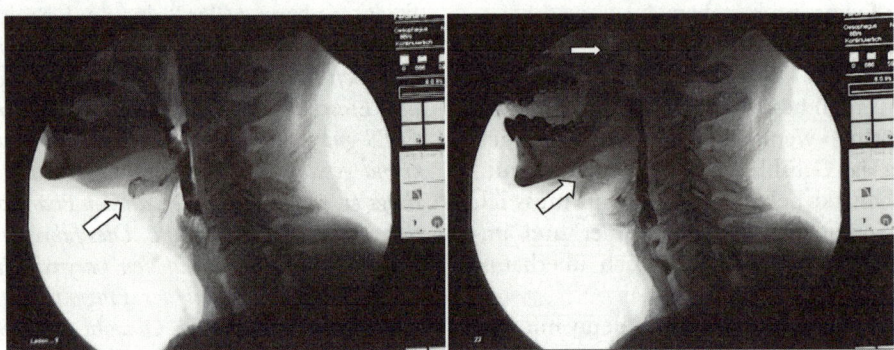

Abb. 6.16: VFS: Öffnungsstörung des oberen Ösophagussphinkters bei deutlicher ventro-krankialer Verlagerung des Hyoids (Pfeile unten), eingeschränkte pharyngeale Kontraktion sowie insuffizienter velopharyngealer Abschluss (Pfeil oben) mit noch gut erkennbarer Luftsäule zwischen Velum und dorsaler Pharynxwand.

Fazit für die Praxis

Schluckstörungen bei Einschlusskörperchenmyositis beeinträchtigen vor allem die pharyngeale Phase. Da die Pharynxkonstriktoren meist schon früh in den Krankheitsprozess miteinbezogen ist, beschreiben die Patienten klassischerweise eine erschwerte Abschluckfähigkeit. In vielen Fällen ist auch die Öffnung des oberen Ösophagussphinkters betroffen. Um die Dysphagiesymptomatik und die ihr zugrunde liegenden Pathomechanismen genauer beurteilen zu können, ist, wie in unserem Beispiel dargestellt, neben einer FEES bzw. VFS auch die Durchführung einer pharyngealen Manometrie zu empfehlen.

6.11 Dysphagie bei ventralen zervikalen Spondylophten

6.11.1 Theoretischer Hintergrund

Die Effizienz und Sicherheit des Bolustransfers erfordert nicht nur eine präzise und ungestörte neuromuskuläre Kontrolle und Koordination, sondern ist darüber hinaus auch an die Intaktheit der beteiligten anatomischen Strukturen gebunden. So können strukturelle Veränderungen der Schluckpassage den Bolustransport beeinträchtigen und Aspirationen begünstigen. Neben Divertikeln und Tumoren, können auch knöcherne Anbauten an den Halswirbelkörpern, sog. »ventrale zervikale Spondylophyten«, den Schluckvorgang auf mechanische Weise beeinträchtigen (Alex et al. 1995; Strasser et al. 2000).

Meist entstehen sie als sekundäre Abstützreaktion bei degenerativem Abbau des discus intervertebralis beispielsweise im Rahmen einer Osteochondrose oder sind Ausdruck einer sog. »diffusen idiopathischen skelettalen Hyperostose (DISH)« (Bombak 2012). Bei letzterer kann es, neben extraspinalen Manifestationen mit Kalzifizierungen von Bändern, Sehnen und Gelenken, auch zu einer Ossifikation des vorderen Längsbandes der Halswirbelsäule kommen, die meist zu flächenhaften osteophytischen Knochenwucherungen mit Überbrückung der Bandscheibenräume mehrerer Halswirbelkörper führt. Ihre zervikale Manifestationsform wird auch als »Morbus Forestier« bezeichnet (Forestier und Rotes-Querol 1950; Kasper et al. 2002).

Obwohl ossäre Veränderungen der Halswirbelsäule mit einer Prävalenz von etwa 20–30 % bei älteren Menschen recht häufig sind, bleiben sie meist asymptomatisch. Je weiter die osteophytären Anbauten jedoch in die pharyngo-ösophageale Schluckpassage hineinreichen, desto häufiger können sie auch zu Schluckstörungen oder anderen Symptomen, wie Dyspnoe, Schlafapnoe oder Dysphonien führen (Mader 2002; Maiuri et al. (2002). Dysphagien gehören dabei allerdings zu den am häufigsten beschriebenen Begleitsymptomen (Aydin et al. 2007) und treten bei bis zu 28 % der Betroffenen auf (Di Vito 1998; Galiano et al. 2005; Jeannon et al. 2008; Lambert et al. 1981). Insbesondere bei älteren oder hochbetagten Patienten können, im Rahmen weit fortgeschrittener degenerativer skelettaler Veränderungen, gelegentlich recht ausgeprägte Formen beobachtet werden (Babores und Finnerty 1998; Keller und Durwen 2020), (▶ Abb. 6.17).

Keller et al. (2017a) konnten zeigen, dass ein Zusammenhang zwischen endoskopisch graduierter, pharyngealer Obstruktion und dem Ausprägungsgrad dysphagischer Symptome besteht. Hierfür wurden die FEES-Befunde von insgesamt 78 Patienten aus einem Gesamtkollektiv von 728 Patienten eines Beobachtungszeitraums von sieben Jahren (Jan. 2007–Jan. 2014), mit einer nach Alter, Geschlecht und ICD-10 Erkrankung gematchten Kontrollgruppe verglichen. Den retropharyngealen Raumforderungen wurden dabei vier verschiedene Protrusionsgrade zugeordnet.

Es zeigte sich eine signifikante Korrelation von endoskopischem Protrusionsgrad und dem Ausmaß pharyngealer Residuen. Bei den betroffenen Patienten war darüber hinaus die mediane stationäre Verweildauer um bis zu zehn Tage erhöht.

In der internationalen Fachliteratur besteht Konsens, dass Symptomatik und Schweregrad spondylophytär bedingter Dysphagien jedoch nicht nur allein von der Ausdehnung, sondern in besonderem Maße auch von der Höhenlokalisation abhängen (Kasper et al. 2002; Seidler et al. 2009; Strasser et al. 2000). Die Beeinträchtigungen des Schluckens werden in diesem Zusammenhang auf folgende Faktoren zurückgeführt:

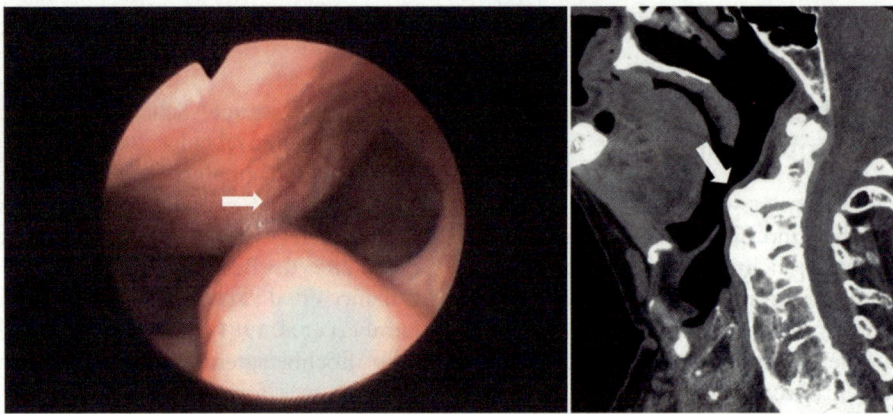

Abb. 6.17: Fiberendoskopische Aufnahme mit Blick auf den velopharyngealen Übergang und Hals-CT eines 89-jährigen Patienten mit ausgeprägten überbrückenden Spondylophyten bei M. Forestier. Die endoskopische Aufnahme zeigt die deutliche retropharyngeale Raumforderung, die die endoskopische Sicht auf den Larynx verlegt und dem Schnabelförmigen Spondylophyten in Höhe C3/C4 entspricht (Pfeil).

- Mechanische Obstruktion der pharyngealen und/oder ösophagealen Schluckpassage
- Entzündung und Ödembildung des umgebenden Gewebes
- Sekundäre Öffnungsstörung des oberen Ösophagussphinkters

Eine signifikante Häufung von Aspirationen ist nach Strasser et al. (2000) mit knöchernen Veränderungen mehrerer Halswirbelsegmente, einer Ausdehnung der Spondylophyten von mehr als 10 mm und einem höheren Lebensalter assoziiert. Darüber hinaus konnte in weiteren Studien von Kim et al. (2015) und Keller et al. (2017a) gezeigt werden, dass Patienten mit zervikalen Spondylophyten und weiteren mit dysphagienassoziierten Erkrankungen, im Vergleich zu Patienten ohne knöcherne HWS-Anbauten u. a. häufiger postdeglutitiv aspirierten, einen höheren Grad an pharyngealen Bolusresiduen sowie ein höheres Risiko einer Dysphagiepersistenz aufwiesen.

In Bezug auf pharyngeale Symptome wird häufig von einem *Globusgefühl* und *inspiratorischem Stridor* berichtet (Benhabyles et al. 1970). *Dyspnoe*, als seltenes, jedoch klinisch sehr relevantes Symptom, kann durch eine supra- oder subglottische Obstruktion des Atemwegs entstehen bzw. auch auf eine spondylophytär bedingte ödematöse Verdickung laryngealer Schleimhäute sowie Stimmbandparesen zurückzuführen sein (Coelto 1995; Hassard 1984; Marks et al. 1998; Seo et al. 2013; Wang 2011).

Doch auch weiter kaudal dieser Lokalisation kann es zu einer relevanten Obstruktion des Atemwegs kommen. So berichten Kasper et al. (2002) von einer 83-jährigen Patientin, bei der eine subglottisch gelegene spondylophytäre Raumforderung zu einer Kompression des Atemwegs mit inspiratorischem Stridor und Dyspnoe führte.

In diesem Zusammenhang wird in einigen Kasuistiken auch die *Schlafapnoe* als Begleitsymptom genannt (Ando et al. 2009; Hughes et al. 1994).

Insbesondere bei knöcherner Überbauung mehrerer HWS-Segmente, wie es bei der DISH der Fall ist, klagen die Patienten des Weiteren häufig über eine *eingeschränkte Kopfbeweglichkeit* sowie *Nackenschmerzen und -steifheit* (Childs 2004).

Die ebenfalls gelegentlich angegebene *Odynophagie* lässt sich nach Walther (1991) zum einen damit erklären, dass beim Schlucken

6.11 Dysphagie bei ventralen zervikalen Spondylophten

Schmerzsensationen an der von den Knochenwucherungen alterierten Pharynxwand hervorgerufen werden, zum anderen auch *chronische Entzündungen* und *Fibrose* der pharyngoösophagealen Muskulatur sowie Ödeme der laryngealen Mucosa, vor allem der Aryknorpel, dokumentiert sind (Kasper et al. 2002; Marks et al. 1998).

Die häufigste mit dysphagienassoziierte Höhenlokalisation ist C5/C6, gefolgt von C4/C5 und C3/4. C2/C3 werden eher selten in Verbindung mit Dysphagien erwähnt (Ando et al. 2009; Fuerderer et al. 2004).

In Höhe C3/C4/C5 wird schwerpunktmäßig von einer mechanischen Behinderung der Epiglottiskippung berichtet (Bartalena et al. 2009; Clark et al. 2003; Crowther und Adrian 1985; Sobol et al. 1984). Strasser et al. (2000) fanden bei 33 % der Patienten mit spondylophytär bedingter Dysphagie eine derartige Symptomatik. Dabei ist zu beachten, dass nicht nur der Epiglottischluss, sondern auch deren Retroflexion beeinträchtigt sein kann – und dies auch bei Spondylophyten mit eher moderater Ausdehnung, jedoch wie in diesem Fall eher ungünstiger Höhenlokalisation.

Die Autoren dieses Buches haben in ihrer klinischen Praxis einen derartigen Fall dokumentiert. Dabei handelte es sich um einen 67-jährigen Patienten, der über ein Globusgefühl und ein »Schluckhindernis« klagte (▶ Abb. 6.18).

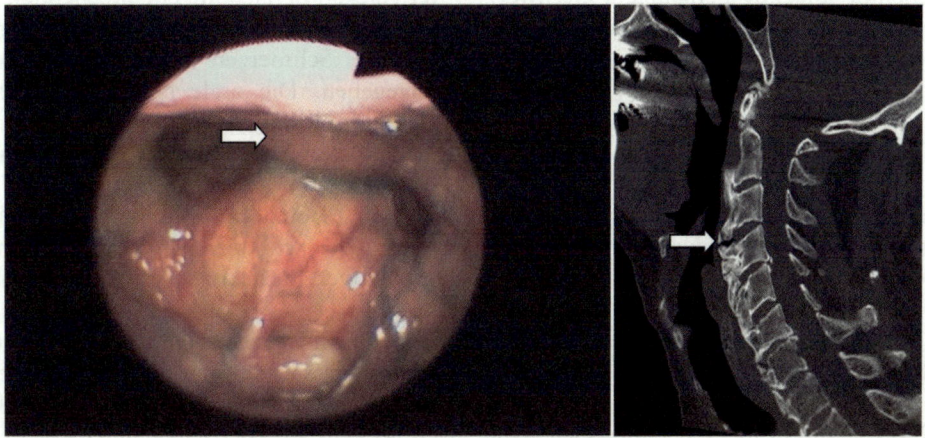

Abb. 6.18: Blick auf die noch gekippte Epiglottis, deren Öffnung durch die am oberen Bildrand sichtbare retropharyngeale Raumforderung (Pfeil) behindert wird. In der linken Vallecula erkennt man als »Zufallsbefund« eine kleine Zyste. Kopf-Hals-CT des gleichen Patienten mit überbrückenden Ossifikationen der HWS und den in der FEES protrahierenden Spondylophyten in Höhe C3/C4 (Pfeil).

Eine eingeschränkte Epiglottiskippung führt, bei ansonsten suffizientem laryngealem Verschluss auf Stimmlippen- und Taschenfaltenebene, nicht zwingend zu einer Aspiration. Allerdings werden, bei entsprechender Lokalisation der knöchernen Anbauten oder dem Vorliegen weiterer mit dysphagienassoziierter Erkrankungen, auch Motilitätsstörungen der Stimmbänder und Aryknorpel beschrieben, die einen vollständigen laryngealen Verschluss behindern und in Kombination mit einer spondylophytär bedingten Beeinträchtigung des Epiglottisschlusses eine Aspiration begünstigen können (Giger et al. 2006; Keller et al. 2017a).

In Höhe der Segmente C5/C6 ist der obere Ösophagussphinkter am Ringknorpel des Larynx fixiert und nicht derart verschiebbar, wie der distale Anteil des Ösophagus. Daher wird von einigen Autoren eine chronische Entzündung und Fibrose der pharyngoösophagealen Muskulatur sowie ein druckbedingter krikopharyngealer Spasmus als ursächlich für die Beeinträchtigung des Schluckens angenommen (Bone et al. 1974; Sobol et al. 1984).

Lee und Lee (2012) fanden bei der manometrischen Untersuchung eines Patienten mit spondylophytären Veränderungen der Segmente C5/C6 eine reduzierte krikopharyngeale Relaxation als Ursache für die pharyngeale Bolusstasis. Diese Beobachtung gehört auch zu den Erfahrungen der Autoren dieses Buches, die mehrere derartige Fälle beobachteten. Beispielhaft sei hier ein 68-jähriger Patient mit subjektiv berichtetem erschwertem Abschlucken vor allem bei festen Konsistenzen aufgeführt.

6.11.2 Kasuistik

73-jähriger Patient mit subjektiv berichteten, langsam progredienten Schluckbeschwerden und Globusgefühl.

Fallbeschreibung

Nach Aussage des Patienten käme es seit etwa einem halben Jahr intermittierend zu einem sehr unangenehmen Globusgefühl, was sich durch Bonbonlutschen meist für einige Zeit bessern ließe. Des Weiteren habe er zunehmend das Gefühl »über ein Hindernis schlucken zu müssen.« Häufigeres Verschlucken wurde zwar verneint, es bestand jedoch ein erheblicher Leidensdruck mit einem subjektiv deutlichen Verlust an Lebensqualität. Vorbefundlich bestand eine Hypertonie sowie ein Diabetes mellitus. Der Patient lebt seit dem Tod seiner Frau allein und bewältigt die Aktivitäten des täglichen Lebens bisher völlig selbständig. Ungewollte Gewichtsabnahme oder eine Reduktion der Nahrungsmenge bestünde zwar nicht, seit einiger Zeit meide er jedoch sehr harte und krümelige Speise und müsse zum Essen immer etwas trinken. Im Gegensatz zu vielen anderen dysphagischen Patienten würden ihm Mischkonsistenzen, wie z. B. Obst, deutlich weniger Schwierigkeiten bereiten.

Logopädisch-klinische Diagnostik

Der Patient war ohne Gehhilfen mobil, Transfer und aufrechter Sitz waren ohne Hilfen möglich, die Beweglichkeit des Kopfes, vor allem der Rotation, hingegen deutlich eingeschränkt. Der Patient berichtete über chronische Verspannungen im Schulter-Nacken-Bereich mit entsprechenden teils heftigen Nackenschmerzen. Bewegungsabhängige Schmerzen wurden dabei nicht angegeben. Die orale Nahrungsaufnahme erfolgte selbständig. Artikulation, Phonation und faziorale Motilität waren unauffällig. Es bestanden keine Hinweise auf ein sensibles Defizit im Mund- oder Rachenraum. Der willkürliche Husten war nach subjektiver Einschätzung des Untersuchers kräftig.

Bei Schluckversuchen mit unterschiedlichen Konsistenzen gab der Patient nur bei fester Nahrung (ein Bolus Graubrot) Residuen im Hals an. Hier schluckte er jeweils 3–4 Mal trocken nach, ohne das Gefühl der Reinigung zu haben. Klinische Aspirationshinweise in Form von Husten, Räuspern oder einer feuchten Stimme bestanden nicht.

Video (FEES)

Dieses Video (⊙ Video 6.11.2: FEES retropharyngeale Raumforderung und Bolusresiduen) dokumentiert die spondylophytär bedingte Beeinträchtigung des pharyngealen Bolustransfers bei fester Konsistenz (ein Bolus Graubrot). Dieses kann trotz mehrfachen Nachschluckens nicht vollständig entfernt werden.

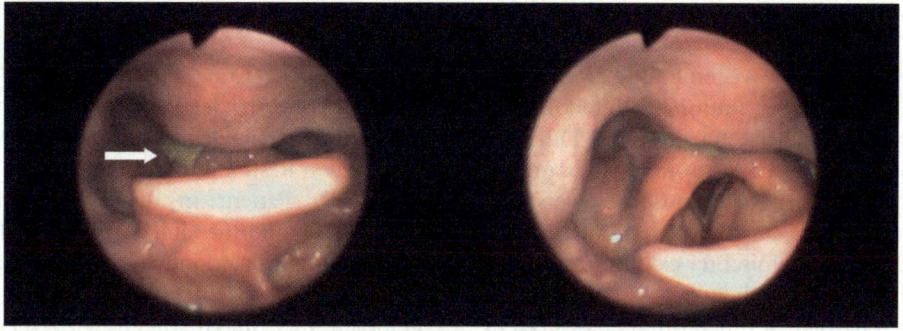

Abb. 6.19: Bolusresiduen zwischen rechtem Aryknorpel und einer spondylophytär bedingten retropharyngealen Raumforderung.

Walther (1991) nimmt an, dass ausgedehnte Hyperostosen der o. g. Höhenlokalisation im Rahmen einer pharyngealen Wandrigidität in zunehmendem Maße auch die Elevation des hyolaryngealen Komplexes einschränken und somit zu einem gestörten pharyngealen Bolustransfer sowie auch zu Aspirationen führen können.

In Höhe der Segmente C6/C7 und weiter distal werden – der anatomischen Beziehungen von Schluckpassage und Wirbelsäule folgend – auch Störungen des ösophagealen Transportes beschrieben. So fanden Horkhoff und Maloon (2014) bei einem 85-jährigen Patienten mit persistierender Dysphagie und deutlicher Gewichtsabnahme in der Videofluoroskopie eine ösophageale Deviation durch protrahierende Hyperostosen.

Zusammenfassend kann somit festgestellt werden, dass Symptomatik und Ausprägungsgrad von Dysphagien bei ventralen zervikalen Spondylophyten von folgenden Parametern beeinflusst werden:

- Grad der pharyngealen Obstruktion
- Höhenlokalisation der betroffenen Segmente
- Anzahl der betroffenen Segmente
- Vorliegen weiterer mit dysphagienassoziierter Erkrankungen
- Höheres Lebensalter

Im Hinblick auf die Symptomatik und Auswirkungen von Dysphagien wird in den Kasuistiken über folgendes berichtet (Franz 2011; Giger 2006; Papadopoulos et al. 1989; Solaroğlu et al. 2008; Srivastava 2008; Veerabhadraiah et al. 2012):

- Persistierende Schluckbeschwerden über mehrere Monate bis Jahre
- Begleitsymptome unterschiedlicher Charakeristik und Ausprägung
- Beeinträchtigung des pharyngealen Bolustransfers
- prandiale Aspiration
- häufig deutliche Gewichtsabnahme
- (rezidivierende) Aspirationspneumonien

In der endoskopischen Schluckdiagnostik stellen sich ventrale zervikale Spondylophyten meist als Vorwölbung der dorsalen Pharynxwand dar. Vor dem Hintergrund der ätiologischen Vielschichtigkeit retropharyngealer Raumforderungen ist eine akkurate differenzialdiagnostische Abklärung unabdingbar.

6.11.3 Kasuistik

72-jähriger Patient, rezidivierende Pneumonien, gutturale Sprechweise, subjektiv geäußerte Abschluckstörung, eingeschränkte Kopfmotilität.

6 Kasuistiken

Fallbeschreibung

Der Patient wurde wegen Hüft-TEP Luxation links notfallmäßig stationär aufgenommen. Nach erfolgreicher Reposition der Hüft-TEP wurde er mit einem Antirotationsgips und im Verlauf mit einer Newport-Orthese versorgt.

Im Rahmen des stationären Aufenthaltes zeigte sich ein gemischter ex-/und inspiratorischer Stridor, welcher, bei V. a. Epiglottitis und subfebrilen Temperaturen in der Nacht, eine HNO-ärztliche Vorstellung erforderlich machte. Ein seitens des HNO-Arztes geäußerter V. a. Hirnstamminfarkt als Ursache der Beschwerden konnte mittels einer MRT des Craniums und einer Gefäßdarstellung ausgeschlossen werden. Ein in der CT nachgewiesener linksseitiger Pleuraerguss von ca. 1 cm Ausdehnung wurde zu keinem Zeitpunkt respiratorisch relevant, sodass eine Drainierung auch nach Ansicht der konsiliarisch hinzugezogenen Internisten nicht indiziert war. Bei weiterhin reduziertem AZ wurde der Patient in die geriatrische Frührehabilitation verlegt.

Logopädisch-klinische Diagnostik:

Im Erstgespräch fiel eine stark gutturale Sprechweise mit zeitweise belegter Phonation und häufigem Räuspern auf. Der Patient berichtete von zunehmenden Schluckbeschwerden und dem Gefühl von Nahrungsresiduen in der Kehle. Während der Mahlzeiten müsse er häufiger husten und würde inzwischen auch – besonders feste – Konsistenzen (z. B. faseriges Fleisch) meiden. Die Schluckbeschwerden bestünden schon seit einigen Monaten und hätten sich allmählich verschlechtert. Die Testung der faziooralen Motilität zeigte sich unauffällig, der willkürliche Hustenstoß imponierte ausreichend kräftig. Bei Schluckversuchen mit 1/2 TL Wasser und Palpation der Larynxelevation kam es zu mehrfachen Abschluckversuchen mit anschließend feuchter Stimmqualität. Postdeglutitives Husten setzte erst spät nach dem Schluckversuch ein. Auch bei 1 TL Apfelmus musste der Patient mehrfach hintereinander schlucken und gab dabei ein Gefühl von Resten in der Kehle an.

Da der Patient in der Eigenanamnese typische Symptome äußerte, die häufig in Verbindung mit spondylophytär bedingten Dysphagien beobachtet werden, soll das Erstgespräch hier in Auszügen wiedergegeben werden:

Untersucher: »Wann hat das denn mit den Schluckbeschwerden angefangen?«
Patient: »*Ich hatte immer nicht nur Schluckbeschwerden, sondern auch diese Nackenschmerzen, wenn ich im Bett oder auf dem Sofa lag, tat das richtig weh. Auch wenn ich den Kopf von einer Seite zur anderen drehe. Ob das mit dem Schlucken zusammenhängt, weiß ich aber nicht.*«
Untersucher: »Wie würden Sie Ihre Schluckbeschwerden denn selbst beschreiben?«
Patient: »*Also, wenn ich etwas esse, dann kaue ich jetzt richtig lange, – früher habe ich nicht so intensiv kauen müssen. – Dann schlucke ich das und kurze Zeit später kommt es mir wieder nach oben.*«
Untersucher: »Ist das nur bei festen Konsistenzen so oder auch bei Flüssigkeiten?«
Patient: »*Flüssigkeiten kann ich häufig besser schlucken, muss da aber inzwischen aufpassen, dass ich nicht zu große Schlucke nehme, denn dann verschlucke ich mich leicht*«.
Untersucher: »Haben Sie denn auch das Gefühl, dass Ihnen etwas im Halse stecken bleibt?«
Patient: »*Ja. Und das türmt sich dann mehr und mehr auf, bis ich es wieder nach oben bringe*«.
Untersucher: »Können Sie mir denn mal zeigen, wo genau das liegen bleibt«
Patient: (zeigt auf den Kehlkopf) »*Ja, also hier so in Richtung Kehlkopf. Ich habe das Gefühl, dass das manchmal richtig große Stücke sind, die da liegen bleiben. Und manchmal verschlucke ich mich auch am eigenen Speichel.*«

6.11 Dysphagie bei ventralen zervikalen Spondylophten

Video (FEES)

Unabhängig von der Evaluation der Schluckfähigkeit fällt hier bereits in der Ruhebeobachtung eine Protrusion der dorsalen Pharynxwand auf, die die Aryknorpel ganz und die Stimmbänder zu einem Teil verdeckt (Video 6.11.3a: FEES retropharyngeale Raumforderung mit Verdecken beider Aryknorpel). Zu achten ist dabei auch auf die deutliche Lumeneinengung des pharyngealen Resonanzraumes, die für die gutturale Sprechweise verantwortlich war. Es blieb hier jedoch noch unklar, ob und inwieweit diese Raumforderung überhaupt einen Einfluss auf die Schluckfähigkeit des Patienten hatte. In FEES-Video 6.11.3b: FEES Störung des pharyngealen Bolustransfers und Penetration zeigt sich die deutliche Störung des pharyngealen Bolustransfers mit Penetration.

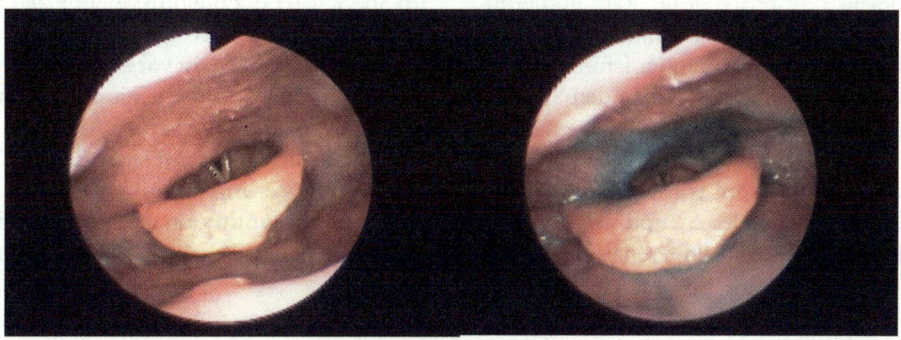

Abb. 6.20: FEES: Retropharyngeale Protrusion mit Verdecken der Aryknorpel und eines Teils der Glottis. Pharyngeale Residuen an dorsaler Pharynxwand und Penetration.

Video (VFS)

Durch eine ergänzende Videofluoroskopie (Video 6.11.3c: VFS Spondylophyt C3/C4 als mechanisches Passagehindernis) konnte der ausgeprägte Spondylophyt auf Höhe C3/C4 als mechanisches Passagehindernis dargestellt werden. Es kommt zu einer intradeglutitiven Penetration bis auf Stimmbandebene.

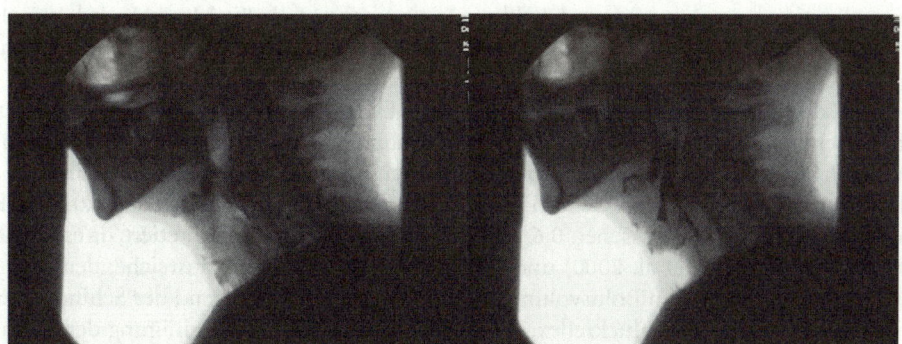

Abb. 6.21: VFS: Überbrückende osteophytäre Randkantenanbauten vor allem der Segmente C3/C4. Intradeglutitive Penetration und ausbleibende Epiglottiskippung.

Fazit für die Praxis

Knöcherne Veränderungen der Halswirbelsäule sind gerade bei älteren Patienten ein häufiges Phänomen und bleiben in den meisten Fällen asymptomatisch. Treten Dysphagien allerdings im Zusammenhang mit ventralen zervikalen Spondylophyten auf, so sind sie das häufigste subjektiv berichtete Symptom. In der FEES stellen sie sich als mehr oder minder stark ausgeprägte retropharyngeale Raumforderungen dar und sind meist ein Zufallsbefund.

Bei hochbetagten Patienten kann erschwerend hinzukommen, dass, neben den Spondylophyten, noch weitere mit dysphagienassoziierte Erkrankungen, wie zerebrale Insulte oder ein Parkinson-Syndrom vorliegen können. So ist die Zuordnung der Symptomatik häufig nur durch eine akkurate Differenzialdiagnostik möglich. In diesem Zusammenhang sei auch betont, dass ein konventionelles Röntgenbild oder CT das Vorliegen zervikaler spondylophytärer Raumforderungen zwar bestätigen, ihren Einfluss auf den Schluckakt jedoch nicht sicher darstellen können. Hier ist vielmehr eine Videofluoroskopie empfohlen, die sowohl Ausdehnung und Höhenlokalisation der knöchernen Anbauten als auch ihren Bezug auf den *dynamischen Aspekt* des Schluckvorgangs, im Speziellen der Epiglottiskippung, der laryngealen Elevation oder der Öffnung des oÖS evaluieren kann. Dies ist vor allem im Hinblick auf eine mögliche Entscheidung zur operativen Resektion der knöchernen Anbauten sinnvoll, die in den meisten Fällen zu einer deutlichen Verbesserung, wenn nicht gar zu einer vollständigen Restitution der Schluckfähigkeit führt (Ruetten 2019).

6.12 Dysphagie bei chronisch-obstruktiver Lungenerkrankung (COPD)

6.12.1 Theoretischer Hintergrund

Die Koordination von Atmung und Schlucken ist ein zentraler Aspekt des physiologischen Schluckvorgangs. Während des pharyngealen Bolusdurchtritts verhindern die laryngealen Verschlussmechanismen und der dadurch bedingte Atemstopp ein Eindringen von Bolusmaterial in die Atemwege. Diese sog. Schluck-Apnoe dauert zwischen 0,6 und 2 Sekunden (Hadjikoutis et al. 2000) und ist darüberhinaus abhängig vom Bolusvolumen. Dabei vollzieht sich der Schluckreflex, wie Martin-Harris et al. (2008) in einer videofluoroskopischen Studie nachweisen konnte, bei dem weit überwiegenden Teil der gesunden Erwachsenen in der Ausatmungsphase. So präferierten gesunde Probanden bei 5 ml Bariumsulfat-Schlucken, in 71–75 % der Fälle ein Exspiration-Exspirationsmuster (Ex/Ex-Muster), 18–22 % ein Inspirations-Exspirationsmuster (In/Ex-Muster) und nur 1–3 % ein Inspiration-Inspirationsmuster-Schluckmuster (In/In-Muster).

Die Tatsache, dass ein Schluck also meist während der Exspiration realisiert wird und auch von einer Exspiration gefolgt ist, wird darüber hinaus generell als effektivstes Koordinationsmuster interpretiert, da es sowohl die Generierung eines ausreichenden subglottischen Druckes während der Schluckreflexauslösung als auch die Reinigung der Atemwege nach einer Penetration ermöglicht. Es ist daher naheliegend, dass Störungen der Atmung auch den Schluckvorgang negativ beeinflussen können. So wiesen Stein et al. (1990) bei 84 %

von insgesamt 25 videofluoroskopisch untersuchten COPD-Patienten dysphagische Symptome nach. Allgemein wird dabei der zugrunde liegende Pathomechanismus u. a. in einer Dyskoordination von pharyngealem Bolustransfer und gleichzeitiger Atemwegsprotektion vermutet, wobei dadurch bedingte Aspirationsepisoden zu einer weiteren Alteration des ohnehin schon beeinträchtigten bronchopulmonalen Systems führen können. Gross et al. (2009) konnten darüber hinaus folgende abweichende Schluckmuster bei COPD-Patienten nachweisen:

- bei fester Speise neigen Patienten mit COPD eher dazu, während der Einatmungsphase zu schlucken und somit ein In/In-Muster zu präferieren,
- bei weicheren Konsistenzen ist das Schlucken bei COPD-Patienten häufiger direkt von einer Inspiration gefolgt,
- Während des Schluckens ist der subglottische Druck bei COPD-Patienten eher niedrig.

Es dürfte inzwischen unbestritten sein, dass bei einem nicht unerheblichen Teil der COPD-Patienten persistierende – auch stille – Aspirationsepisoden für die Exazerbation der Erkrankung verantwortlich sind. Somit gilt auch für Patienten mit chronisch obstruktiver Lungenerkrankung, dass hier eine großzügigere und konsequentere Dysphagiediagnostik zu fordern wäre. Eine systematische Übersicht zum Thema »Dysphagie bei COPD« geben Keller und Durwen (2013).

6.12.2 Kasuistik

83-jähriger Patient mit schwerer Kachexie, Exsikkose, Z. n. rezidivierenden Pneumonien, aktuell erneute Pneumonie bei exazerbierter COPD (GOLD-Stadium IV).

Fallbeschreibung

Die stationäre Aufnahme des Patienten erfolgte mit hausärztlicher Einweisung wegen eines fieberhaften Infektes, zunehmender Dyspnoe und Exsikkoseneigung. Vorbefundlich bestand ein Z. n. Nikotinabusus, eine Kachexie, rezidivierende Pneumonien sowie eine COPD (GOLD Stadium IV). Der Allgemein-körperliche Befund bei Aufnahme ergab einen insgesamt reduzierten AZ mit Belastungsdyspnoe und vesikulärem Atemgeräusch, Rasselgeräusche in den basalen Lungenabschnitten rechts mehr als links. Der Patient gab bei Befundaufnahme keine Schluckstörungen an.

Im zeitnah durchgeführten Röntgen-Thorax zeigten sich Infiltrate im rechten Unterlappen, die mit einer Aspirationspneumonie vereinbar waren. Es wurde mit einer antibiotischen Therapie mit Piperacillin und Tazobactam begonnen, woraufhin sich der AZ des Patienten zunehmend stabilisierte. Das Fieber war innerhab weniger Tage rückläufig.

Logopädisch-klinischer Befund

Bereits im Erstgespräch fiel eine sehr leise und behauchte Phonation mit aphonen Anteilen auf. Die Artikulation war etwas verlangsamt, jedoch insgesamt gut verständlich. Der Patient berichtete von keinerlei Schluckbeschwerden, lediglich der Appetit hätte seit einiger Zeit abgenommen. Der faziorale Tonus stellte sich unauffällig dar. Mund- und Rachenraum waren trocken. Das Velum hob bei Phonation symmetrisch. Der willkürliche Husten war behaucht und kraftreduziert. Im RSST konnte der Patient nach Anfeuchten des Mundraumes innerhalb von 30 Sekunden nur zwei willkürliche Speichelschlucke realisieren. Die laryngeale Elevation war bei gut palpierbar.

Video (FEES)

Das FEES-Video (⊙ Video 6.12.2a: FEES Stille Aspiration bei konsekutivem Schlucken PA° 8) verdeutlicht die von den Autoren im klinischen Alltag häufig beobachtete Symptomatik bei Patienten mit fortgeschrittener COPD: Meist können einzelne Schlucke Flüssigkeit noch sicher geschluckt werden. Erst bei konsekutiven Schlucken – also dem Trinken ohne abzusetzen – kommt es häufig zu einer Aspiration. Eine Erklärung hierfür mag sein, dass das Mehrfachschlucken mit einer anhaltenden Elevation des hyolaryngealen Komplexes und einer verlängerten Apnoezeit einhergeht (Martin et al. 1995) Genau dies scheint ein vulnerabler Parameter bei COPD-Patienten zu sein.

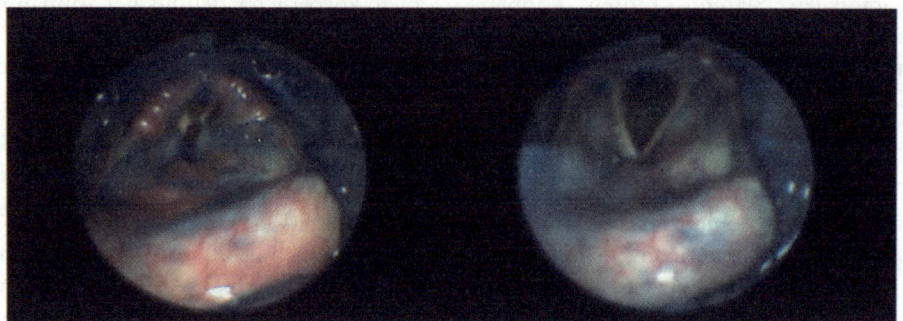

Abb. 6.22: FEES: stille Aspiration bei konsekutivem Schlucken von Flüssigkeit.

Video (VFS)

Wie in dem VFS-Video (⊙ Video 6.12.2b: VFS Intradeglutitive stille Aspiration PA° 8) gezeigt wird, kommt es während des konsekutiven Schluckens zu einem vorzeitigen Absinken des hyolaryngealen Komplexes und damit zu einer Öffnung des Larynx, gefolgt auch hier von einer stillen Aspiration.

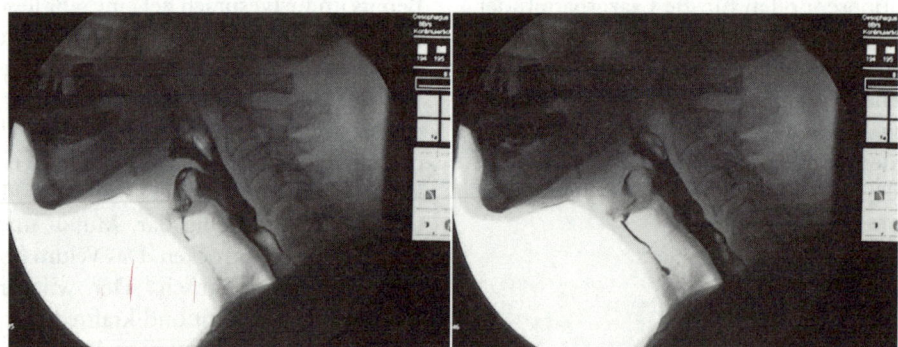

Abb. 6.23: VFS: stille Aspiration bei konsekutivem Schlucken von flüssigem KM.

Fazit für die Praxis

Es ist zu erwarten, dass die Prävalenz der chronisch-obstruktiven Lungenerkrankung (COPD) in den nächsten Jahren noch stark ansteigen und das Gesundheitssystem vor umfangreiche Herausforderungen stellen wird. Ihre Progredienz ist gekennzeichnet durch eine zunehmende Atemflusslimitation sowie intermittierende akute Verschlechterung der Symptomatik, der sog. »Exazerbation«, die meist eine stationäre Krankenhausbehandlung erforderlich macht. Da Husten – auch unabhängig von der Nahrungsaufnahme – ein typisches Symptom dieser Erkrankung darstellt, deutet er nur bedingt auf eine mögliche Aspiration hin. Insbesondere bei Patienten mit akuter Exazerbation oder rezidivierenden bronchopulmonalen Infekten sollte die Entscheidung zur Durchführung einer apparativen Schluckdiagnostik daher großzügig erfolgen, vor allem vor dem Hintergrund, dass Aspirationen auch bei COPD-Patienten still verlaufen können und daher im klinischen Alltag schnell übersehen werden. In der apparativen Schluckdiagnostik ist neben der Testung des Schluckens einzelner flüssiger Boli auch das konsekutive Schlucken zu berücksichtigen.

6.13 Dysphagie bei Kopf-Hals-Tumoren

6.13.1 Theoretischer Hintergrund

Tumore im Kopf-Hals-Bereich sind nach den neurologischen Erkrankungen die häufigste Ursache von Dysphagien. In Deutschland kann mit etwa 17.000 jährlichen Neuerkrankungen gerechnet werden, wobei die Humanen Papillomvirus (HPV)-assoziierten Tumorerkrankungen im Kopf-Hals-Bereich weltweit deutlich zunehmen (Chaturvedi et al. 2013; Reuschenbach et al. 2019). Sie können in Abhängigkeit von Größe und Lokalisation zu unterschiedlichen Beeinträchtigungen des Schluckvorgangs führen, wobei Plattenepithelkarzinome etwa 90 % der Kopf-Hals-Tumore ausmachen. Andere Formen, die sich im Hinblick auf ihre Malignität und Wachstumsgeschwindigkeit voneinander unterscheiden, sind u. a. Adenokarzinome, Lymphome, Melanome und Sarkome (Napier und Spight 2008). Diese können die folgenden Bereiche der Schluckpasse involvieren und treten in unterschiedlicher Häufigkeit auf:

- vordere Mundhöhle
- Oropharynx
- Nasopharynx
- Hypopharynx
- Larynx

Schon bei kleineren Tumoren wird die Häufigkeit von Schluckstörungen mit 59 % angegeben (Pauloski et al. 2000). Viele Karzinome werden allerdings meist erst in fortgeschrittenen Stadien diagnostiziert, wenn sie bereits zu Beeinträchtigung des Schluckens, Sprechens oder der Stimme geführt haben und so den Patienten veranlassen, einen Arzt aufzusuchen. Dies bedeutet, dass die Tumorbehandlung dann meist aus einer Kombination von chirurgischer, chemotherapeutischer und Radiotherapie bestehen muss, um das tumoröse Gewebe zu entfernen und ein Rezidiv bzw. eine Metastasierung zu verhindern. Dabei kann es bereits im Rahmen der chirurgischen Behandlung zu vielfältigen Beeinträchtigungen des Schluckaktes kommen, deren Schweregrad im Wesentlichen von drei Faktoren abhängig ist (Khosh und Krespi 1997):

- Ausmaß des Defekts und funktionelle Bedeutsamkeit der entfernten Strukturen: Beispielsweise können Zungenteilresektionen zu ganz erheblichen Störungen der oralen Schluckphase führen, wohingegen eine Epiglottis-(Teil)-Resektion nicht zwingend mit einer relevanten Beeinträchtigung der pharyngealen Phase im Sinne einer erhöhten Aspirationsneigung assozi-

iert sein muss, wenn der laryngeale Verschluss auf Glottisebene suffizient ist.
- Sekundäre Schädigungen aufgrund rekonstruktiver Maßnahmen:
Insbesondere bei größeren Defekten wird zur Wiederherstellung entfernter Strukturen Fremdgewebe aus verschiedenen Körperregionen, wie z. B. dem äußeren Hals, dem Oberschenkel oder Unterarm transplantiert. Dies kann aufgrund der fehlenden Funktionalität zu einer Passagebehinderung bzw. Sensibilitätsdefiziten führen.
- Wahl des Zugangswegs und der chirurgischen Technik:
In Abhängigkeit von Lokalisation, Art und Größe des Tumors kommen, neben der traditionellen chirurgischen Resektion, auch lokal begrenzte Laserchirurgische Verfahren zum Einsatz.

Neben der Entfernung schluckrelevanter Strukturen sind auch Folgen einer Chemotherapie und vor allem residuale Strahlenschäden nach therapeutischer Radiatio für die Beeinträchtigung des Schluckens verantwortlich. Wie in dem folgenden Beispiel dargestellt, können sich mitunter erst viele Jahre nach der Behandlung schwere Schluckstörungen entwickeln, die nicht selten eine PEG-Anlage erfordern und mit erheblichen Einschränkungen der Lebensqualität verbunden sind.

Dabei kann die Radiatio im Rahmen ihrer Akut- und Spättoxität zu strahleninduzierten Fibrosierungen der Halsweichteile, sekundären Schädigungen schluckrelevanter Nerven, wie N. glossopharyngeus, N. hypoglossus und N. vagus sowie Schädigungen von oropharyngealen Schleimhäuten und Speicheldrüsen führen, die meist auch eine nur schwer zu lindernde Xerostomie (Mundtrockenheit) nach sich ziehen (Lazarus 2013).

Einen sehr empfehlenswerten und ausführlichen Überblick zu Schluckstörungen bei Kopf-Hals-Tumoren geben Schröter-Morasch (2018b) und Dietz et al. (2014).

6.13.2 Kasuistik

69-jährige Patientin mit Z. n. Zungengrundkarzinom, therapeutischer Radiatio und PEG-Anlage.

Fallbeschreibung

Ursache der seit 1995 langsam progredienten Schluck- und Sprechbeschwerden ist eine am ehesten strahleninduzierte fortgeschrittene Muskelatrophie bei Z. n. therapeutischer Radiatio eines Zungengrundkarzinoms im Jahre 1980. Differenzialdiagnostisch war eine okulopharyngeale Muskeldystrophie erwogen worden, in der Muskelbiopsie des M. deltoideus rechts konnte dies allerdings nicht bestätigt werden. Im März 2005 wurde bei stark reduzierter oraler Nahrungsaufnahme und zunehmender Gewichtsabnahme eine PEG-Sonde angelegt. Im Rahmen einer schweren Osteomyelitis und mehreren Kieferoperationen im Jahr 2004 resultierte eine inkomplette periphere Fazialisparese rechts mit inkomplettem Lippenschluss und Speichelverlust aus dem rechten Mundwinkel.

Logopädisch-klinischer Befund

Die Patientin gab im Erstgespräch an, seit der Anlage der PEG-Sonde orale Beikost zu sich zu nehmen und nur sehr feste Konsistenzen zu meiden, da sie Schwierigkeiten habe, sie im Mundraum zu kontrollieren. Sie versuche auch schon zu trinken, müsse aber den Kopf dabei sehr weit in den Nacken legen.

Da der Patientin das Sprechen sichtlich schwer viel und die Verständlichkeit ihrer Äußerungen stark eingeschränkt war, hatte sie die wichtigsten Symptome ihrer Erkrankung und der daraus resultierenden Schluckstörung im Vorfeld aufgeschrieben und brachte die Aufzeichnungen zum Erstgespräch mit. Diese verdeutlichen nicht nur ihre individuelle Symptomatik, sondern stehen gleichzeitig für die typischen Schwierigkeiten, die Kopf-Hals-Tumorpatienten mit Radiatio bezüglich ihrer Schluckstörungen berichten. Daher sind die Aufzeichnungen der Patientin hier im Original wiedergegeben. Bei Inspektion der Mundhöhle fiel ein sehr kleiner Zungenkörper auf, der in seiner Bewegungsfähigkeit auch erheblich eingeschränkt war. Das Sprechen war nur schwer verständlich, wobei eine Hypernasalität sowie eine Störung der hinteren Verschlusslaute [k] und [g] auffiel. Dieses versuchte die Patientin durch eine Vorverlagerung der Artikulationszone zu kompensieren. Die Laute [k] und [g] ersetzte sie durch ein [p].

Notiz der Patientin

»Beim Schlucken drückt sich die Speise oft in die Nase. Das ist wie Ertrinken mit Atemnot bis zum Erbrechen. Klare Suppen sind möglich, Brot mit viel trinken. Vom vielen Verschlucken habe ich immer Halsschmerzen. Tabletten bleiben im Hals hängen, kommen irgendwann zurück. Die Schleimhäute sind trocken und empfindlich, vor allem bei gewürzten Speisen und Süßem. Wenn etwas zu weit in den Rachen kommt, habe ich keine Kontrolle mehr darüber. Das führt dann zu heftigem Verschlucken und ständigem Husten. Der hintere Rachenraum ist immer verschleimt und wird nicht von selbst frei. Wenn Speisereste im Rachen verbleiben, habe ich große Mühe, sie herunterzuschlucken. Ständig läuft mir die Spucke aus dem Mund. Deswegen habe ich immer ein Taschentuch dabei. Trotzdem empfinde ich es als sehr unangenehm und peinlich. Manchmal ist mein Hals so trocken, dass ich gar nicht mehr schlucken kann.«

Die Störungen, die die Patientin im Hinblick auf die orale Phase beschrieb, resultierten vor allem aus der oben bereits erwähnten Zungenkörperatrophie sowie einer Fazialismundastschwäche rechts mit deutlichen Synkinesien und Speicheldrooling aus dem betroffenen Mundwinkel. Es bestanden keine Hinweise auf eine Hypästhesie im Mundraum, die Velumhebung war bei Phonation auf [a] beidseits nur sehr schwach.

Video (FEES)

Dieses Video (⊙ Video 6.13.2: FEES schwere Störung der pharyngealen Phase mit ausbleibendem Whiteout) verdeutlicht die schwere Störung der pharyngealen Phase, bei der nahezu alle relevanten Parameter für einen suffizienten Bolustransfer beeinträchtigt bzw. völlig aufgehoben sind. Hierzu zählen eine schwere Störung der Kehlkopfhebung mit am ehesten sekundärer Öffnungsstörung des oberen Ösophagussphinkters, ein ausbleibender velopharyngealer Abschluss, eine stark insuffiziente pharyngeale Kontraktion sowie eine sehr schwache Zungenbasisretraktion. Hierduch fehlt auch das »Whiteout« und es resultiert eine erhebliche Bolusstasis in den Valleculae. Der noch vorhandene suffiziente laryngeale Verschluss auf Stimmlippen- und Taschenfaltenebene verhindert ein vollständiges Aspirieren der nachfolgend applizierten Flüssigkeit. Dabei führt die Patientin – eher unbewusst – ein sog. supraglottisches Schluckmuster« durch, da sie kurz vor der Initiierung des Schluckreflexes die Luft anhält und die Stimmbänder und Taschenfalten somit vollständig geschlossen sind. Dabei bildet sich ein »Flüssigkeitssee« im Larynx und es kommt vermutlich zu einer minimalen Öffnung des oberen Ösophagussphinkters, wodurch ein Teil des Brotbolus – eher passiv – in den Ösophagus »gespült« wird. Trotz dieser offensichtlich schweren Dysphagie entwickelte die Patientin bis zu ihrem Tod keine Aspirationspneumonie.

6.13.3 Kasuistik

58-jähriger Patient mit Z. n. Resektion eines retromolaren Weichgaumenkarzinoms und Neck dissection bds.

Fallbeschreibung

Bei dem 58-jährigen Patienten wurde eine Resektion eines retromolaren Wichgaumenkarzinoms sowie ein Neck dissection bds. durchgeführt. Aufgrund einer postoperativ

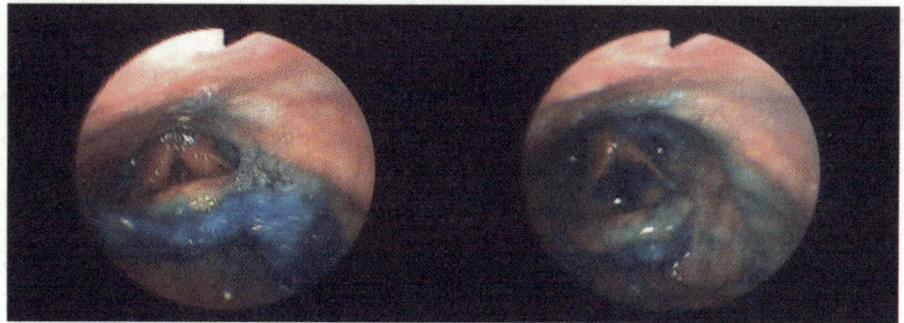

Abb. 6.24: Deutliche pharyngeale Residuen (Brot) in den Valleculae. Der Spaltraum wir dabei vollständig ausgefüllt. Beim Versuch des Clearings durch Trinken aus dem Becher kommt es zu einer prädeglutitiven Penetration. Die Flüssigkeit befindet sich auf den geschlossenen Stimmlippen und Taschenfalten.

bestehenden Dysphagie erfolgte eine Videofluoroskopie, bei der eine Öffungsstörung des oberen Ösophagussphinkters mit postdeglutitiver Aspiration von mehr als 50 % des Kontrastmittels nachgewiesen werden konnte. Der Patient erhielt daraufhin eine PEG-Anlage und blieb oral nahrungskarent. Während der ambulanten logopädischen Behandlung kam es zu einer klinischen Verbesserung der Dysphagie, woraufhin die behandelnde Logopädin eine apparative Verlaufskontrolle der Schluckstörung empfahl. Aufgrund der bis zum Zeitpunkt der hier dargestellten endoskopischen Schluckdiagnostik seit nunmehr einem Jahr vollständigen oralen Nahrungskarenz, bestand bei dem Patienten ein ganz erheblicher Leidensdruck.

Logopädisch-klinischer Befund

Der Patient konnte bei guter Kopfkontrolle aufrecht sitzen, Mund- und Rachenraum waren im Rahmen der oralen Nahrungskarenz trocken. Es bestand eine stark hypernasale Sprechweise mit allerdings ausreichend lauter und klarer Phonation. Als Folge des operativen Eingriffs lag eine deutliche Velumasymmetrie vor. Wangen- und Zungenmotilität waren unauffällig, der Würgreflex war prompt auslösbar, der willkürliche Husten kräftig. Bei Schluckversuchen mit unterschiedlichen Mengen von zerstoßenem Eis ließ sich die Anhebung des Larynx gut palpieren, es kam zu einem prompten Nachschlucken ohne postdeglutitives Husten oder einer feuchten Stimmqualität. Der Patient hatte selbst den Eindruck, dass er den Testbolus gut abschlucken konnte.

Video (FEES)

Die hypernasale Sprechweise wird durch den in diesem Video (⊙ Video 6.13.3a: FEES vollständiger velopharyngealer Abschluss durch kompensierende Elevation der Uvula) gut dokumentierten insuffizienten velopharyngealen Abschluss bei Phonation erklärbar. Interessant ist hierbei, dass dies allerdings keine relevanten Auswirkungen auf das Schlucken, wie z.B. ein Eindringen von Bolusmaterial in den Nasopharynx hatte. Vielmehr zeigt sich ein kompensatorischer Verschluss durch den Passavant'schen Wulst und die sich hebende Uvula, die den Nasopharynx offensichtlich ausreichend suffizient abdichtet.

Video (FEES)

Mittels der FEES (⊙ Video 6.13.3b: FEES pharyngeale Residuen und suffizientes Clearing

6.13 Dysphagie bei Kopf-Hals-Tumoren

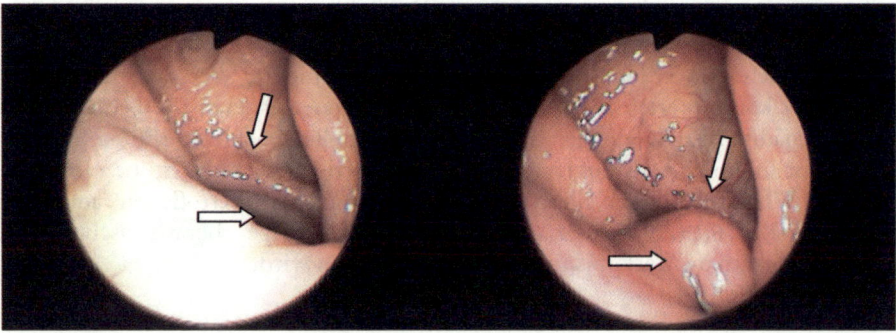

Abb. 6.25: Eingeschränkter velopharyngealer Abschluss bei Phonation, (kompensatorisch) nahezu vollständiger Schluss bei willkürlichem Speichelschluck durch das Heben der Uvula gegen den Passavant'schen Wulst (senkrechter Pfeil).

durch Nachtrinken) *konnte hier gezeigt werden, dass es zwar zu einem eingeschränkten pharyngealen Bolustransfer mit Residuen vor allem auf der Postcricoidregion kommt (▶ Abb. 6.26), diese jedoch durch Nachtrinken entfernt werden konnten.*

Außerdem werden die suffizienten Schutzfunktionen im Rahmen einer weitestgehend erhaltenen pharyngo-laryngealen Sensibilität deutlich. Vor diesem Hintergrund wurde ein, zunächst therapeutisch begleiteter, oraler Kostaufbau empfohlen.

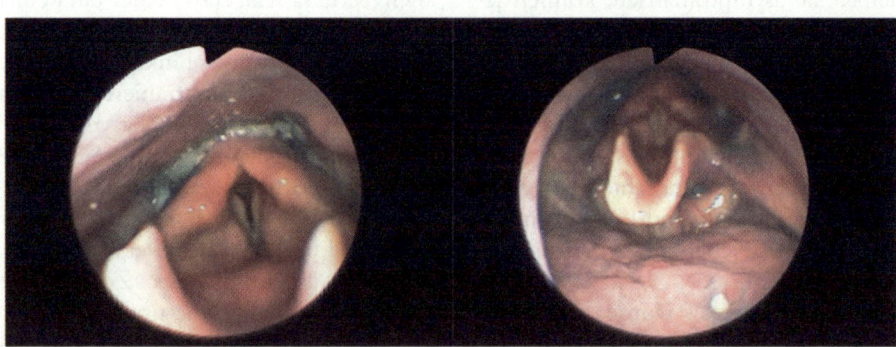

Abb. 6.26: Leichter Farbbeschlag auf den Stimmlippen und Bolusresiduen auf der Postcricoidregion mit suffizientem Clearing durch Nachtrinken.

Fazit für die Praxis

Schluckstörungen sind eine häufige Folge operativer Tumorresektionen oder einer Chemotherapie und/oder therapeutischen Radiatio im Kopf-Hals-Bereich, wobei Symptomatik und Schweregrad sowohl vom anatomisch-funktionalen Defekt selbst als auch von der Strahlendosis und dem Strahlengang abhängig sind. Nach einer therapeutischen Radiatio, die vor allem zur Rezidivprophylaxe eingesetzt wird, kann es – abgesehen von den strahlungsbedingten Schädigungen der Schleimhäute – noch nach Jahren und Jahrzehnten zu einer kombinierten Störung der Pharynxkontraktion, der hyolaryngealen Exkursion sowie der Öffnung des oberen Ösophagussphinkters und damit zu erheblichen Abschluckstörungen mit entsprechend erhöhter Aspirationsgefahr kommen. Schwere Störungen der pharyngealen Phase, die von Klinikern auch als »Holzhals« bezeichnet werden, resultieren häufig aus einer kombinierten Nerven- und Schleimhautschädigung. Diese zeigen sich in der FEES meist in einem sehr kurzen, oder gar fehlenden Whiteout. In dem hier vorgestellten Fall (▶ Kap. 6.13.2) ist der einzig verbliebene protektive Mechanismus ein kompletter Glottisschluss, der eine fulminante prandiale Aspiration zwar nicht gänzlich verhindert, aber doch erheblich reduziert. Dieser Aspekt ist Teil einer logopädisch vermittelten Schlucktechnik, die als »supraglottisches Schlucken« bezeichnet, jedoch von manchen Betroffenen auch spontan, ohne vorherige therapeutische Anleitung, vollzogen wird.

6.14 Dysphagie bei Zenker-Divertikel

6.14.1 Theoretischer Hintergrund

Divertikel zählen zu den häufigsten pathologischen Befunden des Gastrointestinaltrakts. Oft bleiben sie asymptomatisch, können jedoch auch zu schwerwiegenden Symptomen und klinischen Komplikationen führen, die einer entsprechenden Behandlung bedürfen. Allgemein werden Divertikel (lat.: diverticulum = Abweg, Abweichung) als »Aussackungen umschriebener Wandschichten eines Hohlorgans« bezeichnet und können in unterschiedlichen Bereichen des Gastrointestinaltraktes entstehen.

Das Zenker-Divertikel wurde 1877 nach dem Arzt und Pathologen Friedrich Albert von Zenker benannt, allerdings bereits sehr viel früher von Ludlow erstmals beschrieben (Chidwood 1979).

Obwohl es häufig unter die Divertikel des Ösophagus subsummiert wird, liegt der Prädilektionsort des Zenker-Divertikels am pharyngo-ösophagealen Übergang, dem sog. »Kilian Dreieck«. Daher wird es von einigen Autoren auch den Hypopharynxdivertikeln zugeordnet. Diese gewebsschwache Stelle, also ein »Locus minoris resistentiae«, befindet sich zwischen den schräg verlaufenden Muskelfasern des M. cricopharyngeus und kann sich im Laufe der Zeit durch einen unphysiologisch erhöhten hypopharyngealen Bolusdruck sackartig ausstülpen (Siewert 1976; Haubrich 2004). Die Ursache hierfür wird in einer Koordinationsstörung der den oberen Ösophagussphinkter bildenden Muskulatur gesehen (Ferreira et al. 2007). Auch ein Reflux wird als Pathogenese diskutiert, der dazu führt, dass der obere Ösphagussphinkter zum Schutz vor Aspiration stärker kontrahiert und so sekundär einen erhöhten hypopharyngealen Druck erzeugt (Benkmann-Colombo et al. 2003).

Bei einer Inzidenz von 2/100.000 manifestiert es sich meist erst ab dem 70. Lebensjahr (van Overbeek 1994; Law et al. 2014).

Die Ausdehnung der Zenker-Divertikel kann individuell recht unterschiedlich sein. Hinsichtlich der radiologisch definierten Größe unterscheidet man nach Brombard (1980) vier verschiedene Stadien. Unter die Stadien I und II werden kleine, in der Durchleuchtung noch inkonstante Divertikel subsummiert, die in kraniokaudaler Richtung eine Länge von 2–3 mm bzw. bis zu 8 mm aufweisen. Stadium III und IV beschreiben hingegen konstante, auch während der Boluspassage sichtbare Divertikel, von denen letztere so groß sind, dass sie den Ösophagus von dorsal imprimieren.

Dysphagien, die sich vor allem in einem Bolusverhalt und einer Regurgitation unverdauter Nahrung äußern, gehören zu den häufigsten Symptomen. Dabei können sie, wie in

6.14 Dysphagie bei Zenker-Divertikel

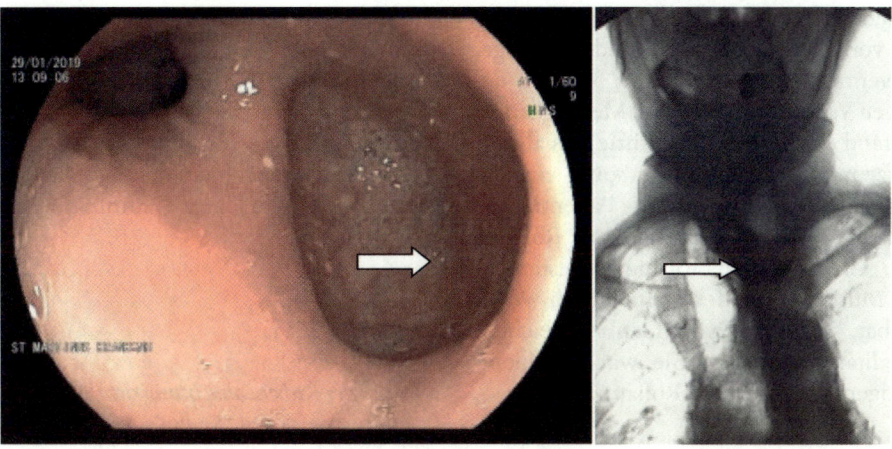

Abb. 6.27: Beispiel eines Zenker-Divertikels in der ÖGD mit Speichelretentionen sowie in anterior-posteriorer videofluoroskopischer Darstellung mit Kontrastmittelverhalt.

den folgenden zwei Kasuistiken dargestellt, individuell sehr unterschiedlich sein und auch zu prandialer Aspiration führen (Aggerholm und Illum 1990). Zu den frühen, eher unspezifischen Symptomen eines Zenker-Divertikels, gehören nach Peters und Mason (1999):

- Hustenreiz
- Entzündungen der pharyngealen Mukosa
- Räusperzwang
- Globus- und Fremdkörpergefühl
- Fötor ex ore

Der Schweregrad der Symptomatik hängt von der Größe des Divertikels und damit vom jeweiligen Stadium ab.

Patienten mit Zenker-Divertikel berichten in der Eigenanamnese typischerweise von einer eher langsam progredienten Dysphagie und beschreiben initial Beeinträchtigungen des Abschluckens von fester Nahrung mit einem Gefühl von Resten in der Kehle. Dieses lässt sich häufig noch durch Nachtrinken beheben. So beschrieb eine Patientin ihre Schwierigkeiten sehr treffend:

»Immer wenn ich etwas esse, habe ich das Gefühl, das es nicht ganz runtergeht und mir etwas im Halse steckenbleibt. Erst wenn ich einen Schluck Wasser hinterhertrinke, löst sich das auf«.

Dabei können die meisten Patienten den Ort der Beschwerden recht genau auf die Region direkt unterhalb des Larynx lokalisieren. Problematisch ist in diesem Zusammenhang, dass durch den Verhalt eingenommener Medikamente im Divertikel deren Wirksamkeit herabgesetzt werden kann oder sogar gänzlich ausbleibt.

Mit Zunahme der Divertikelgröße kann diese Bolusbarriere auch Flüssigkeiten und selbst Speichel und Sekret mit einbeziehen.

6.14.2 Kasuistik

69-jährige Patientin, idiopathisches Parkinson-Syndrom, Höhn & Yahr Stadium III, leichter Rigor rechtsbetont, kleinschrittig, subjektiv berichtete Abschluckstörung.

Fallbeschreibung

Die Patientin stellte sich in Begleitung ihres Ehemannes zur prästationären Schluckdiagnostik bei seit zehn Jahren (Erstdiagnose) bestehendem idiopathischem Parkinson-Syndrom vor. Neurologisch bestand ein insgesamt verminderter Antrieb bei leichter depressiver Verstimmtheit, kein Meningismus. Es bestand eine leichte Dysarthrie, ein allseits mäßiger rechtsbetonter Rigor sowie ein Ruhetremor der rechten Hand. Die Patientin war bei kleinschrittigem Gangbild am Rollator mobil. Gleichgewichtsstörungen bestanden nicht. Muskeleigenreflexe seitengleich wenig auslösbar. Keine Pyramidenbahnzeichen, Sensibilität unauffällig. Sie war bei kleinschrittigem Gangbild am Rollator mobil.

Logopädisch-klinischer Befund

Es bestand eine leichte hypokinetische Dysarthrie mit etwas monotoner und verlangsamter, jedoch insgesamt noch gut verständlicher Sprechweise sowie ausreichend lauter Phonation. Der Mundraum war feucht, die Zungenmotilität bis auf eine leichte Bradykinese unauffällig. Das Velum hob bei Phonation symmetrisch, der Würgreflex war prompt auslösbar, der willkürliche Husten kräftig. Bei Schluckversuchen mit unterschiedlichen Mengen Wassers (2 TL Wasser und selbstreguliertes Trinken) konnte eine deutliche Larynxelevation palpiert werden, postdeglutitives Husten trat nicht auf, die Stimme war durchgängig klar. Die Patientin gab dabei ein leichtes Gefühl von Residuen im Hals an.

Video (FEES)

Der in der Ruhebeobachtung sichtbare Beschlag in den pharyngealen Salträumen interpretierten wir zunächst als Folge einer parkinsonassoziierten Abschluckstörung. Die Patientin gab auf Nachfrage des Untersuchers an, vor der Untersuchung eine Tasse Kaffee und ihre Parkinsonmedikation (Kombinationspräparat aus Levodopa 100 mg, Carbidopa 25 mg, Entacapon 200 mg) zu sich genommen zu haben. Beim ersten Schluckversuch mit Obstmus wurde der Bolus dann jedoch vollständig abgeschluckt (⊙ Video 6.14.2a: FEES Regurgitation nach Schluckversuch mit Obstmus). Nach kurzer Zeit kam es zu einer Regurgitation des Bolusmaterials.

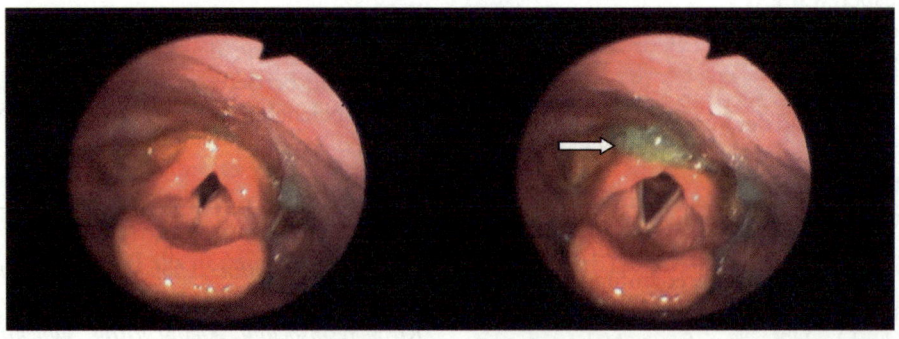

Abb. 6.28: Regurgitation nach Schluckversuch mit Obstmus.

Wir entschieden uns zur Durchführung einer Videofluoroskopie. Hier zeigte sich ein Zenker-Divertikel, welches im lateralen und anterioren Strahlengang dargestellt werden konnte.

Video (VFS)

Nach dem oropharyngealen Bolustransfer zeigt sich im lateralen (⊙ Video 6.14.2c: VFS Darstellung des Divertikels mit Bolusverhalt von lateral) und anterior-posterioren (Video 6.14.2b: VFS Darstellung des Divertikels mit Bolusverhalt von anterior) Strahlengang eine KM-Retention im Divertikel. Eine Regurgitation oder Aspiration konnte hierbei nicht dokumentiert werden.

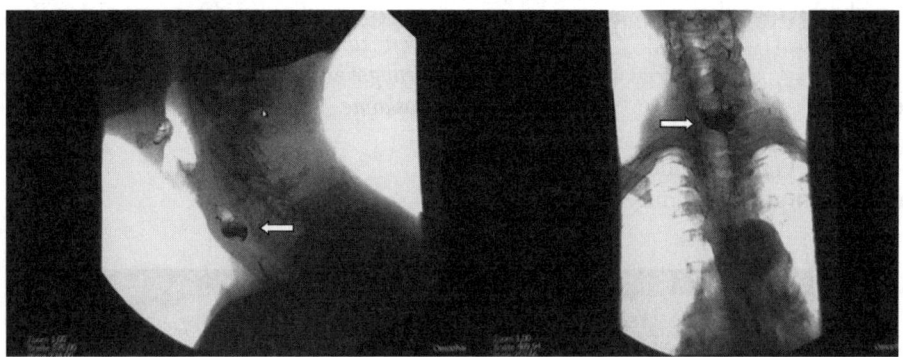

Abb. 6.29: Mit KM gefülltes Zenker-Divertikel im lateralen und anterioren Strahlengang.

6.14.3 Kasuistik

74-jährige, bettlägerige Patientin mit Z. n. rechtshemisphärischem Mediainfarkt, residualer linksseitiger Hemiparese und zentraler Fazialisparese sowie rezidivierenden Aspirationspneumonien.

Fallbeschreibung

Die Einweisung der in einem Seniorenheim lebenden Patientin erfolgte aufgrund einer Verschlechterung des Allgemeinzustandes mit Fieber über 38 °C und produktivem Husten. Die pulsoxymetrisch gemessene Sauerstoffsättigung lag bei 93 %. Die Patientin war leicht dyspnoeisch und exsikkiert. Im konventionellen Röntgenbild zeigte sich ein Infiltrat im rechten Unterlappen. Aufgrund der vorbeschriebenen dysphagierelevanten Diagnosen erfolgte unmittelbar nach Aufnahme ein Schluckassessment durch das Pflegepersonal, in dem klinische Aspirationshinweise (postdeglutitives Räuspern und feuchte Stimmqualität) auffällig waren. Vor diesem Hintergrund blieb die Patientin zunächst nahrungskarent.

Unter der zeitnah eingeleiteten antibiotischen Behandlung sowie einer intravenösen Flüssigkeitssubstitution kam es zu einer deutlichen Verbesserung des Allgemeinzustands.

Logopädisch-klinischer Befund

Die Patientin war bei Befundaufnahme wach und nur mithilfe in den aufrechten Sitz im Bett mobilisierbar. Das Sprechen war leicht dysarthrisch, die Stimme jedoch ausreichend laut und durchgängig klar. Es bestand eine zentrale Fazialisparese links ohne Speicheldrooling. Der Mundraum war feucht, das willkürliche Husten kräftig. Das Velum hob bei Phonation auf [a:] symmetrisch, es bestanden keine Hinweise auf ein faziooorales Sensibilitätsdefizit. Die Zungenprotraktion sowie laterale und zirkuläre Bewegungen waren in alle Richtungen unauffällig. Gelegentliches Husten und Räuspern während der Nahrungsaufnahme wurde von der Patientin subjektiv zwar berichtet, jedoch nicht mit einer »Schluckstörung« in Verbindung gebracht.

Bei erneuten Schluckversuchen mit zunächst einem TL Wasser kam es zu einem prompten Schlucken ohne nachfolgende klinische Aspirationshinweise. Ein anteriores Leaking trat ebenfalls nicht auf. Nach dem zweiten Schluckversuch mit erneuter Gabe eines Teelöffels Wasser konnte ein vermehrtes Nachschlucken sowie spät-postdeglutitives Räuspern (ca. drei Minuten nach Schluckversuch) beobachtet werden.

Video (FEES)

Auch in diesem Video (⊙ Video 6.14.3a: FEES massive Regurgitation mit Penetration) *kommt es zu einer deutlichen Regurgitation von Bolusmaterial, welches jedoch auch über die Postcricoidregion in den Larynx penetriert. Da in der FEES eine Aspiration nicht direkt nachgewiesen, aber bei der ausgeprägten Regurgitation zumindest angenommen werden konnte, erfolgte zur weiteren Evaluation eine Videofluoroskopie.*

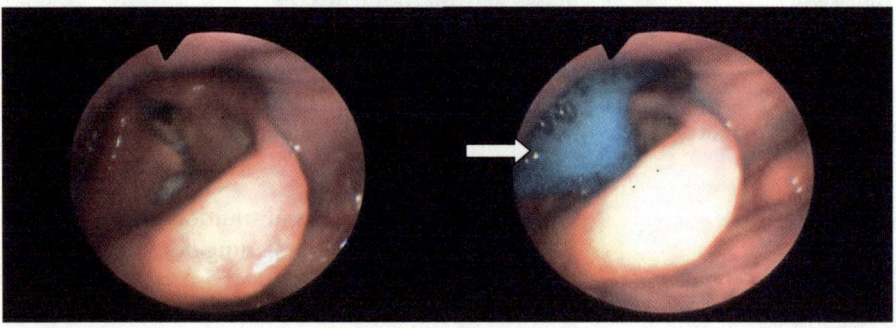

Abb. 6.30: Regurgitation und Penetration über Postcricoidregion nach Schluckversuch mit Obstmus.

Video (VFS)

In dieser Aufnahme (⊙ Video 6.14.3b: VFS massive Regurgitation mit Aspiration) wird der kontinuierliche Überlauf des regurgitierten Bolusmaterials in die Trachea deutlich. Besonders eindrücklich stellt sich dabei das Ausbleiben eines protektiven Hustenreflexes dar, was am ehesten vor dem Hintergrund des vorbestehenden rechtshemisphärischen Insults zu erklären ist.

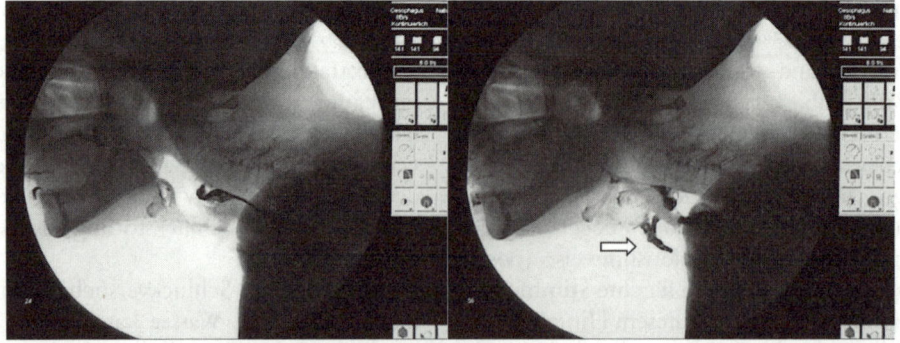

Abb. 6.31: Regurgitation und nachfolgende stille Aspiration bei Schluckversuch mit Obstmus.

Fazit für die Praxis

Das Zenker-Divertikel führt zu charakteristischen Symptomen, die sich vor allem in einem Gefühl der Bolusstasis und Regurgitationen äußern. Häufig lokalisieren die Betroffenen die Symptome direkt unterhalb des Larynx. Patienten mit noch kleineren Divertikeln geben häufig an, dass die Beschwerden vor allem bei festen Konsistenzen aufträten und das Gefühl des Bolusverhalts durch Nachtrinken sistiere. Zu erklären ist dies mit der Form und Lokalisation des Divertikels. Durch die sackartige Ausstülpung bleiben Bolusteile in dem Hohlraum liegen, die dann mittels Flüssigkeit »ausgespült« werden. Wie im letzten Beispiel eindrücklich dokumentiert, kann es beim Zenker-Divertikel auch zu postdeglutitiven Aspirationen kommen, die durchaus ursächlich für Pneumonien sein können, insbesondere dann, wenn beispielsweise durch eine zusätzlich bestehende neurologische Erkrankung die Schutzfunktionen herabgesetzt sind.

6.15 Dysphagie bei Z. n. HWS-Operation

6.15.1 Theoretischer Hintergrund

Postoperative Schluckstörungen nach HWS-Operationen werden in der Literatur häufig beschrieben. Vor allem nach anteriorem (ventralem) Zugang kann es im Rahmen von Zerrung, Druck oder direkter Schädigung schluckrelevanter Hirnnerven, wie beispielsweise dem N. laryngeus superior, N. hypoglossus oder N. laryngeus recurrens sowohl zu Dysphagien als auch Dysphonien kommen (Mukherjee et al. 2014). Dysphagien traten bei 18,9 % auf. Fountas et al. (2007) konnten in einer Studie an 1.015 Patienten mit Z. n. HWS-OP nachweisen, dass Dysphagien die häufigste Folge derartiger Interventionen darstellen. Dabei treten vor allem in der ersten Woche nach einer HWS-OP mit anteriorem Zugang bei mehr als zwei Drittel der Patienten Störungen der Schluckfunktion auf. In den meisten Fällen sind sie passagerer Natur, können jedoch auch über einen längeren Zeitraum persistieren und zu Aspirationspneumonien führen bzw. auch eine PEG-Anlage notwendig werden lassen. Duchac et al. (2017) verglichen prä- und postoperative VFS-Befunde im Hinblick auf eine veränderte Biomechanik des Schluckens bei Patienten mit HWS-OP und anteriorem bzw. dorsalem Zugangsweg. Dabei konnten sie nachweisen, dass es bei ersteren u. a. zu signifikanten Veränderungen pharyngealer Parameter, wie der Hyoidverlagerung, der pharyngealen Austreibungswelle, der Öffnung des oberen Ösophagussphinkters sowie pharyngealen Residuen kam. Ein weiteres Ergebnis dieser Studie war, dass bei Patienten mit anteriorem Zugang zwar insgesamt mehr Parameter betroffen waren, es jedoch auch bei dorsalem Zugangsweg zu Veränderungen evidenter biomechanischer Aspekte kommt.

6.15.2 Kasuistik

46-jähriger Patient mit Z. n. Verkehrsunfall, Z. n. HWS-OP mit Schraubenfixation und ventralem Zugang.

Fallbeschreibung

Der Patient wurde kurz nach einer orthopädischen Rehabilitation aufgrund allgemeiner Schwäche und hohem Fieber stationär aufgenommen. Er wird im häuslichen Umfeld von seiner Ehefrau versorgt und ist seit einem Verkehrsunfall und stabilisierender HWS-OP (mit ventralem Zugang) auf den Rollstuhl angewiesen. Während der ambulanten Krankengymnastik erfolgte eine Mobilisation in den Stand, wobei bereits auch schon einzelne Schritte am Unterarmgehwagen möglich waren. Die letzten zwei Wochen habe er nach Aussage der Ehefrau jedoch aufgrund einer zunehmenden Schwäche nahezu ausschließlich im Bett verbracht.

Im Röntgen-Thorax zeigte sich eine schwere bilaterale Pneumonie, die antibiotisch behandelt wurde. Obwohl sich im stationären Alltag keine klinischen Hinweise auf eine Dysphagie ergaben, erhielt der Patient aufgrund subjektiv berichteter Schluckbeschwerden zunächst nur fein pürierte Kost und es wurde eine Schluckdiagnostik veranlasst.

Logopädisch-klinischer Befund

Der Patient war bei Befundaufnahme wach und in den Siestastuhl mobilisiert. Eine Kopfrotation bzw. -protraktion war ihm nicht möglich. Spontansprachlich bestanden keine Hinweise auf eine Aphasie bzw. Dysarthrophonie. Subjektiv wurden zwar Schluckbeschwerden beschrieben, die sich allerdings »nur« in einem »leichten Gefühl von Krümeln in der Kehle« äußerten. Dies wurde vom Patienten allerdings als wenig belastend empfunden, da ihm das Nachtrinken von Flüssigkeit nach eigener Aussage Linderung verschaffe. Die fazioorale Motilität war unauffällig, es bestand keine Zungendeviation. Die Schleimhäute waren feucht und es fanden sich keine Nahrungsresiduen im Mundraum. Da der Patient vollständig oral ernährt wurde und bisher keine Kostrestriktion empfohlen war, erfolgte die logopädisch-klinische Diagnostik während der Nahrungsaufnahme. Dabei zeigte sich eine palpatorisch stark reduzierte laryngeale Elevation sowie ein mehrfaches Nachschlucken mit gelegentlich feuchter Stimmqualität.

Aufgrund dieser Symptomatik sowie den aktuell trotz Antibiose bestehenden subfibrielen Temperaturen, wurde zunächst eine orale Nahrungskarenz sowie eine zeitnahe FEES empfohlen.

Video (FEES)

In diesem FEES-Video (⊚ Video 6.15.2a: FEES phayngeale Bolusresiduen mit Penetration über Interarytenoidregion) fallen nach mehrfachem Nachschlucken pharyngeale Residuen auf, die in den Valleculae und vor allem im rechten Sinus piriformis nachweisbar sind. Auch lässt sich eine postdeglutitive Penetration über die Postcricoidregion darstellen. Ob und wieviel Bolusmaterial jedoch tatsächlich aspiriert wird, konnte in der FEES nicht hinreichend dargestellt werden.

Dieses Beispiel macht deutlich, wie gut sich beide apparative Verfahren in der Schluckdiagnostik ergänzen und wie sinnvoll es ist, bei offenbleibenden Fragen in der FEES – wenn möglich – eine Videofluoroskopie anzuschließen.

Video (VFS)

Hier (⊚ Video 6.15.2b: VFS postdeglutitive Aspiration) zeigte sich zwar die in der FEES auch beobachtete Abschluckstörung mit Residuen in Valleculae und den Sinus piriformes, darüber hinaus jedoch auch eine Aspiration über die Postcricoidregion, die still verlief (PA° 8). Verantwortlich hierfür war eine deutlich reduzierte hyolaryngeale Exkursion sowie eine laryngopharyngeale Hypästhesie.

Fazit für die Praxis

Iatrogene Schluckstörungen nach HWS-OP sind ein häufiges Phänomen, welches in der internationalen Fachliteratur inzwischen zwar vermehrt beschrieben, im klinischen Alltag allerdings noch nicht hinreichende Beachtung geschenkt wird. Dabei sind das

6.15 Dysphagie bei Z. n. HWS-Operation

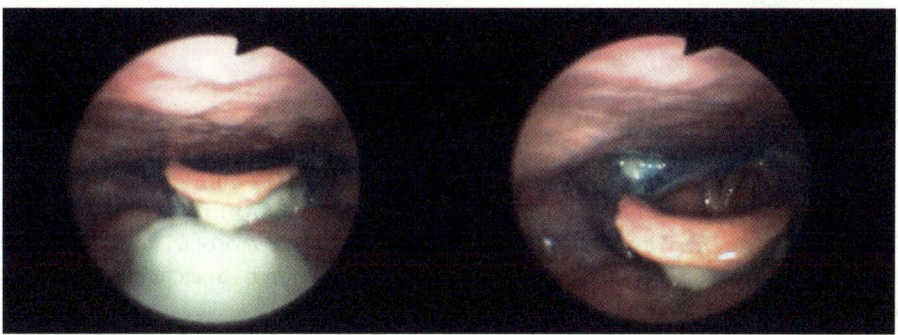

Abb. 6.32: FEES: pharyngeale Residuen in den Valleculae und auf dem Zungengrund sowie vorwiegend im rechten Sinus piriformis mit Penetration über die Postcricoidregion. Ein Vordringen des Bolus bis unterhalb des Stimmlippenniveaus (Aspiration) konnte endoskopisch nicht direkt nachgewiesen werden.

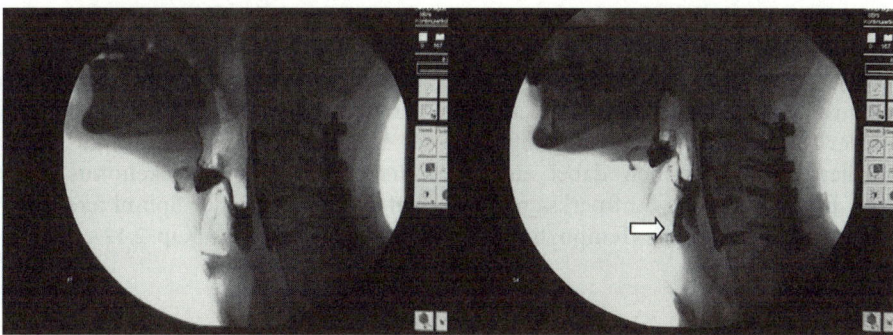

Abb. 6.33: VFS: Eingeschränkte hyolaryngeale Exkursion mit Residuen in Valleculae und Sinus piriformes sowie nachfolgend stiller intra- bzw. postdeglutitiver Aspiration (PA° 8).

Auftreten und der Schweregrad von Dysphagien offensichtlich von der Höhenlokalisation des operativen Eingriffs und des Zugangsweges (vor allem von ventral/anterior) abhängig.

Daher wird eine sorgfältige Aufklärung und Nachbetreuung der Patienten sowie eine differenzierte klinische, endoskopische und ggf. auch radiologische schluckdiagnostische Abklärung empfohlen (Schröter-Morasch 2018b). Auch kann eine bereits präoperativ einsetzende Übungstherapie hilfreich sein (Chen et al. 2012).

6.16 Medikamenteninduzierte Dysphagie

6.16.1 Theoretischer Hintergrund

Auch Pharmaka können Schluckstörungen verstärken oder sogar hervorrufen und sich auf alle Schluckphasen auswirken. Dabei sind folgende Faktoren von besonderer Relevanz:

- Topografische Wirkung und Wirkprofil des Pharmakons
- Dosierung des Pharmakons
- Kumulative Effekte bei multipler Medikation
- Überdosierung bei nicht beachteter reduzierter Leber- und Nierenleistung

Zentral wirksame Medikamente, wie Neuroleptika oder Antikonvulsiva führen häufig zu einer Sedierung und können dabei einen negativen Einfluss auf die Aufmerksamkeit sowie das psychomotorische Tempo haben, und so eine selbständige Nahrungsaufnahme behindern. In diesem Zusammenhang sind allerdings nicht nur die aktuelle Wirkung, sondern auch Spätfolgen einer Langzeitmedikation, wie z. B. orofaziale Dyskinesien oder unkontrollierter Speichelfluss von Bedeutung.

Andererseits können manche Medikamente auch eine Reduktion der Speichelproduktion mit entsprechender Xerostomie hervorrufen. Hierzu gehören z. B. Anticholinergika, ACE-Hemmer, Diuretika, Antidepressiva und Opiate, die insbesondere die orale Phase und das Einspeicheln der Nahrung beeinträchtigen. Somit kann der Einfluss der Medikation auf die Schluckfunktion direkter und indirekter Natur sein (▶ Abb. 6.34).

Letztlich sollte der Einfluss bestimmter Pharmaka auf den Muskeltonus und damit auf die Funktion der Sphinkteren nicht unterschätzt werden (▶ Kap. 2.12).

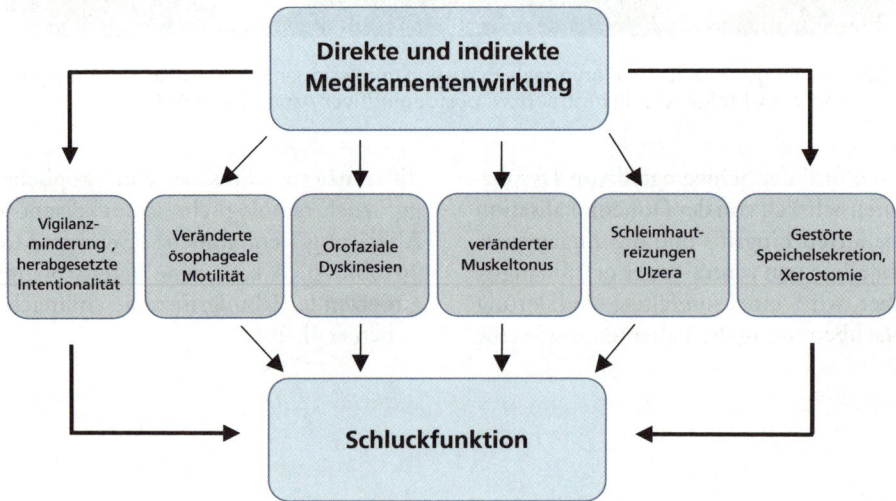

Abb. 6.34: Mögliche direkte und indirekte Einflüsse bestimmter Pharmaka auf die Schluckfunktion.

Derartige Pharmaka und Prokinetika wirken sich dabei nicht nur auf die oropharyngeale Schluckphase aus, sondern haben darüber hinaus auch einen Motilitätsmodulierenden

Einfluss auf die ösophageale Phase und sind daher 48 Stunden vor einer Ösophagusmanometrie abzusetzen, um die Untersuchungsergebnisse nicht zu verfälschen (Keller et al. 2009).

Abgesehen vom Wirkspektrum, ist bei manchen Pharmaka auch bereits der direkte Kontakt mit der Schleimhaut ein nicht zu unterschätzendes Problem, da es hier zu lokalen Schleimhautreizungen bis hin zu Ulzerationen der ösophagealen und gastralen Mukosa kommen kann. Einen weiteren Überblick zu medikamenteninduzierten Dysphagien geben Schwemmle et al. (2015).

6.16.2 Kasuistik

72-jähriger Patient mit postoperativem Delir und klinisch schwerer Dysphagie unklarer Genese.

Fallbeschreibung

Der Patient war bei Z. n. Femurfraktur und TEP-Anlage zur weiteren frührehapilitativen Behandlung in unsere Klinik übernommen worden. Im Vorkrankenhaus kam es im Rahmen eines postoperativen Delirs zu Agitiertheit und Fremdaggression, die eine vorübergehende 5-Punkt-Fixierung zur Abwehr von Eigen- und Fremdgefährdung notwendig werden ließ. Eine zunächst niedrigdosierte neuroleptische Therapie mit Risperidon, wurde dort im Verlauf noch etwas angehoben. Im Entlassungsbrief wurde bereits eine Dysphagie beschrieben, die eine adaptierte Kostform notwendig werden ließ. Bei Übernahme bestand eine Dosierung des Neuroleptikums von 3 x 1 mg (1/1/1).

Logopädisch-klinischer Befund

Der Patient war wach und ansprechbar sowie mithilfe in aufrechten Sitz im Bett mobilisierbar. Dabei waren ihm nur kurze, situativ, aber adäquate selbstinitiierte Äußerungen möglich. Das Sprachverstehen schien in der Gesprächssituation intakt. Außer einer allgemeinen psychomotorischen Verlangsamung bestanden keine Beeinträchtigungen der faziooralen Motilität. Die Stimme klang durchgängig feucht und belegt, phasenweise auch gurgelig. Der Patient unternahm keinen aktiven Versuch des Clearings. Willkürliches Räuspern war zwar stimulierbar, jedoch sehr schwach. Spontane Speichelschlucke waren nicht beobachtbar. Ein Speichelschluck auf Aufforderung war nicht auslösbar. Aufgrund des klinischen Eindrucks einer hochgradigen Aspirationsgefahr wurde auf orale Bolusgaben verzichtet und eine zeitnahe endoskopische Schluckdiagnostik geplant.

Video (FEES)

Diese Videos (Video 6.16.2a: FEES schwere Störung des pharyngealen Bolustransfers) verdeutlichen, wie schwer sich in einigen Fällen neuroleptikainduzierte Dysphagien darstellen. Denn, wie in dem ersten Video eindrücklich dargestellt, gelingt es dem betroffenen Patienten weder einen Bolus Obstmus noch seinen eigenen Speichel zu schlucken (▶ Abb. 6.35).

Daraufhin erfolgte die Anlage einer nasogastralen Sonde (▶ Abb. 6.36 (Pfeil)). Etwa drei Tage nach Absetzen des Präparates kam es zu einer fast vollständigen Restitution der Schluckfähigkeit, sodass die nasogastrale Sonde entfernt und der orale Kostaufbau begonnen werden konnte.

Video (FEES)

Dieses Video (Video 6.16.2b: FEES deutlich verbessertes Abschlucken) dokumentiert die deutlich verbesserte Schluckfunktion nach Absetzen des Neuroleptikums, was sich sowohl in einem suffizienten Speichelschluck als auch in einem jetzt vollständigen pharyngealen Bolustransfer zeigt.

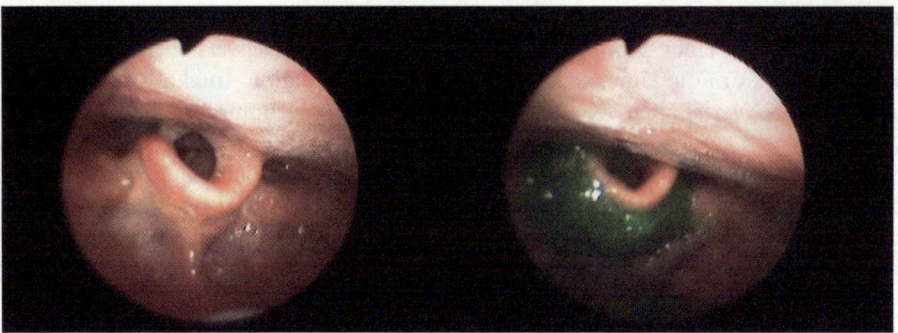

Abb. 6.35: Speichelresiduen in gesamtem Pharynx und Bolusresiduen vorwiegend in Valleculae bei gestörter pharyngealer Phase.

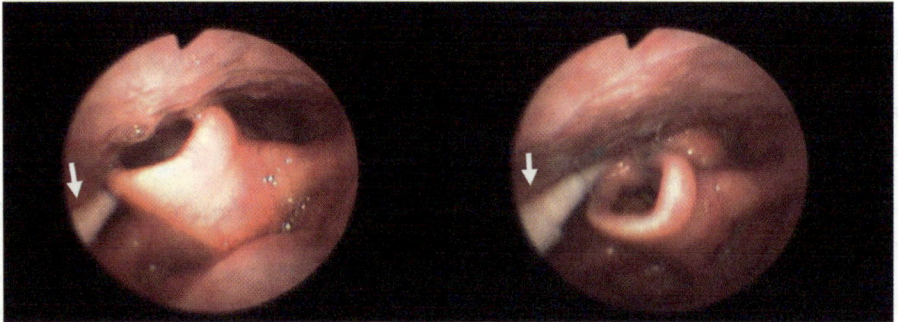

Abb. 6.36: Drei Tage nach Absetzen von Risperidon. Deutlich suffizienteres Abschlucken von Speichel sowie des Testbolus. Im linken Bildrand erkennt man die noch liegende nasogastrale Sonde (Pfeil).

Im Anschluss der Untersuchung konnte die nasogastrale Sonde wieder entfernt und der orale Kostaufbau ohne Komplikationen erfolgen. Die neuroleptische Therapie wurde in modifizierter Form jedoch fortgeführt.

Fazit für die Praxis

Viele verschiedene Pharmaka haben einen direkten und indirekten Einfluss auf die Schluckfunktion. Insbesondere in der Geriatrie, wo eine »Polypharmazie« häufig ist, sollte im Rahmen einer genauen Medikamentenanamense die bestehende Pharmakotherapie bezüglich möglicher Neben- und Wechselwirkungen kritisch überprüft werden (Keller et al. 2018). Allerdings werden Schluckstörungen sowohl von Behandlern als auch von den Patienten selbst nicht immer mit einer möglichen Nebenwirkung von Medikamenten in Verbindung gebracht oder stillschweigend akzeptiert, wenn sie beispielsweise ein unverzichtbarer Bestandteil der Behandlung sind (Schwemmle et al. 2015). Vor dem Hintergrund des konkreten Einzelfalls sollte bei einer medikamentenassoziierten Dysphagie dennoch diskutiert werden, ob ein probatorischer Wechsel auf einen anderen Wirkstoff zur Verbesserung der Schluckfunktion möglich ist.

6.17 Dysphagie bei Fremdkörperimpaktion

6.17.1 Theoretischer Hintergrund

Insbesondere bei Kleinkindern und älteren, dementen Erwachsenen kommt das Verschlucken von Fremdkörpern recht häufig vor. Dabei können sie auf allen Etagen des Pharynx oder Ösophagus impaktieren. Abhängig von Beschaffenheit, Größe und Ort der Impaktation kann es zu Schleimhautverletzungen, vor allem aber auch zu einer Obstruktion der Boluspassage sowie auch des Atemweges kommen. Letztere stellt eine vital bedrohliche Notfallsituation dar, die eine sofortige Intervention erfordert (Ambe et al. 2012; Ginsberg 1995). Berücksichtigt man, dass ein Nahrungsmittel an sich letztendlich auch Fremdmaterial darstellt, so kann man im Hinblick auf die Fremdkörperart in der Literatur im Wesentlichen drei verschiedene Formen differenzieren:

- Nahrungsmittel, vor allem Fleisch-, Gemüse- und Obststücke sowie Salatanteile etc.
- nicht verdaubare Nahrungsbestandteile, wie Gräten, Kerne, Nussschalen etc.
- nicht zu Nahrungsmitteln zählende Fremdkörper, wie Metall- und Plastikteile, Nadeln, Plomben, Zahnprothesen und Tabletten.

Der in diesem Buch dargestellte Fall ist ein beeindruckendes Beispiel eines hochbetagten Patienten mit fortgeschrittener Demenz und bereits in der vorbehandelnden Klinik aufgetretener Nahrungsverweigerung. Im Gegensatz zu bewusstseinsklaren Patienten, die typische Symptome angeben bzw. spontan von einem Verschlucken eines Fremdkörpers berichten können, verhält es sich bei Patienten mit fortgeschrittener Demenz und ggf. auch begleitendem Sprachabbau anders. Hierbei ist es nicht immer einfach, Symptome, die auf einen impaktierten Fremdkörper hindeuten, auch richtig zuzuordnen bzw. überhaupt zu erkennen. In diesem Fall war es sehr hilfreich, dass die Ehefrau vor Ort war und zumindest darüber berichten konnte, dass die Nahrungsverweigerung, die letztlich aus dem Verschlucken eines Tablettenblisters resultierte, der vermutlich über mehrere Tage fest impaktiert knapp unterhalb des oÖS festsaß, akut aufgetreten sei und mit einer ebenfalls plötzlich einsetzenden psychomotorischen Unruhe einherging. Nach Entfernen des Fremdkörpers und Abheilen der Schleimhautläsion, die durch den scharfkantigen Blister hervorgerufen wurde, war eine ungestörte Nahrungsaufnahme wieder möglich.

6.17.2 Kasuistik

78-jähriger Patient mit Alzheimer Demenz, Nahrungsverweigerung und psychomotorischer Unruhe.

Fallbeschreibung

Der Patient wurde nach einem häuslichen Sturz bei Gangunsicherheit und Exsikkose aus dem vorbehandelnden Krankenhaus in die Frührehabilitation unserer Klinik verlegt. Neben einer Exsikkoseneigung bestand eine Nahrungsverweigerung bei unklarer Dysphagie. Diese habe sich, nach Aussage der Ehefrau, erst am zweiten Tag im Vorkrankenhaus eingestellt und sei bisher zuhause noch nicht beobachtet worden. Ganz im Gegenteil habe ihr Mann zwar manchmal Hilfestellung bei der oralen Nahrungsaufnahme benötigt, hatte aber immer einen guten Appetit.

Im stationären Alltag sei es beim Versuch der Nahrungsanreichung zu Verweigerung mit und teilweise auch fremdaggressivem Verhalten gekommen.

Logopädisch-klinische Diagnostik

Der Patient war wach und ansprechbar, im Bett liegend, psychomotorisch zunächst unruhig und irritabel. Blickkontakt wurde auf Ansprache zwar aufgebaut, aber nur kurzfristig aufrechterhalten. Mithilfe von Kollegen der krankengymnastischen Abteilung war es möglich, den Patienten aus dem Bett in den Stuhl zu mobilisieren. Dabei kam es erstaunlicherweise zu einer deutlichen Verbesserung der Zugänglichkeit. Eine Beurteilung der faziooralen Motilität und Inspektion des Mundraums war aufgrund der eingeschränkten Kooperation nicht durchführbar. Ein dem Patienten angereichter kleiner Bolus Apfelmus, wurde zwar vom Löffel aufgenommen, kurze Zeit später jedoch expektoriert. Eine detaillierte klinische Einschätzung der Schluckfähigkeit war somit nicht möglich. Obwohl eine ausreichende Compliance in der weiterführenden instrumentellen Schluckdiagnostik eher nicht zu erwarten war, entschieden wir uns dennoch für die Durchführung einer FEES.

Video (FEES)

In diesem FEES-Video (⊙ Video 6.17.2: FEES diskrete Regurgitation) zeigt sich kurz vor Ende der Untersuchung eine leichte Regurgitation von Material, was explizit nicht in der FEES getestet wurde (vermutlich unverdaute Speise). Dies demonstriert eindrücklich, dass selbst derartige, nur diskrete Auffälligkeiten in der FEES von Bedeutung sein können und daher nicht übersehen werden sollten. Zum anderen unterstreicht diese Kasuistik den klinischen Stellenwert der FEES, die häufig als erstes eingesetztes apparatives Verfahren den Weg zur weiteren (Differenzial-)diagnostik ebnet.

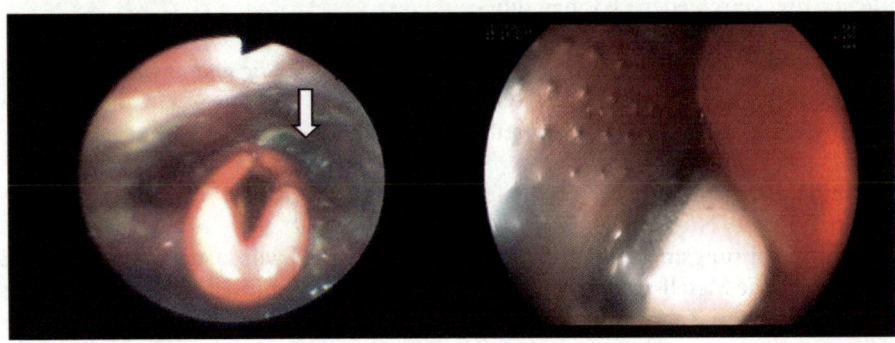

Abb. 6.37: FEES: Diskrete Regurgitation nach Schluckversuch mit 5 ml Flüssigkeit. ÖGD: In der ösophagealen Schleimhaut fest impaktierter scharfkantiger Tablettenblister.

Fazit für die Praxis

Das Bereitstellen und Applizieren von Medikamenten bzw. Tabletten ist ein wesentlicher Bestandteil der Patientenversorgung sowohl im stationären als auch ambulanten Setting. Bei aller klinischen Routine sollte jedoch nicht außer Acht gelassen werden, dass gerade bei hochbetagten Patienten, beispielsweise aufgrund einer Sehbehinderung oder relevanten kognitiven Einschränkung, das selbständige und sichere Schlucken von Tabletten nicht immer vorausgesetzt werden kann. Daher sollte, insbesondere bei dementen Patienten, die Tabletteneinnahme entsprechend begleitet werden.

Ausblick

In diesem Lehrbuch haben wir sowohl die ätiologische Vielschichtigkeit als auch die Komplexität von Dysphagien abgebildet. Bei allen positiven Entwicklungen in der Behandlung von Schluckstörungen, bleibt eine akkurate Diagnostik unbedingte Voraussetzung für eine adäquate Behandlung. Daher war es uns wichtig, nicht nur die interdisziplinäre Herangehensweise in der Evaluation von Dysphagien zu verdeutlichen, sondern dem interessierten Leser auch differenzialdiagnostische Pfade und Algorithmen näherzubringen. Hierbei kommen den apparativen Verfahren eine besondere Bedeutung zu, die zwar unterschiedliche Aspekte des Schluckaktes und somit der Symptomatik abbilden, aber als sich gegenseitig ergänzend verstanden werden sollten.

Vor dem Hintergrund der Weiterentwicklung curricularer Fortbildungen in der fiberendoskopischen Schluckdiagnostik und der zunehmenden Spezialisierungsmöglichkeiten im Bereich der klinischen Dysphagiologie, begreifen wir das hier vorliegende Werk als Unterstützung für diese Initiativen.

Dabei hat uns die klinische Erfahrung gelehrt, dass es nicht nur wichtig ist, eine gewisse Routine im Erkennen typischer Befunde zu entwickeln, um eine schnelle und gezielte Intervention einzuleiten, sondern auch immer auf den »besonderen« oder »seltenen« Einzelfall vorbereitet zu sein. Daher hoffen wir, für beide Aspekte einen Beitrag geleistet zu haben.

Bei aller Sorgfalt in der Konzeption eines solchen Werkes, können sicher nicht alle Fragestellungen lückenlos berücksichtigt und beantwortet werden. Daher würden wir uns über eine konstruktive Rückmeldung interessierter Kolleginnen und Kollegen freuen, um diese in der nächst folgenden Auflage zu berücksichtigen.

Zusatzmaterial zum Download

> **Zusatzmaterial**
>
> Die Zusatzmaterialien[3] sind unter folgendem Link für Sie verfügbar.
> Link: https://dl.kohlhammer.de/978-3-17-039758-3

---

3 Wichtiger urheberrechtlicher Hinweis: Alle zusätzlichen Materialien, die im Download-Bereich zur Verfügung gestellt werden, sind urheberrechtlich geschützt. Ihre Verwendung ist nur zum persönlichen und nichtgewerblichen Gebrauch erlaubt. Jede Verwendung außerhalb der engen Grenzen des Urheberrechts ist ohne Zustimmung des Verlags unzulässig und strafbar. Das gilt insbesondere für Vervielfältigungen, Übersetzungen, Mikroverfilmungen und für die Einspeicherung und Verarbeitung in elektronischen Systemen.

Literatur

Achem SR, Devault KR (2005) Dysphagia in the aging. J Clin Gastroenterol 39: 357–371.

Aggerholm K, Illum P (1990) Surgical treatment of Zenker's diverticulum. J Laryngol Otol 104: 312–314.

Alex B, Valadka MD, Wayne S et al. (1995) Updated management strategy for patients with cervical osteophytic dysphagia. Dysphagia 10: 167–171.

Alexander S, Sudha P (1997) Genioglossis muscle electrical activity and associated arch dimensional changes in simple tongue thrust swallow pattern. J Clin Pediatr Dent 21: 213–222.

Allescher HD, Weingart V (2012) Diagnostik der Achalasie. Endoskopie heute 25(3): 161–167.

Ambe P, Weber, S, Schauer, M, Knoefel, WT (2012) Verschluckte Fremdkörper bei Erwachsenen. Dtsch Arztbl Int 109(50): 869–875.

Ando E, Ogawa T, Shigeta Y et al. (2009) A case of obstructive sleep apnoea with anterior cervical osteophytes. J Oral Rehabil 36: 776–780.

Arens C, Herrmann IF, Rohrbach S et al. (2015) Positionspapier der DGHNO und der DGPP – Stand der klinischen und endoskopischen Diagnostik, Evaluation und Therapie von Schluckstörungen bei Kindern und Erwachsenen. Laryngo-Rhino-Otol 94: 306–354.

Aviv JE, Kaplan ST, Thomson JE et al. (2000). The safety of flexible endoscopic evaluation of swallowing with sensory testing (FEEST): An analysis of 500 consecutive evaluations. Dysphagia 15: 39–44.

Aviv JE, Kaplan ST, Langmore SE (2001) The Safety of Endoscopic Swallowing Evaluations. In: Langmore SE (Hrsg.) Endoscopic evaluation and treatment of swallowing disorders. New York: Thieme. S. 235–242.

Aydin E, Akdogan V, Akkuzu B et al. (2007) Six cases of Forestier syndrome: A rare cause of Dysphagia. Acta Otolaryngol 126: 775–778.

Babores M, Finnerty JP (1998) Aspiration pneumonia secondary to giant cervical osteophyte formation (diffuse idiopathic skeletal hyperostosis or Forestier's disease). A case report. Chest 114 (5): 1481–1482.

Barikroo A, Lam PM (2011) Comparing the Effects of Rehabilitation Swallowing Therapy vs. Functional Neuromuscular Electrical Stimulation Therapyin an Encephalitis Patient: A Case Study. Dysphagia 26: 418–423.

Bartalena T, Buia F, Borgonovi A et al. (2009) DISH of the cervical spine causing epiglottis impingement. Indian J Radiol Imaging 19: 132–134.

Bartolome G (2018) Physiologie des Schluckvorgangs. In: Bartolome G, Schröter-Morasch H (Hrsg.) Diagnostik und Rehabilitation. 6. Aufl. München: Urban & Fischer.

Bartolome G, Schröter-Morasch H (2018) Schluckstörungen. Diagnostik und Rehabilitation. 6. Aufl. München: Urban & Fischer.

Bastian RW (1993) The videoendoscopic swallowing study: An alternative and partner to the videofluoroscopic swallowing study. Dysphagia 8: 359–367.

Bauer F, Seiss M, Gräßel E (2010) Schluckbezogene Lebensqualität bei Mundhöhlen-Karzinomen: Anderson-Dysphagia-Inventory Deutsche Version. HNO 58(7): 692–697.

Beck TJ, Gayler, BW (1990) Image quality and radiation levels in videofluoroscopy for swallowing studies: A review. Dysphagia 5: 118–128.

Belafsky PC, Mouadeb DA, Rees CJ et al. (2008) Validity and reliability of the Eating Assessment Tool (EAT-10). The Annals of otology, rhinology, and laryngology 117(12): 919–24.

Benhabyles M, Brattström H, Sunde´n G (1970) Dysphagia and dyspnoea as complications in spondylarthritis ankylopoetica with cervical osteophytes. Acta Orthop Scand 41: 396–401.

Benkmann-Colombo M, Unruh V, Kocher T et al. (2003) Aktuelle Behandlungskonzepte des Zenker Divertikels - Indikationen und Ergebnisse. Zentralblatt für Chirurgie 128: 171–186.

Beske F (2007) Gesundheitsversorgung 2050 – Herausforderungen einer alternden Gesellschaft. Arzt und Krankenhaus 11: 326–330.

Birkmann U (2007) Kö.Be.S: Kölner Befundsystem für Schluckstörungen. Köln: ProLog.

Böhme G (2006) Sprach- Sprech- Stimm- und Schluckstörungen. Band 1: Klinik. Stuttgart: Urban & Fischer.

Bohlender JE, Frick S, Colloto U. et al. (2021) Der deutsche Sydney Swallow Questionnaire. Reliabilität und Validität bei Patienten mit oropharyngealer Dysphagie, HNO. https://doi.org/10.1007/s00106-021-01000-9.

Bolton CF, Laverty DA, Brown JD et al. (1986) Critically ill polyneuropathie: electrophysiological studies and differentiation from Guillan-Barre syndrome. J Neurolo Neursurg Psychiatr 49: 563–573.

Bombak AE (2012) Diffuse idiopathic skeletal hyperostosis and the osteological paradox. Totem: The University of Western Ontario. Journal of Anthropology 20(1) Art. 7.

Bone RC, Nahum AM, Harris AS (1974) Evaluation and correction of dysphagia – producing cervical osteophytosis. Laryngoscope 84: 2045–2050.

Braak H, Del Tredici K, Rüb U et al. (2004) Staging of brain pathology related to sporadic Parkinson´s disease. Neurobiology of Aging 23: 197–211.

Brady SI, Hildner CD, Hutchins BF (1999) Simultaneous videofluoroscopic swallow study and Modified Evans Blue Dye Procedure: An Evaluation of Blue Dye Visualization in Cases of known Aspiration. Dysphagia 14(3): 150–151.

Brombard M (Hrsg.) (1980) Divertikel. In: Radiologie des Verdauungstraktes. Stuttgart: Thieme. S. 244–280.

Buhmann C, Flügel T, Bihler M et al. (2018) Is the Munich dysphagia Test-Parkinson´s disease (MDT-PD) a valid screening tool for patients at risk for aspiration? Parkinsonism & Related Disorders 61: 138–143.

Cadiere GB, Rajan A, Germay O et al. (2008) Endoluminal fundoplication by a transoral device for the treatment of GERD: A feasibility study. Surg Endosc 22(2): 333–42.

Cassella RR, Brown AL, Sayre GP et al. (1964) Achalasia of the Esophagus: Pathologic and Etiologic Considerations. Ann of Surgery 160 (3): 474–486.

Chaturvedi A, Anderson WF, Lortet-Tieulent J (2013) Wordwide trends in incidence rates for oral cavity and oropharyngeal cancers. J Clin Oncol. 31(36): 4550–4559.

Cersosimo MG, Raina CG, Pecci C (2013) Gastrointestinal manifestations in Parkinson`s disease: prevalence and occurrence before motor symptoms. J Neurol 260(5): 1332–8. DOI 10.1007/s00415-012-6801-2.

Chen Z, Wei X, Li F et al. (2012) Tracheal traction exercise reduces the occurrence of postoperative dyshagia after anterior cervical spine surgery. Spine (Phila Pa 1976); 37: 1292–1296.

Chen AY, Frankowski R, Bishop-Leone J et al. (2001) The development and validation of a dysphagia-specific quality-of-life questionnaire for patients with head and necke cancer: the M.

D. Anderson dysphagia inventory. Arch Otolaryngol Head Neck Surg 127(7): 870–6.

Cherian P, Smith LF, Bardhan KD et al. (1995) Esophageal tests in the evaluation of non cardiac chest pain. Dis Esophagus 8: 129–133.

Chidwood W (1979) R. Ludlow's esophageal divertikulum: A prenatural bag Surgery 85: 549–553.

Childs SG (2004) Diffuse idiopathic skeletal hyperostosis: Forestier´s disease. Orthopaedic Nursing 23: 375–382.

Clark E, Preston P, Wates A et al. (2003) DISHphagia – a difficult problem to swallow. Rheumatology 42: 1422–1423.

Clavé P, Rofes L, Carrion S et al. (2012) Pathophysiology, relevance and natural history of oropharyngeal dysphagia among older people. Nestle Nutr Inst Workshop Ser 72: 57–66.

Clavé P, Shaker R (2015) Dysphagia: current reality and scope of the problem. Nat Rev Gastroenterol Hepatol 12(5): 259–270.

Clouse RE, Staiano A (1993) Topography of normal and high-amplitude esophageal peristalsis. Am J Physiol 265: 1098–1107.

Coelto C (1995) DISH with dysphagia: a neurological mechanism? Clin Exp Rheumatol 13: 268.

Cohen JT, Manor Y (2011) Swallowing Disturbance Quenstionnaire for Detecting Dysphagia. The Laryngoscope 121: 1383–1387.

Cohen MA, Setzen M, Perlman PW et al. (2003) The safety of flexible endoscopic evaluation of swallowing with sensory testing in an outpatient otolaryngology setting. Laryngoscope 113: 21–24.

Coyle JL, Easterling C, Lefton-Greif M et al. (2007) Evidence-Based to Reality-Based Dysphagia Practice: Three Case Studies. The ASHA Leader. (https://doi.org/10.1044/leader.FTR2.12142007.10, Zugriff am 14.10.2020).

Crowther A, Ardran GM (1985) Dysphagia due to cervical spondylosis. J Laryngol Otol 99: 1167–1169.

Damasio AR (2010) Descartes´ Irrtum. Fühlen, Denken und das menschliche Gehirn. Aus dem Englischen von Hainer Kober. 6. Augl. Berlin: List Taschenbuch.

Daniels SK, Adam CP; Foundas AL (1997) Clinical assessment of swallowing and prediction of dysphagia severity. American journal of speech-language pathology 6: 17–24.

Daniels SK (2000) Optimal patterns of care for dysphagic stroke Patients. Seminars in Speech and Language 21(4): 323–329.

Daniels SK, Ballo LA, Mahoney M-C, Foundas AL (2000) Clinical predictors of dysphagia and aspiration risk: outcome measures in acute stroke patients. Arch Phys Med Rehabil 81(8): 1030–1033.

Daniels SK, Anderson JA, Willson PC (2012) Valid items for screening dysphagia risk in patients with stroke: A systematic review. Stroke 43: 892–897.

De Pippo KL, Holas MA, Reding MJ (1994) Validation of the 3-oz water swallow test for aspiration following stroke. Archives of Neurology 49(12): 1259–1261.

Dellow PG (1976) The general physiological background of chewing and swallowing. In: Sessle BJ, Hannam AG (Hrsg.) Mastication and Swallowing: Biological and Clinical Correlates. Toronto: Univ. Toronto Press. S. 6–21.

Denk DM, Kaider A (1997) Videoendoscopic biofeedback: A Simple Method to Improve the Efficacy of Swallowing Rehabilitation of Patients after head and Neck Surgery. Otorhinolaryngology 59: 100–105.

Deuschl G, Oertel W, Reichmann H (2016) Idiopathisches Parkinson-Syndrom; S3-Leitlinie der DGN. Leitlinien der Deutschen Gesellschaft für Neurologie.

Dietz A, Knödler M, Lordick F (2014) Primärtherapie der Kopf-Hals-Tumoren. Onkologe 20: 144–151.

Dilling H (Hrsg.) (2002) Weltgesundheitsorganisation: Lexikon zur ICD10-Klassifikation psychischer Störungen. Bern: Huber.

Di Vito J. (1998) Cervical osteophytic dysphagia: single and combined mechanisms. Dysphagia 13: 58–61.

Dodds WJ, Stewart ET (1990) Physiology and radiology of the normal oral and pharyngeal phases of swallowing. American journal of swallowing 154: 953–963.

Donner MW, Siegel CI (1965) The evaluation of pharyngeal neuromuscular disorders by cinefluorography. AM J Roentgenol 94: 299–307.

Duchac S, Hielscher-Fastabend M, Müller HM (2017) Swallowing Physiology after Anterior and Posterior Cervical Spine Surgery: A Comperison on Videofluoroscopy Pre- and Post-Surgery. International Journal of Neuroscience and Behavioral Science 5(4): 71–79.

Duchac S, Hofmayer A, Lücking C et al. (2020) Videofluoroskopie des Schluckaktes. Ein sprachtherapeutisches Tutorial. Idstein: Schulz-Kirchner Verlag.

Dziewas R, Warnecke T, Ritter M et al. (2006) Fatigable swallowing in myasthenia gravis – proposal of a standardized test and report of a case. J Clin Neuromusc Dis 8: 12–15.

Dziewas R, Warnecke T, Oelenberg S et al. (2008) Towards a basic endoscopic assessment of swallowing in acute stroke – development and evaluation of a simple dysphagia score. Cerebrovasc Dis 26: 41–47.

Dziewas R, Glahn J, Helfer C et al. (2014) FEES für neurogene Dysphagien. Nervenarzt 85(8): 1006–1015.

Dziewas R, Baijens L, Schindler A et al. (2017) European Society for Swallowing Disorders FEES Accreditation Program for Neurogenic and Geriatric Oropharyngeal Dysphagia. Dysphagia 32(6): 725–733.

Dziewas R, Glahn J, Helfer C et al. (2018) Weiterentwicklung des FEES-Curriculums der DGN, DSG und DGG – Etablierung von FEES-Experten Workshops. DGN.org.

Dziewas R, Pflug C (2020) Neurogene Dysphagie, S1-Leitlinie. In: Deutsche Gesellschaft für Neurologie (Hrsg.) Leitlinien für Diagnostik und Therapie in der Neurologie. Online: www.dgn.org/leitlinien (Zugriff am 30.09.2020).

Eising EG, Holtmann G, Reiners C (1996) Bedeutung der parametrisierten Ösophagusszintigraphie in Mehrfachschlucktechnik im Vergleich zur Ösophagusmanametrie. Radiologe 36: 508–514.

Ekberg O, Feinberg MJ. (1991) Altered swallowing function in elderly patients without dysphagia: Radiologic findings in 56 cases. AM J Roentgenol 156: 1181–1184.

Ekberg O, Hamdy S, Woisard V et al. (2002) Social and psychological burden of dysphagia: its impact on diagnosis and treatment. Dysphagia 17:139–146.

Engelke W (2007) Systematische Rhonchopathiebehandlung in der zahnärztlichen Praxis. Göttingen: Cuvillier Verlag.

Farrell TM, Richardson WS, Trus TL et al. (2001) Response of atypical symptoms of gastro-oesophageal reflux to antireflux surgery. British Journal of Surgery 88: 1649–1652.

Fellows IW, Ogilvie AL, Atkinson M (1983) Pneumatic dilatation in achalasia. GUT 24: 1020–1023.

Ferreira LEVVC, Simmons DT, Baron TH (2007) Zenker's diverticula: pathophysiology, clinical presentation, and flexible endoscopic management. J Diseases of the Esophagus 21: 1–8.

Forsgren L, Almay BG, Holmgren G et al. (1983) Epidemiology of motor neuron disease in northern Sweden. Acta Neurologica Scandinavica 68: 20–29.

Forestier J, Rotes-Querol J (1950) Senile ankylosing hyperpostosis of the spine. Ann Rheum Dis 9: 321–330.

Fountas KN, Kapsalaki EZ, Nikolakakos LG et al. (2007) Anterior cervical discectomy and fusion associated complications. Spine 32: 2310–2317.

Franz P (2011) Neurologische Kasuistik. Schluckstörung – Wenn die Wirbelsäule zum Hindernis wird. NeuroTransmitter 10: 60–65.

Literatur

Fuerderer S, Eysel-Gosepath K, Schröder U et al. (2004) Retropharyngeal obstruction in association with osteophytes of the cervical spine. J Bone Joint Surg 6(86-B): 837–840.

Gabriel V (2004) Lebensqualität bei Schluckstörungen. Validierung eines Fragebogens zur Untersuchung der spezifischen Lebensqualität bei Schluckstörungen, Magisterarbeit am Lehrstuhl Sprachheilpädagogik der Ludwig-Maximailans-Universität München.

Galiano K, Gotwald T, Maier H et al. (2005) Rapidly progressive dysphagia caused by Forestier´s disease: a case report. Wiener Klinische Wochenschrift 117(5–6): 234–236.

Gerschke M, Schöttker-Königer T, Förster A (2019) Validation of the German Version of the Yale Pharyngeal Residue Severity Rating Scale. Dysphagia 34(3): 308–314.

Giger R, Pavel D, Payer M (2006) Anterior cervical osteophytes causing dysphagia and dyspnea: An uncommon entity revisited. Dysphagia 21(4): 259–263.

Ginsberg GG (1995) Management of ingested foreign objects and food bolus impactions. Gastrointest Endosc 41(1): 33–38.

Glasmacher SA, Leigh PN, Saha RA et al. (2017) Predictors of survival in progressive supranuclear palsy and multiple system atrophy: a systematic review and meta-analysis. J Neurol Neurosurg Psychiatry 88(5): 402–411.

Gorecki P (2001) Gastro-esophageal reflux disease (GERD). In: Surgical Treatment: Evidence-Based and Problem-Oriented. Holzheimer RG, Mannick JA (Hrg.). 1. Aufl. München: Zuckschwerdt. S. 22–29.

Gottlieb D, Kipnis M, Sister E et al. (1996) Validation of the 50 ml drinking test for evaluation and of post-stroke dysphagie. Disability & Rehabilitation 18: 529–532.

Graber T (1963) The three Ms muscles, malformation and malocclusion. Am J Orthod 49: 418–450.

Graf S, Keilmann A, Dazert Stefan et al. (2019) Ausbildungscurriculum zum Zertifikat »Diagnostik und Therapie oropharyngealer Dysphagien, inklusive FEES« der Deutschen Gesellschaft für Phoniatrie und Pädaudiologie und der Deutschen Gesellschaft für Hals-Nasen-Ohren-Heilkunde, Kopf- und Hals-Chirurgie. Laryngo-Rhino-Otol 98: 695–700.

Gritzmann N, Frühwald F (1988) Sonographic anatomy of tongue and floor of the mouth. Dysphagia 2(4): 196–202.

Grob D, Arsura L, Brunner NG, et al. (1987) The course of myasthenia gravis and therapies affecting outcome. Ann NY Acad Sci 505: 472–499.

Gross RD, Atwood CW, Ross SB (2009) Coordination of breathing and swallowing in chronic obstructive pulmonary disease. Am J Respir Crit Care Med 179: 559–565.

Hadjikoutis, S, Pickersgill TP, Dawson K et al. (2000) Abnormal patterns of breathing during swallowing in neurological diseases. Brain 123: 1963–1973.

Hamdy S, Aziz Q, Rothwell J et al. (1996) The cortical topography of human swallowing musculature in health and disease. Nat Med 2: 1217–1224.

Han TS, Lean ME, Fluck D et al. (2018) Impact of delay in early swallow screening on pneumonia, length of stay in hospital, disability and mortality in acute stroke patients. Eur J Clin Nutr 72: 1548–1554. (https://doi.org/10.1038/s41430-018-0148-4).

Hannig C, Wuttge-Hannig A (2007) Erkrankungen des Ösophagus. In: Feuerbach S (Hrsg.) Handbuch diagnostische Radiologie: Gastrointestinales System. Berlin: Springer. S. 28–39.

Hassard AD (1984) Cervical ankylosing hyperostosis and airway obstruction. Laryngoscope 94: 966–968.

Hartje W, Poeck K (2006) Klinische Neuropsychologie. 6. Aufl. Stuttgart: Thieme.

Haubrich W (2004) Von Zenker of Zenker's diverticulum. Gastroenterology 126(5): 1269.

Henke C, Foerch C, Lapa S (2017) Early Screening Parameters for Dysphagia in Acute Ischemic Stroke. Cerebrovasc Dis 44(5–6): 285–290.

Hertz AF (1914) Achalasia of the cardia. Q J Med 8: 300–308.

Hey C, Lange BP, Erbele S (2013) Water swallow screening test for patients after surgery for head and neck cancer: erly identification of dysphagia, aspiration and limitations of oral intake. Anticancer research 33(9): 4017–4021.

Hey C, Pluschinski P, Zaretsky Y et al. (2014) Penetration-Aspiration Scale according to Rosenbek. Validation of the German version for endoscopic dysphagia diagnostics. HNO 62(4): 276–281.

Hickok G, Poeppel D (2007) The cortical organisation of speech processing. Nature reviews. Neuroscience 8: 393–402.

Hinchey JA, Shephard T, Furie K et al. (2005) Formal dysphagia screening protocols prevent pneumonia. Stroke 36: 1972–1976.

Horkhoff M, Maloon S (2014) Dysphagia secondary to esophageal compression by cervical osteophytes: A case report. BC Medical Journal 56(9): 442–444.

Hotzenköcherle S (2011) Sydney Swalllow Questionnaire-Übersetzung eines dysphagiespezifischen Lebensqualität-Fragebogens. In: Logopädie. Zentrum für Management und Qualität im Gesundheitswesen der Donau-Universität Krems, Krems, S59.

Hughes TA, Wiles CM, Lawrie BW, Smith AP (1994) Case report: dysphagia and sleep apnoe associated with cervical osteophytes due to diffuse idiopathic skeletal hyperostosis (DISH). J Neurol Neurosurg Psychiatry 57: 384.

Jäger M, Thiem U, Stege H (2020) Entwicklung eines neuen Screeninginstruments zum Screening auf Dysphagie bei geriatrischen Patienten: Das Dysphagie Screening-Tool Geriatrie. Z Gerontol Geriat 53: 239–244.

Jean A (2001) Brain stem control of swallowing: neuronal network and cellular mechanisms. Physiol Rev 81: 929–969.

Jeannon JP, David P, Goldstein GB et al. (2008) Forestier disease causing dysphagia. Journal of Otolaryngology, Head and Neck Surgery 37: 11–14.

Jorm AF, Korten AE, Hernderson AS (1987) The prevalence of dementia: A quantitative integration of the literature. Acta Psychiatr Scand 76: 465–479.

Jungheim M, Kallusky J, Ptok M (2017) Einfluss des Schluckvolumens auf die Pharynxdynamik, evaluiert mit dünnen Hochauflösungsmanometriesonden. Laryngo-Rhino-Otol 96: 112–117.

Jungheim M, Ptok M (2018) Hochauflösungsmanometrie der pharyngealen Schluckdynamik. HNO 66: 543–549.

Kahrilas PJ, Dodds WJ, Dent J et al. (1988) Upper esophageal sphincter function during deglutition. Gastroenterology 95(1): 52–62.

Kahrilas PJ, Clouse RE, Hogan WJ (1994) American Gastroenterological Association technical review on the clinical use of esophageal manometry. Gastroenterology 107: 1865–1884.

Kahrilas PJ (1996) Gastroesophageal reflux disease. JAMA 276(12): 983–988.

Kasper D, Hermichen H, Köster R et al. (2002) Manifestationsformen der diffusen idiopathischen Skeletthyperostose (M. Forestier) in der HNO-Heilkunde. HNO 11: 978–982.

Katschinski M, Schröttle W, Wuttge-Hannig A et al. (2002) Ösophagusfunktionsszintigraphie: Indikation, Durchführung und Auswertung. Empfehlungen des Arbeitskreises Neurogastroenterologie und Motilität. Z Gastroenterol 2 40: 1–5.

Kazem I (1972) A new scintigraphic technique fort he study of the esophagus. Am J Roentgenol Radium Ther Nucl Med 115: 681–688.

Keller J, van der Voort I, Pehl C et al (2009) Durchführung und Interpretation der Ösophagusmanometrie: Empfehlungen der Deutschen Gesellschaft für Neurogastroenterologie und Motilität (DGNM), für Verdauungs- und Stoffwechselerkrankungen (DGVS) und für Allgemein- und Viszeralchirurgie. Z Gastroenterol 47: 830–845.

Keller J, Durwen H (2010) Die fiberendoskopische Evaluation des Schluckens (FEES®) in der Geriatrie – mit besonderer Berücksichtigung des akuten Schlaganfalls. NeuroGeriatrie 7 (2_3): 59–64.

Keller J (2012) Endoskopische Charakteristik oropharyngealer Dysphagien bei unterschiedlichen Demenzformen. In: DysphagiEforum. S. Stanschus (Hrsg.) (1): 29–33.

Keller J, Durwen HF (2012) Häufige Schluckstörungen im Alter – Erscheinungsformen und klinische Konsequenzen. NeuroGeriatrie 9(3): 105–111.

Keller J, Durwen HF (2013) Dysphagie bei chronisch obstruktiver Lungenerkrankung (COPD) – Ein unterschätztes Problem. NeuroGeriatrie 10(3): 101–106.

Keller J, Heppner HJ, Durwen HF (2017a) Endoskopische Graduierung retropharyngealer Protrusionen zur Einschätzung der Dysphagieschwere bei geriatrischen Patienten. Abstract; 7. Jahrestagung der Deutschen interdisziplinären Gesellschaft für Dysphagie (DGD), Berlin.

Keller J, Durwen HF, Heppner HJ (2017b). Dehydration – the pharynx is affected as well. Dtsch Arztebl Int; 114: 461.

Keller J, Durwen HF (2020) Schwere Dysphagie bei ausgedehnten HWS-Osteophyten – Ein Fallbericht. Forum Hals,-Nasen,-Ohrenheilkunde 6 (22): 322–324.

Khosh MM, Krespi YP (1997) Swallowing physiology. Operative Techniques in Otolaryngology-Head and neck Surgery 4: 182–184.

Kidd D, Lawson J, Nesbitt R, MacMahon J (1993) Aspiration in acute stroke: A clinical study with videofluoroscopy. QJM 86: 825–829.

Kim Y, Park GY, Seo YJ et al. (2015) Effect of anterior cervical osteophyte in poststroke dysphagia: A case-control study. Arch Phys Med Rehabil 96(7): 1269–1276.

Klinke R, Pape HC, Silbernagl S (Hrsg.) (2005) Physiologie. 5. Aufl. Stuttgart: Thieme Verlag. S. 424–426.

Ko JY, Shin DY, Tim TU (2021) Predictors of Aspiration Pneumonia in the Elderly With Swallowing Dysfunction: Videofluoroscopic Swallowing Study Ann Rehabil Med 45(2): 99–107.

Koch S, Spuler S, Deja M (2011) Critical illness myopathie is frequent: Accompanying neuropathy protracts ICU discharge. J Neurol Neurosurg Psychiatr 82: 287–293.

Kolb G, Vogel U (2000) Dysphagie: Kompendium für Ärzte und Sprachtherapeuten in Klinik,

Rehabilitation und Geriatrie. München: Urban & Vogel.

Koop H, Schepp W, Müller-Lissner S et al. (2005) Gastroösophageale Refluxkrankheit – Ergebnisse einer evidenzbasierten Konsensuskonferenz der Deutschen Gesellschaft für Verdauungs- und Stoffwechselkrankheiten. Z Gastroenterol 43: 163–194.

Kress JP, Hall JP (2014) ICU-aquired weakness and recovery from critical illness. N Engl J Med 370: 1626–1635.

Lambert JR, Teppermann PS, Jimenz J et al. (1981) Cervical spine disease and dysphagia. Am J Gastroenterol 76: 35–40.

Lang IM (2013) Development, anatomy, and physiology of the upper esophageal sphincter and pharyngoesophageal junction. In: Shaker et al. (Hrsg) Principles of Deglutition: A Multidisciplinary Text for Swallowing and its Disorders. New York: Springer. S. 235–255.

Langmore SE, Schatz K, Olsen N (1988) Fiberoptic endoscopic examination of swallowing safety: a new procedure. Dysphagia 2: 216–219.

Langmore SE (1996) Dysphagia in neurologic patients in the intensive care unit. Semin Neurol 16(4): 329–340.

Langmore SE (2001) Endoscopic evaluation and treatment of swallowing disorders. New York, Stuttgart: Thieme.

Langmore SE, Aviv JE (2001) Endoscopic evaluation of oropharyngeal swallowing. In: Langmore SE (Hrsg.) Endoscopic evaluation and treatment of swallowing disorders. New York, Stuttgart: Thieme.

Law R, Katzka D, Baron T (2014) Zenker's Diverticulum. Clin Gastroenterol Hepatol 12(11): 1773–1782.

Lazarus C (2013) Dysphagia Secondary to the Effects of Chemotherapy and Radiotherapy. In: Shaker R, Belafsky P, Postma G, Easterling C (Hrsg.) Principles of Deglutition. Springer, New York, NY. (https://doi.org/10.1007/978-1-4614-3794-9_30).

Leder SB, Sasaki CT, Burell MI (1998) Fiberoptic endoscopic evaluation of dysphagia to identify silent aspiration. Dysphagia 13: 19–21.

Leder SB, Novella S, Patwa H (2004) Use of fiberoptic endoscopic evaluation of swallowing (FEES) in patients with amyotrophic lateral sclerosis. Dysphagia 19: 177–181.

Leder SB, Suiter DM, Murray J, Rademaker AW (2013) Can an oral mechanism examination contribute to the assessments of odds of aspiration? Dysphagia 28: 370–374.

Lee TH, Lee JS (2012) High-resolution Manometry for oropharyngeal Dysphagia in a Patient with large cervical osteophytes. J Neurogatoenterol Motil 18: 338–339.

Leijten FS, de Weerd AW (1994) Critical illness polyneuropathy. A review of the literature, definition and pathophysiology. Clin Neurol Neurosurg 96(1): 10–19.

Leischner A (1987) Aphasien und Sprachentwicklungsstörungen: Klinik und Behandlung. 2. Aufl. Stuttgart: Thieme.

Leonard R, Kendall K (2008) Dysphagia assessment and treatment planning: A team approach. 2. Aufl. San Diego: Plural Pub.

Lierse W (1990) Zur funktionellen Anatomie von Pharynx, Ösophagus und Trachea beim Erwachsenen und beim Neugeborenen. In: Archiv für Ohren-, Nasen- und Kehlkopfheilkunde; Verhandlungsbericht 1990 der Deutschen Gesellschaft für Hals-Nasen-Ohren-Heilkunde, Kopf- und Hals-Chirurgie; Teil I: Referate, Klinik und Therapie der Dysphagien. Berlin: Springer-Verlag. S. 1–8.

Lim SH, Lieu PK, Phua SY et al. (2001) Accuracy of bedside clinical methods compared with fiberoptic endoscopic examination of swallowing (FEES) in determining the risk of aspiration in acute stroke patients. Dysphagia 16: 1–6.

Lindstrom JM (2000) Acetylcholine receptors and myasthenia. Muscle Nerve 23(4): 453–77.

Lippert BM, Maurer J (2017) Untersuchung des Halses und des Ösophagus. In: Strutz J und Mann W (Hrsg.) Praxis der HNO-Heilkunde, Kopf- und Halschirurgie. 3. Aufl. Stuttgart Thieme. S. 118–123.

Litvan I, Mangone CA, McKee A et al. (1996) Natural history of progressive supranuclear palsy (Steele-Richardson-Olszewski syndrome) and clinical predictors of survival: A clinicopathological sudy. J Neurol Neurosurg Psychiatry 60: 615–20.

Logemann JA. (1983) Evaluation and Treatment of Swallowing disorders. San Diego: College Hill Press.

Logemann JA (1988) Swallowing physiology and pathophysiologie. Otolaryngol Clin North Am 21: 613–23.

Logemann JA (1990) Effects of aging on the swallowing mechanism. Otolaryngol. Clin. North Am 23: 1045–1056.

Logemann JA (1993a) Manual for the videofluorographic study of swallowing. Boston: College-Hill Press.

Logemann JA (1995) Normal swallowing physiology and biomechanics. In: Upper aerodigestive tract dynamics and disorders. The Southeastern voice and swallowing Symposium. Handout, Atlanta.

Lublin FD, Reingold SC (1996) Defining the clinical course of multiple sclerosis: results of an international survey. National Multiple Sclerosis Society (USA) Advisory Committee on Clinic.al Trials of new Agents in Multiple Sclerosis. Neurology 46: 907–911.

Macht M, Wimbish T, Clark BJ et al (2011) Postextubation dysphagia is persistent and associatec with poor outcomes in survivors of critical illness. Crit Care 15: 231.

Mader R (2002) Clinical manifestation of diffuse idiopathic skeletal hyperostosis of the cervical spine. Semin rthritis Rheum 32(2): 130–135.

Mager HC (1999) Krankheit und Alter: Eine Typologie. In: Eisen R, Mager HC (Hrsg.) Pflegebedürftigkeit und Pflegesicherung in ausgewählten Ländern. Wiesbaden: Springer Fachmedien. S. 52–53.

Maiuri F, Stella L, Sardo L et al. (2002) Dysphagia and dyspnea due to an anterior cervical osteophyte. Arch Orthop Trauma Surg 122: 245–247.

Manor Y, Giladi N, Cohen A (2007) Validation of a Swallowing Disturbance Questionnaire for Detecting Dysphagia in Patients with Parkinson´s Disease. Movement Disorders 22(13): 1917–1921.

Marian T, Schröder J, Muhle P (2017) Measurement of Oxygen Desaturation is not useful for the detection of Aspiration in dysphagic stroke patients. Cerebrovasc Dis Extra 7(1): 44–50.

Marik PE, Kaplan D (2003) Aspiration pneumonia and dysphagia in the elderly. Chest. 124: 328–336.

Marks B, Schober E, Swoboda H (1998) Diffuse idiopathic skeletal hyperostosis causing obstructing laryngeal edema. European Archives Otorhinolaryngology 255: 256–258.

Martin BJW, Logemann JA, Shaker R, Dodds WJ (1994) Coordination between Respiration and swallowing: respiratory phase relationships and temporal integration. Journal of Applied Physiology 76: 714–723.

Martin-Harris B, Brodsky MB, Michel Y, Castell DO et al. (2008) MBS Measurement Tool for Swallow Impairment – MBSImp: Establishing a Standard. Dysphagia 23(4): 392–405.

Martino R, Foley N, Bhogali S et al. (2005) Dysphagia after stroke – incidence, diagnosis, and pulmonary complications. Stroke 36: 2756–2763.

Martino R, Silver F, Teasell R et al. (2009) The Toronto Bedside Swallowing Screening Test (TOR-BSST): Development and Validation of a Dysphagia Screening Tool for Patients with Stroke. Stroke 40(2): 555–561.

Mashimo H, Goyal RK (2006) Physiology of esophageal motility. GI Motility (http://www.nature.com/gimo/contents/pt1/full/gimo3.html, Zugriff am 01.09.2020).

Matsuo K, Palmer JB (2008) Anatomy and physiology of feeding and swallowing: normal and abnormal. Phys Med Rehabil Clin N Am 19: 691–707.

McConnel FMS, Cerenko D, Mendelsohn MS (1989) Analyse des Schluckaktes mit Hilfe der Manofluorographie. Extracta Otorhinolaryngologica 11: 165–71.

McCullough GH, Wertz RT, Rosenbek JC (2000) Inter- and intrajudge reliability of a clinical examination of swallowing in adults. Dysphagia 15: 58–67.

McGrogan A, Madle G, Seaman H (2009) The epidemiology of Guillain-Barré Syndrome wordwide. A systematic literature review. Neuroepidemiology 32(2): 150–163.

McHorney CA, Robbins J, Lomax K, Rosenbek JC et al. (2002) The SWAL-QOL and SWAL-CARE outcomes tool for oropharyngeal dysphagia in adults: III. Documentation of reliability and validity. Dysphagia 17(2): 97–114.

Meinl E, Krumbholz M, Hohlfeld R (2006) B lineage cells in the inflammatory central nervous system environment: Migration, maintenance, local antibody production and therapeutic modulation. Ann Neurol 59: 880–892.

Miles A, Zeng ISI, Mc Lauchlan H et al. (2013) Couph Reflex Testing in Dysphagia Following Stroke: A Randomized Controlled Trial. J Clin Med Res 5(3): 222–223.

Mittal RK, Bhalla V (2004) Oesophageal motor functions and its disorder. Gut 53(10): 536–542.

Mukherjee R, Muller M, Amstad H et al. (2014) Dysphonie und Dysphagie nach anterioren Zugängen zur Halswirbelsäule. HNO 62: 575–581.

Müller J, Wenning GK, Verny M et al. (2001) Progression of dysarthria and dysphagia in postmortem-confirmed parkinsonian disorder. Arch Neurol 58: 259–264.

Mulcahy KP, Langdon PC, Mastaglia F (2012) Dysphagia in inflammatory myopathy: self-report, incidence, and prevalence. Dysphagia 27: 64–69.

Murray J, Langmore SE, Ginsberg S et al. (1996) The significance of accumulated oropharyngeal secretions and swallowing frequency in predicting aspiration. Dysphagia 11: 99–103.

Murray J (2001) Endoscopic mechanics and technique. In: Langmore SE (Hrsg.) Endoscopic evaluation and treatment of swallowing disorders. Stuttgart: Thieme. S. 61–72.

Nagami S, Oku Y, Yagi N et al. (2017) Breathing-swallowing discoordination is associated with frequent exacerbations of COPD. BMJ Open Resp Res. 4: e000202.

Nanas S, Kritikos K, Angelopoulos E et al. (2008) Predisposing factors for critical illness polyneuromyopathy in a multidisciplinary intensive care unit. Acta Neurol Scand. 118: 175–181.

Napier SS, Speight PM (2008) Natural history of potentially malignant oral lesions and conditions: an overview of the literature. J Oral Pathol Med. 37(1): 1–10.

Nastuk WL, Strauss AJ, Osserman KE (1959) Search for a neuromuscular blocking agent in the blood of patients with myasthenia gravis. Am J Med. 26: 394–409.

Nath U (2003) Clinical features and natural history of progressive supranuclear palsy: A clinical cohor study. Neurology 60(6): 910–916.

Netscher D, Larson GM, Polk HC (1986) Radionuclide esophageal transit. A screening test for esophageal disorders. Arch Surg 121: 843–848.

Neubauer PD, Rademaker AW, Leder SB (2015) The Yale pharyngeal residue severity rating scale: An anatomically defined and image-based tool. Dysphagia 30: 521–528.

Nienstedt JC, Pflug C (2017) Altersbedingte Dysphagie frühzeitig erkennen. HNO-Nachrichten 47(6): 19–22.

Nilsson H, Ekberg O, Olsson R et al. (1996) Quantitativ aspects of swallowing in an elderly nondysphagic population. Dysphagia 11: 180–184.

Oguchi K, Saitoh E, Misuno M et al. (2000a) The Repetitive Saliva Swallowing Test (RSST) as a screening test of Functional Dysphagia (1) Normal Values of RSST. Jpn J Rehabil Med. 37: 375–82.

Oguchi K, Saitoh E, Misuno M et al. (2000b) The Repetitive Saliva Swallowing Test (RSST) as a screening test of Functional Dysphagia (2) Validity of RSST. Jpn J Rehabil Med. 38: 383–386.

Osler W (1892) The principles and practice of medicine. New York: Appleton.

Palmer JB, Rudin NJ, Lara G et al. (1992) Coordination of mastication and swallowing. Dysphagia 7: 187–200.

Palmer JB, Kuhlemeier KV, Tippet DC et al. (1993) A protocol for the videofluoroscopic swallowing study. Dysphagia 8: 209–214.

Pandolfino JE, Kwiatek MA, Nealis T et al. (2008) Achalasia: a new clinically relevant classification by high-resolution manometry. Gastroenterology 135: 1526–33.

Papadopoulos SM, Chen JC, Feldenzer JA et al. (1989) Anterior cervical osteophytes as a cause of progressive dysphagia. Acta Neurochir. 101: 63–65.

Parkinson J (1817) An Essay on the shaking palsy. London: Whittingham and Rowland for Sherwood, Neely and Jones.

Pauloski BR, Rademaker AW, Logemann JA et al. (2000) Retreatment swallowing function in patients with head and neck cancer. Head Neck 22: 474–482.

Pehl C (2018) Diagnostik und konservative Therapie ösophagealer Schluckstörungen. In: Bartolome G, Schröter-Morasch H (Hrsg.) Schluckstörungen; Interdisziplinäre Diagnostik und Therapie. München: Elsevier-Verlag.

Perlman AL, Van Daele DJ (1993) Simultaneous videoendoscopic and ultrasound measures of swallowing. J Med Speech Lang Pathol 1: 223–232.

Perlman AL, Palmer PM, McCulloch TM, Vandaele DJ (1999) Electromyographic activity from human laryngeal, pharyngeal, and submental muscles during swallowing. J Appl Physiol 86: 1663–1669.

Perry L (2001a) Screening swallowing function of patients with acute stroke. Part one: Identification, implementation and initial evaluation of a screening tool for use by nurses. Journal of Clinical Nursing 10: 463–473.

Perry L (2001b) Screening swallowing function of patients with acute stroke. Part two: detailed evaluatioin of the tool unsed by nurses. Journal of Clinical Nursing 10: 474–481.

Peters JH, Mason R (1999) Die pathophysiologische Basis des Zenker-Divertikels. Chirurg 70: 741–746.

Pluschinski P, Blonder M (2009) Die fiberendoskopische Evaluation des Schluckens (FEES). In: Seidel S, Stanschus S (Hrsg: Dysphagie – Diagnostik und Therapie. Ein Kompendium. Idstein: Schulz Kirchner Verlag. S. 111–126.

Prosiegel M (2005a) Neurogene Dysphagien. In: Diener HC (Hrsg): Leitlinien Neurologie. Stuttgart: Thieme. S. 746–756.

Prosiegel M (2005b) Neurogene Dysphagien im höheren Lebensalter. NeuroGeriatrie 2(3): 135–142.

Prosiegel M, Weber S. (2010) Dysphagie. Diagnostik und Therapie. Ein Wegweiser für kompetentes Handeln. Springer. S. 17–26.

Prosiegel M (2018) Mit Schluckstörungen assoziierte neurologische Erkrankungen. In: Bartolome G, Schröter-Morasch H. (Hrsg.) Schluckstörungen – Diagnostik und Rehabilitation. München: Urban & Fischer. S. 51–61.

Ramsey DJ, Smithard D, Karla L (2005) Silent Aspiration: What do we know? Dysphagia 20: 218–225.

Reichel O, Berghaus A (2016) Wenn das Schlucken auf Widerstand stößt. MMW - Fortschritte der Medizin 150: 27–30.

Reuschenbach M, Tinhofer I, Wittekindt C et al. (2019) Systematic review oft he HPV-attributable fraction of oropharyngeal squamous cell carcinomas in Germany. Cancer Medicine. 8: 1908–1918.

Rittig T, Jäger M, Füsgen I (2009) Prävalenz und Bedeutung von Schluckstörungen bei Patienten in geriatrischen Einrichtungen – eine biometrische Multicenter-Erhebung (Teil I). Euro J Ger 11(2): 69–78.

Rösch W, Jaspersen D (2001) Gastroösophageale Refluxkrankheit: Klotzen, nicht kleckern. Dtsch Artzebl 98: 31–32.

Robbins J, Hamilton JW, Lof GL et al. (1992) Oropharyngeal swallowing in normal adults of different ages. Gastrosenterology 103: 823–829.

Rofes L, Arreola V, Almirall J et al. (2011) Diagnosis and management of oropharyngeal dysphagia and its nutritial and respiratory complications in the elderly. Gastroenterol Res Pract. doi: 10.1155/2011/818979 (Zugriff am 18.09.2020)

Rosenbek JC, Robbins JA, Roecker EB et al. (1996) A penetration-aspiration-scale. Dysphagia 11: 93–98.

Rosenbohm A, Peter RS, Erhardt S et al. (2017) Epidemiology of amyotrophic lateral sclerosis in Southern Germany. The ALS Registry Study Group. Jorunal of Neurology 264: 749–757.

Ruetten S, Baraliakos X, Godolias G (2019) Surgical treatment of anterior cervical osteophytes causing dysphagia. Journal of Orthopaedic Surgery 27(2): 1–9.

Schindlbeck N (2003) 24-Stunden-pH-Metrie des Ösophagus – Wie funktioniert das? MMW-Fortschr Med 44: 51–52.

Schlegel J (2005) Neuropathologie der Demenzen. In: Wallesch CW, Förstl H (Hrsg.) Demenzen. Stuttgart: Thieme. S. 43–58.

Schmäl F, Stoll W (2002) Differenzialdiagnose und Management retropharyngealer Raumforderungen. HNO 50: 418–423.

Schnoll-Sussmann F, Katz PO (2016) Managing esophageal Dysphagia in the elderly. Curr Treat Options Gastro 14: 315–326.

Schröter-Morasch H (1994) Anamnesebogen zur klinischen Erfassung von Schluckstörungen nach Hirnverletzungen. Dortmund: Bergmann-Publishing.

Schröter-Morasch H (2018a) Klinische und videopharyngo-laryngoskopische Untersuchung der Schluckfunktion. In: Bartolome G, Schröter-Morasch H. (Hrsg) Schluckstörungen. Diagnostik und Rehabilitation. München: Urban & Fischer. S. 172–176.

Schröter-Morasch H (2018b) Schluckstörungen bei Erkrankungen der oropharyngealen und laryngealen Strukturen. In: Bartolome G, Schröter-Morasch H (Hrsg) Schluckstörungen. Diagnostik und Rehabilitation. München: Urban & Fischer. S. 101–114.

Schultheiss C, Nusser-Müller-Busch R, Seidl RO (2011) The semisolid bolus swallow test for clinical diagnosis of oropharyngeal dysphagia: a prospective randomised study. European Archives of Oto-Rhino-Laryngology 268: 1837–1844.

Schumpelick V, Bleese N, M, Mommsen U (Hrsg.) (2000) Chirurgie. Enke-Reihe zu AO, Stuttgart: Thieme. S. 737–739 und 742–743.

Schwemmle C, Jungheim M, Miller S et al. (2015) Medikamenteninduzierte Dysphagien. HNO 63: 504–510.

Schwizer W, Borovicka J, Fried M, Inauen W (1993) Motilitätstörungen und Untersuchungsmethoden des Ösophagus. Schweiz Med Wochenschr 123(54): 8–14.

Secknus R (2004) Endoskopie des oberen Gastrointestinaltrakts. Der Internist 45: 1407–1418.

Seidler TO, Perez-Àlvarez JC, Wonneberger K et al. (2009) Dysphagia caused by ventral osteophytes of the cervical spine: clinical and radiographic findings. Eur Arch Otorhinolaryngol 266: 285–291.

Sellars C, Bowie L, Bagg J et al. (2007) Risk factors for chest infection in acute stroke: a prospective cohort study. Stroke 38: 2284–91.

Senger D, Erbguth F (2017) Critical-illness-Myopathie und -Polyneuropathie. Med Klin Intensivmed Notfmed 112: 589–596.

Seo JW, Park JW, Jang JC et al. (2013) Anterior Cervical Osteophytes Causing Dysphagia and Paradoxical Vocal Cord Motion Leading to Dyspnea and Dysphonia. Ann Rehabil Med. 37 (5): 717–720.

Shaker R, Dodds WJ, Dantas RO et al. (1990) Coordination of deglutitive glottic closure with oropharyngeal swallowing. Gastroenterology 98: 1478–1484.

Siewert R. (1976). Funktionsstörungen der Speiseröhre Pathophysiologie, Diagnostik, Therapie, Berlin, Heidelberg, New York, Springer Verlag.

Sifrim D, Castell D, Dent J et al. (2004) Gastro-oesophageal reflux monitoring: review and consensus report on detection and definitions of acid, non-acid, and gas reflux. Gut 53: 1024–31.

Silveri C, Velasco JM, Silveri A. (2014) Dysphagia produced by cervical spine osteophyte. A case report. Coluna/Columna; 13(2): 150–152. (http://dx.doi.org/10.1590/S1808-18512014130 200453).

Simons AJ (2012) Früherkennung von Dysphagien bei Parkinson (IPS). München. https://edoc.ub.uni-muenchen.de/14554/.

Simons JA, Fietzek UM, Waldmann A (2014) Development and validation of a new screening questionnaire for dysphagia in early stages of Parkinson´s disease. Parkinsonism Relat Disord 20: 992–998.

Sitzer M, Steinmetz H (2011) Lehrbuch Neurologie. 1. Aufl. München: Urban & Fischer.

Smithard DG, O'Neill PA, Park C et al. (1996) Complications and outcome after acute stroke. Does dysphagia matter? Stroke 27: 1200–1204.

Smithard DG, O'Neill, PA, Park C et al. (1998) Can bedside assessment reliably exclude aspiration following acute stroke? Age Ageing 27: 99–106.

Sobol SM, Rigual NR (1984) Anterolateral extrapharyngeal approach for cervical osteophyte – induced dysphagia; literature review. Ann. Otol. Rhinol. Laryngol. 93: 498–504.

Solaroğlu I, Okutan Ö, Karakş M, Saygili B, Beşkonakli E (2008) Dysphagia due to diffuse idiopathic skeletal hyperostosis of the cervical spine. Turkish Neurosurgery 18(4): 409–411.

Somasundaram S, Henke C, Neumann-Haefelin T et al. (2014) Dysphagia Risk Assessment in Acute Left-Hemispheric Middle Cerebral Artery Stroke. Cerebrovasc Dis 37: 217–22.

Splaingard ML, Hutchins B, Sulton LD et al. (1988) Aspiration in rehabilitation patients. videofluoroscopy vs. bedside clinical assessment. Archives of physical medicine and rehabilitation; 69: 637–640.

Srivastava S, Ciapryna N, Bovill I (2008) Diffuse idiopathic skeletal hyperostosis as an overlooked cause of dysphagia: a case report. Journal of Medical Case Reports 2: 287.

Stanschus S (2002) Videofluoroskopie in der Untersuchung von oro-pharyngealen Dysphagien: Zur Methode des sprachtherapeutischen Aufgabenteiles. In: Stanschus S (Hrsg.) Studien in der klinischen Dysphagiologie. Idstein: Schulz-Kirchner-Verlag. S. 41–104.

Stein M, Williams AJ, Grossman F (1990) Cricopharyngeal dysfunction in chronic obstructive pulmonary disease. Chest 97: 347–352.

Stevens RD, Dowdy DW, Michaels RK et al. (2007) Neuromuscular dysfunction acquired in critical illness: a systematic review. Intensive Care Med 42: 181–185.

Strasser G, Schima W, Schober E et al. (2000) Cervical osteophytes impinging on the pharynx: Importance of size and concurrent disorders for development of aspiration. AM J Roentgenol 174: 449–453.

Suh MK, Kim H, Na DL (2009) Dysphagia in patients with dementia: Alzheimer versus vascular. Alzheimer Disease and associated disorders 23(2): 178–184.

Suiter DM, Leder SB (2008) Clinical utility of the 3-ounce water swallow test. Dysphagia 23(3): 244–250.

Tatsch K, Voderholzer WA, Weiss MJ et al. (1996) Reappraisal of quantitative esophageal scintigraphy by optimizing results with ROC analyses. J Nucl Med 37: 1799–1805.

Teismann IK, Steinstraeter O, Schwindt W et al. (2010). Age related changes in cortical swallowing processing. Neurobiol of aging 31: 1044–1050.

Teramato S, Fukuchi Y (2000) Detection of Aspiration and Swallowing Disorder in older Stroke patients: Simple Swallow ing provocation test versus water swallowing test. Arch Phys Med Rehabil 81(11): 1517–1519.

Tolep K, Getch CL, Criner GJ (1996) Swallowing dysfunction in patients receiving prolonged mechanical ventilation. Chest 109: 167–172.

Trapl M, Enderle P, Nowotny M et al. (2007) Dysphagia bedside screening for acute-stroke patients: The Gugging Swallowing Screen. Stroke 38: 2948–52.

Trapp BD, Bö L, Mörk S et al. (1998) Pathogenesis of tissue injury in MS lesions. J Neuroimmunol 98: 49–56.

Turley R, Cohen S (2009) Impact of voice and swallowing problems in the elderly. Otolaryngol Head Neck Surg 140: 33–36.

Van Overbeek JJM (1994) Meditation on the pathogenesis of the pharyngeal (Zenker's) diverticulum and a report of endoscopic treatment in 545 patients. Ann Otol Rhinol Laryngol 103: 178–185.

Veerabhadraiah P, Rao V, Shankar R et al. (2012) Dysphagia caused by Anterior Cervical Osteophyte: A Rare Entity Revisited. Int J. Head and Neck Surg. 3: 168–171.

Wakasugi Y, Tohara H, Hattori F et al. (2008) Sreening test for silent aspiration at the bedside. Dysphagia 23(4): 364–70.

Wallace KL, Middleton S, Cook IJ (2000) Development and validaton of a self-report symptom inventory to assess the severity of oral-pharyngeal dysphagia. Gastroenterology; 118: 678–687.

Walther EK (1991) Vertebragene Dysphagic bei diffuser idiopatischer Skeletthyperostose (Morbus Forestier). Laryngo-Rhino-Otol 70: 604–608.

Wang J, Chichra A, Koenig S (2011) An Unusual Cause of Acute Hypercapneic Respiratory Failure. Clin Med Insights Circ Respir Pulm Med. 5: 81–85.

Warnecke T, Dziewas R, Oelenberg S et al. (2006). Serial fiberoptic examination of swallowing in patients with acute stroke and dysphagia: case report and general considerations. J Stroke Cerebrovasc Dis 15: 172–175.

Warnecke T, Teismann I, Oelenberg S et al. (2008a) Towards a basic endoscopic assessment of swallowing in acute stroke – development and evaluation of a simple dysphagia score. Cerebrovasc Dis 26: 41–47.

Warnecke T, Teilmann I, Meimann W et al. (2008b) Assessment of aspiration risk in acute ischaemic stroke-evaluation oft he simple swallowing provocation test. J. Neurol Neurosurg Psychiatry 79: 312–314.

Warnecke T, Teismann I, Zimmermann J et al. (2008c) Fiberoptic endoscopic evaluation of swallowing with simultaneous tensilon application in diagnosis and therapy of myasthenia gravis. J. Neurol 255: 224–230.

Warnecke T, Teismann I, Oelenberg S et al. (2009a) The savety of Fiberoptic Endoscopic Evaluation of Swallowing in Acute Stroke Patients. Stroke 40: 482–486.

Warnecke T, Oelenberg S, Teismann I et al. (2009b) Dysphagia in X-linked bulbospinal muscular atrophy (Kennedy disease). Neuromuscul Disord 19: 704–708.

Warnecke T, Ringelstein EB, Dziewas R. (2009c) Neurologische endoskopische Dysphagiediagnostik – Untersuchungstechnik, Einsatzmöglichkeiten und typische Befunde. Klin Neurophys 40: 194–203.

Warnecke T, Oelenberg S, Teismann I et al. (2010) Endoscopic characteristics and levodopa responsiveness of swallowing function in progressive supranuclear palsy. Mov Disord 25: 1239–1245.

Warnecke T, Suntrup S, Teismann IK et al. (2013) Standardized endoscopic swallowing evaluation for tracheostomy decannulation in critically ill neurologic patients. Crit Care Med; 41(7): 1728–32.

Warnecke T, Suttrup I, Schröder JB et al. (2016) Levodopa responsiveness of dysphagia in advanced Parkinson´s disease and reliability testing of the FEES-Levodopa-test. Parkinsonism Relat Disord. 28: 100–106.

Warnecke T, Dziewas R (2018) Neurogene Dysphagien. Diagnostik und Therapie. 2. Aufl. Stuttgart: Kohlhammer.

Warnecke T, Labeit B, Schroeder J et al. (2021) Neurogenic Dysphagia: Systematic Review and Proposal of a Classification System. Neurology 96: e876–e889.

Wiendl H, Melms A, Hohlfeld R et al. (2003) Multiple Sklerose und andere demyelinisierrende Erkrankungen. In: Brandt T, Dichigans J, Diener H-C (Hrsg.) Therapie und Verlauf neurologischer Erkrankungen. 4. Aufl. Stuttgart: Kohlhammer. S. 684–770.

Willis T (1675) Pharmaceutice rationalis sive diatriba de medicamentorum operationibus in humano corpore, ex officina Arnoldi Leers.

Yoshimatsu Y, Tobino K, Sueyasu T et al. (2019) Repetitive saliva swallowing test and water swallowing may identify a COPD phenotype at high risk of exacerbation. Clin Respir J 13: 321–327.

Yoshimatsu Y (2020) Predictive Roles of the Repetitive Saliva Swallowing Test (RSST) in Aspiration Pneumonia and Other Respiratory Diseases: Does the RSST have a Prdictive Role in Aspiration Pneumonia and Other Respiratory Diseases? In: Shinje Teramoto und Kosaku Komiya: Aspiraton Pneumonia 23: 131–141.

Zanders L, Keller J, Neubert A (2012) Evaluation des 50ml Wassertests kombiniert mit der Pulsoxymetrie als Schluckscreening für die Geriatrie Eine prospective Studie zur Identifikation des Aspirationsrisikos bei geriatrischen Patienten. Posterpräsentation beim 41. Dbl – Jahreskongress, Nürnberg.

Zaretsky E, Steinbach-Hundt S, Pluschinski P (2018) Validierung der deutschen Version des Eating Asessment Tool bei Kopf-Hals-Tumor-Patienten. Laryngorhinootologie 97(7): 480–486.

Zerbib F, Roman S, Ropert A et al. (2006) Esophageal pH-impedance monitoring and symptom analysis in GERD: a study in patients off and on therapy. AM J Gastroenterol 101: 1956–1963.

Zifko UA, Zipko HT, Bolton CF (1998) Clinical and electrophysiological findings in critical illness polyneuropathy. J Neurol Sci 159: 186–193.

Zuercher P, Moret CS, Dziewas R et al. (2019) Dysphagia in the intensive care unit: epidemiology, mechanisms, and clinical management. Crit Care 23: 103.

Stichwortverzeichnis

A

Acetylcholin-Rezeptor 110
Achalasie 22, 36, 85, 88
Amyotrophe Lateralsklerose (ALS) 104
Anamnese 44
Anteriores Leaking 26, 39
Anterior-posteriorer Strahlengang 77
Aortenenge 35
Apparative Verfahren 43
Aryepiglottische Falten 62, 110
Aryknorpel 62
Aryknorpelapproximation 29–30
Aryknorpelödem 65
Aspiration 39, 74
Aspirationsprädikatoren 50
Aspirationstest für Trachealkanülenträger 48
Atem-Schluck-Koordination 128
Atypische Parkinson-Syndrome 99
Auerbachplexus 35

B

Bariumsulfat 76
Barrett-Ösophagus 86
Boluscontainment 25
Boluspositionierung 25

C

Chronisch obstruktive Lungenerkrankung (COPD) 49, 128
Chronische Refluxerkrankung 86
Cookie swallow test 22
Critical illness Polyneuropathie und -Myopathie (CIPMN) 115

D

Dekanülierungsprotokoll 73
Demenz 108
Deutsche Gesellschaft für Geriatrie (DGG) 52
Deutsche Gesellschaft für Neurologie (DGN) 51
Diffuse idiopathische skelettale Hyperostose (DISH) 121
Dorsale Pharynxwand 62
Drooling 39
Druckkonturplot 81
Dysarthrie 50
Dysphagie Screening Tool Geriatrie 52
Dysphagiediagnostik 42
Dysphagiemanagement 93
Dysphagiesymptome 39

E

Einschlusskörperchenmyositis (IBM) 118
Einzelfallorientierte Dysphagiediagnostik 91
EndoFLIP 88
Endoskopisches Feedbacktraining 72
Enzephalomyelitis disseminata 102
Epiglottis 26, 62
Epiglottiskippung 29
Epiglottisöffnung 123
European Society for Swallowing Disorders (ESSD) 57
Extraösophageale Symptome 84

F

Fazioorale Motilität 55
Fazioorale Sensibilität 54
FEES-Ausbildungscurriculum für neurogene Dysphagien 57
FEES-Belastungstest 111–112
FEES-Diagnostiksysteme 59
FEES-Funktionstestung 67
FEES-L-Dopa Protokoll 57
FEES-Standardprotokoll 60
FEES-Tensilon-Test® 111–112
FEES-Untersuchungsebenen 60
Fiberoptic Endoscopic Dysphagia Severity Scale for Acute Stroke Patients 93

Stichwortverzeichnis

Fiberoptische endoskopische Evaluation des Schluckaktes (FEES) 57
Flexible Ösophago-Gastro-Duodenoskopie (ÖGD) 84
Frankfurt Marburger Dysphagie Screening (FraMaDySc) 48
Fremdkörperimpaktion 147
Funktionelle dynamische Magnetresonanztomografie (MRT) 82
Funktionsszintigrafie des Ösophagus 89

G

Gastroenterologische Funktionsdiagnostik 84
Gastroösophageale Refluxkrankheit (GERD) 83
Gastro-ösophagealer Reflux 36
Gastro-ösophagealer Übergang 37
Glossovelarer Abschluss 69
Gugging Swallowing Screen (GUSS) 47, 51
Guillain-Barré-Syndroms (GBS) 113

H

Hochauflösende Ösophagusmanometrie 86, 88
Hustenreflex-Test 49
HWS-Operation 141
Hyolaryngeale Exkursion 32
Hyperostosen 125
Hyperreflexie 53, 107
Hypopharynx-Karzinom 73

I

Ice-Chip Protokoll 69
Idiopathisches Parkinson-Syndrom (IPS) 97
Impedanzmessung 88
Inspektion der Mundhöhle 53
Invasive Verfahren 42

K

Kennedy-Syndrom 104
Kilian Dreieck 136
Klinische Schluckuntersuchung (KSU) 53
Kontrastmittel 76
Kopf-Hals-Tumore 131

L

Langzeit-pH-Metrie 88

Laryngealer Verschluss 29
Larynxelevation 32
Larynxzyste 63
Lateraler Strahlengang 77
Leakingtestung 69
Lebensmittelfarbe 68
Locus minoris resistentiae 136
Lokalanästhetikum 59

M

M. constrictor pharyngis inferior 33
M. cricopharyngeus 33
Medikamenteninduzierte Dysphagie 144
Mendelsohn-Manöver 72
Miller-Fisher-Syndrom 113
Morbus Forestier 121–122
Motoneuronerkrankung 104
Multiple Sklerose (MS) 102
Münchner Dysphagie Test – Parkinson´s disease (MDT-PD) 46
Myasthenia gravis (MG) 110

N

N. glossopharyngeus (IX) 27
N. laryngeus superior 28
N. trigeminus (V) 27
N. vagus (X) 28
Naheinstellung 61
Nasogastrale Sonden 64
Nekrotiesierende Ösophagitis 86
Neurogene Dysphagien 37
Nicht-invasive Verfahren 42
Nicht-kardialer Brustschmerz 35, 83
non-erosive reflux disease (NERD) 84

O

Oberer Ösophagussphinkter 33, 61, 63
Odynophagie 39, 65, 122
Öffnungsstörung des oberen Ösophagussphinkters 34, 92, 120
Orale Bolusmanipulation und -formung 25
Oraler Bolustransport 27
Oropharyngeale Dysphagien 37
Os hyoideum 29, 32
Ösophageale Dysphagien 37, 83
Ösophagealer Bolustransport 34
Ösophagusbreischluck 85–86
Ösophagus-Funktionsszintigrafie 89
Ösophagusstenose 86
Osteochondrose 121

P

Palpation der Larynxhebung 51
Passavant'scher Wulst 31, 135
Pathophysiologie des Schluckaktes 39
Penetration 39
Penetrations-Aspirationsskala 70
Perfusionsmanometrie 79
Periphere Hypoglossusparese 56
Peristaltische Welle 35
Pharyngeal squeeze maneuver 67
Pharyngeale Hochauflösungsmanometrie (pHRM) 79
Pharyngeale Kontraktion 31
Pharyngeale Residuen 93, 96, 143
Pharyngeale Sensibilität 68
Pharyngo-ösophagealer Saugpumpenstoß 34
Pharyngo-ösophagealer Übergang 37
Pharyngo-ösophageales Segment 31
Pharynxkonstriktoren 31
Physiologische Refluxbarriere 35
Physiologisches Leaking 69
Plexus myentericus 22, 35–36
Plexus pharyngis 28
Pooling 39
Postcricoidregion 62, 135
Postdeglutitive Aspiration 143
Posteriores Leaking 26, 39
Postrelaxationskontraktion 34
Prädeglutitive Aspiration 95
Präorale Phase 24
Presbyphagie 40
Primäre Presbyphagie 41
Progressive supranukleäre Blickparese (PSP) 99
Pulsoxsymetrie 51
Pumping motion of the tongue 98

R

Radiatio 131, 135
Rating of Secretion 67
Reflux 35
Regurgitation 35, 140
Relaxationszeit des oberen Ösophagussphinkters 80
Repetitive Saliva Swallow Test (RSST) 49
Residuen 40, 77, 106, 120, 125, 134–135
Restitutionsphase 34
Retropharyngeale Raumforderung 123, 125, 127
Ruhebeobachtung 62

S

Sarkopenie 40
Schlaganfall 92
Schlaganfallbedingte Dysphagie 92
Schleimhautbeschaffenheit 64
Schluckphasen 24
Schluckprovokationstest (SPT) 51
Schluckreflextriggerung 27
Screeningverfahren 46
Sekretstatus 66, 74
Sekundäre Presbyphagie 41
Sensitivität 47
Sinus piriformes 26, 62
Sonografie 80
Soor 65
Speichelaspiration 101
Speichelresiduen 74
Spezifität 47
Spinobulbäre Muskeldystrophie (SBMA) 104
Spontane Schluckrate 62
Standardized Swallowing Assessment (SSA) 48
Steele-Richardson-Olszewski-Syndrom 99
Stille Aspiration 39, 49, 117, 140, 143
Stiller Reflux 43, 83
Stimmlippen 62
Subkortikale arteriosklerotische Enzephalopathie (SAE) 92
Supraglottisches Schlucken 136
Suprahyoidale Muskulatur 32

T

Tandem-Einheit 60, 75
Taschenfalten 62
Therapeutische Diagnostik 43
Transitionszone 34
Transstomatale Endoskopie 74
Tubulärer Ösophagus 34
Two out of six 50

U

Übersichtseinstellung 61
Unterer Ösophagussphinkter 35
Uvula 135

V

Valleculae 26, 62
Valleculazyste 63
Velopharyngealer Abschluss 28, 135

Velumelevation 54, 62
Ventrale zervikale Spondylophten 121
Verborkungen 65
Verzögerte Schluckreflextriggerung 39
Videofluoroskopie des Schluckaktes (VFS) 74

W

Wasserexpositionstests 47
Water swallow test (3-Oz water swallow test) 50
Weaning 73
Weichgaumenkarzinom 133
Wet voice 50
Whiteout 58, 71–72

Willkürlicher Husten 54

X

Xerostomie 53, 132
Xylometazolin 60

Z

Zenker-Divertikel 40, 84, 136
Zungenbasisretraktion 30

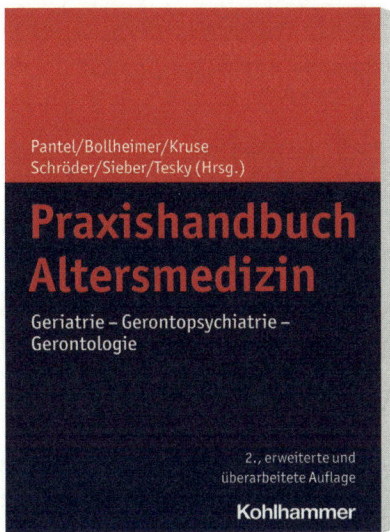

Pantel/Bollheimer/Kruse
Schröder/Sieber/Tesky (Hrsg.)

Praxishandbuch Altersmedizin

Geriatrie –
Gerontopsychiatrie –
Gerontologie

2., erw. und überarb. Auflage 2021
1004 Seiten mit 75 Abb. und 80 Tab.
Fester Einband
€ 149,–
ISBN 978-3-17-035033-5

Die adäquate Behandlung und Versorgung des alten Menschen erfordert komplexes Handeln an der Schnittstelle von Geriatrie, Gerontopsychiatrie und Gerontologie. Das interdisziplinäre Standardwerk bietet eine systematische und praxisnahe Zusammenfassung des für die Diagnostik, Differenzialdiagnostik, Therapie und Versorgungsplanung relevanten Wissens aus allen drei Disziplinen. In der erweiterten und umfassend aktualisierten 2. Auflage sind nun zahlreichen zusätzlichen altersmedizinisch relevanten Teildisziplinen (z. B. HNO, Augenheilkunde, Allgemeinmedizin, Traumatologie) eigene Kapitel gewidmet, bestehende Kapitel wurden umfangreich ergänzt.

Auch als E-Book erhältlich.
Leseproben und weitere Informationen: shop.kohlhammer.de

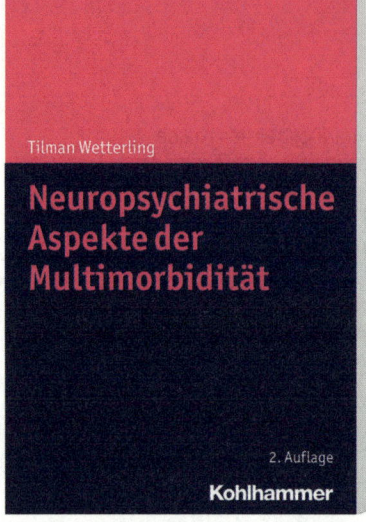

Tilman Wetterling

Neuropsychiatrische Aspekte der Multimorbidität

2. Auflage 2019
235 Seiten mit 7 Abb. und 9 Tab. Kart.
€ 36,–
ISBN 978-3-17-037108-8

Das Thema Multimorbidität gewinnt zunehmend an Aufmerksamkeit, denn das gleichzeitige Bestehen mehrerer Erkrankungen führt zu großen medizinischen und sozialpolitischen Herausforderungen. Während dies vornehmlich als ein Problem des höheren Lebensalters angesehen wird, betrifft es im Bereich der Neuropsychiatrie auch viele Menschen im erwerbsfähigen Alter. Bislang sind neuropsychiatrische Aspekte hierbei wenig betrachtet worden. Es gibt bisher kein anerkanntes Konzept für Multimorbidität. In diesem Buch wird ein neu entwickeltes Modell zu deren Einteilung, das neuropsychiatrische und Suchterkrankungen berücksichtigt, vorgeschlagen und erörtert. Die bei einer Multimorbidität oft zahlreichen Funktionsstörungen führen zu einer erheblichen Einschränkung der Lebensqualität und einer erhöhten Inanspruchnahme medizinischer Leistungen. Die bei der Komplexität der Symptomatik häufig erforderliche Polypharmazie und andere therapeutische Möglichkeiten werden eingehend betrachtet.

Auch als E-Book erhältlich.
Leseproben und weitere Informationen: shop.kohlhammer.de